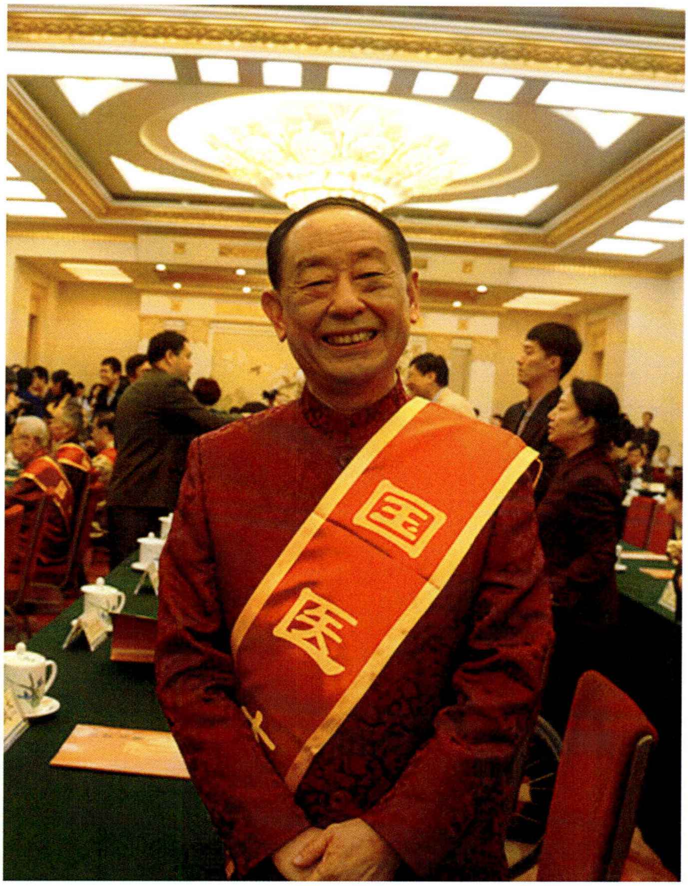

唐祖宣是我国第二届国医大师、著名中医专家、主任医师。历任全国第七届、九届、十届、十一届、十二届人大代表，河南省第八届人大代表。第一、二批全国老中医药专家学术经验继承工作指导老师，享受国务院政府特殊津贴。曾获河南省劳动模范称号，两次荣获全国卫生文明先进工作者称号，2010 年被国务院授予全国先进工作者称号。2014 年获中华中医药学会中医药学术发展终身成就奖。

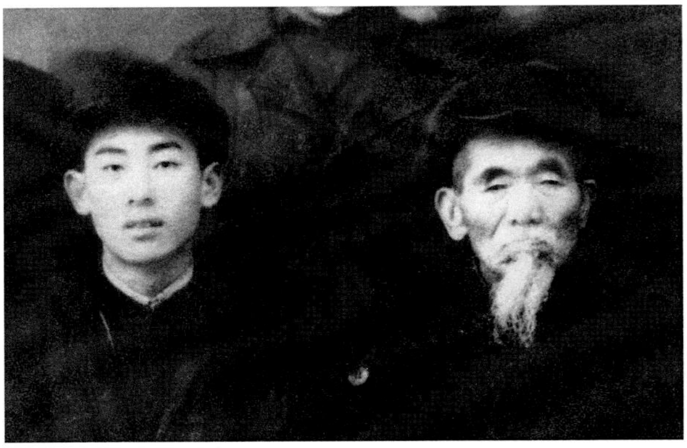

1963 年元宵节与老师周连三先生在一起

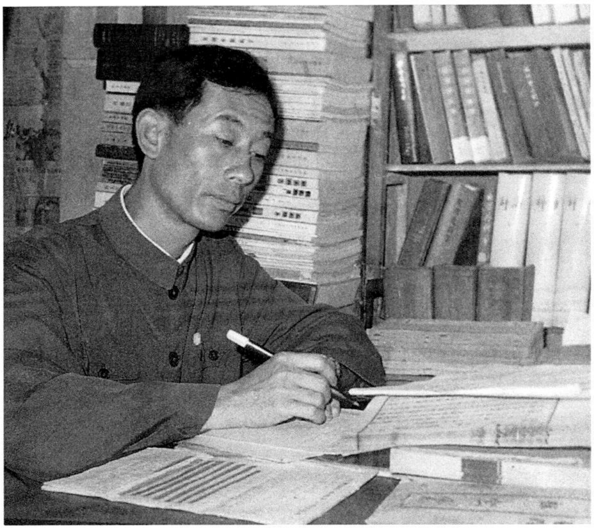

年轻时的唐祖宣在临床工作之余查阅大量资料

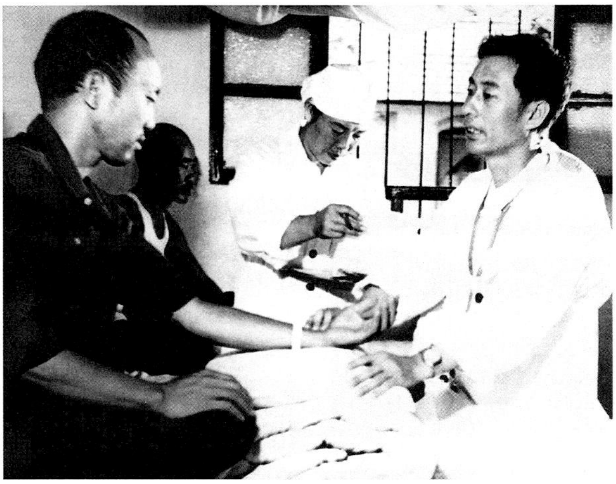

20 世纪 70 年代在门诊为患者诊病

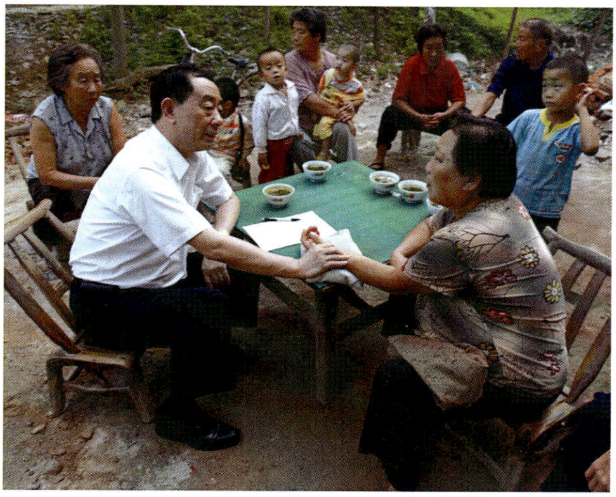

2009 年在农村为患者诊病

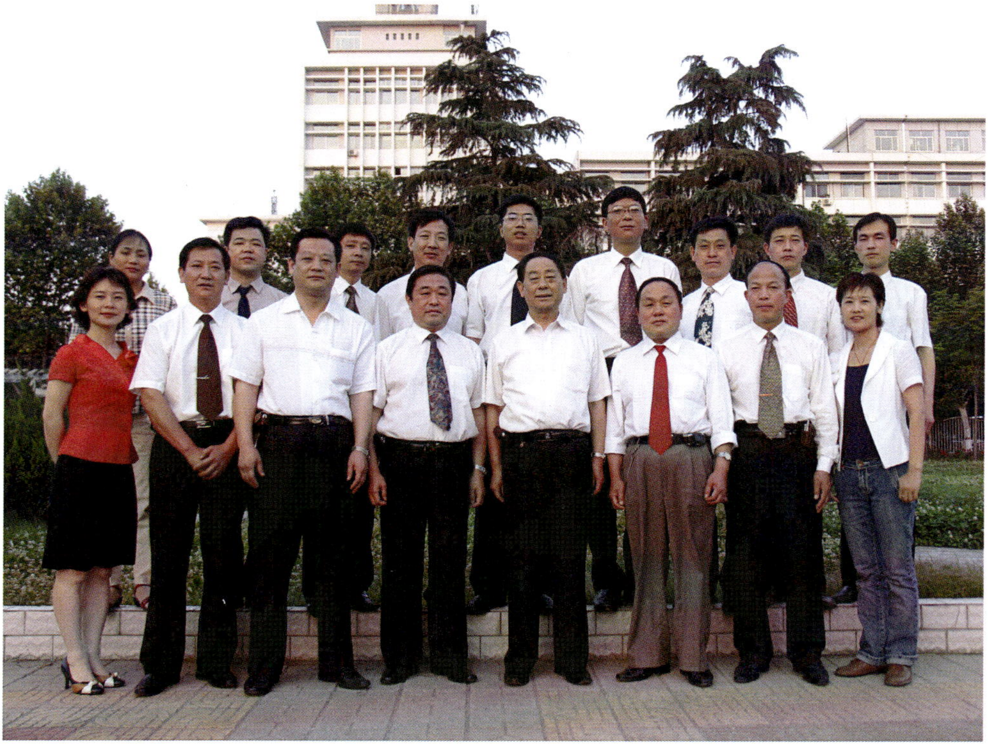

2006 年 5 月 30 日与学生们在一起（前排左起：唐晓燕、彭杰先、唐文生、许保华、唐祖宣、李华安、桂明忠、唐丽；后排左起：董云英、武圣奇、郑卫平、彭建华、崔松涛、王振江、杨新建、王光涛、赵海波）

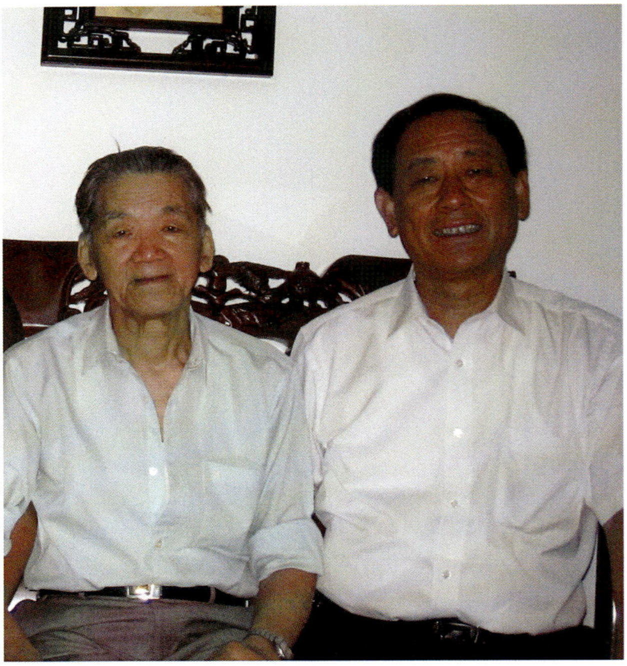

与国医大师路志正合影

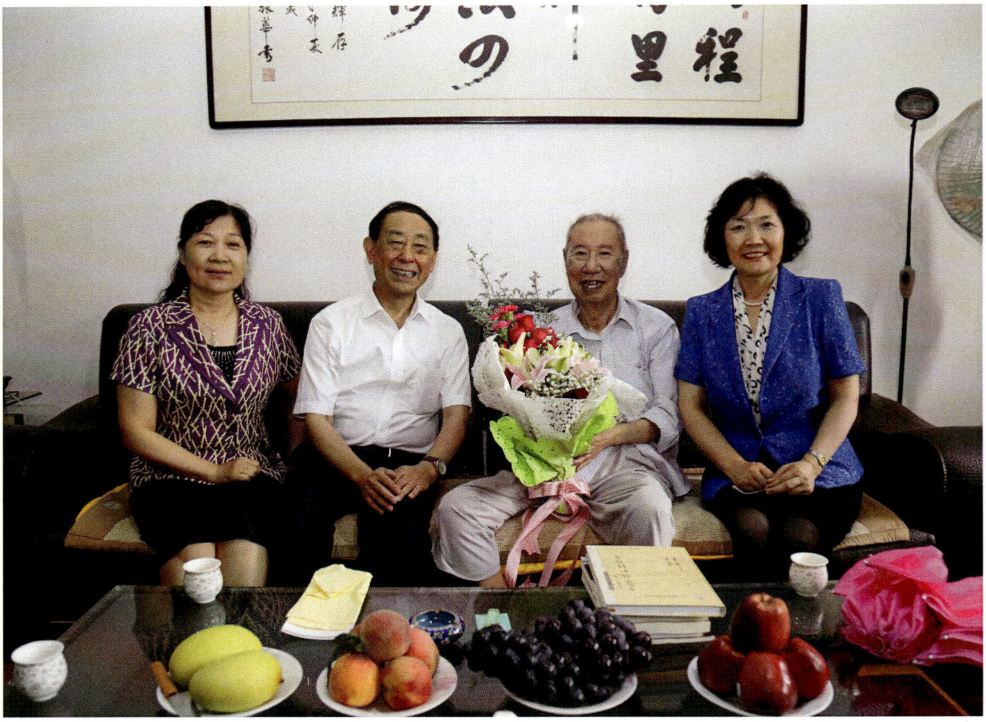

与国医大师李振华合影（左起依次为：河南中医学院第二附属医院院长韩丽华、唐祖宣、李振华、河南中医学院院长郑玉玲）

国家出版基金项目
NATIONAL PUBLICATION FOUNDATION

“十二五”国家重点图书出版规划项目

国医大师临床研究

中华中医药学会 组织编写

唐祖宣四肢血管病论治精选

唐祖宣医学丛书

许保华
唐文生 主编

科学出版社
北京

内 容 简 介

本书系统整理了国医大师唐祖宣治疗四肢血管病的经验，本书对血栓闭塞性脉管炎、动脉硬化闭塞症、静脉血栓形成等四肢血管常见病从临床表现、病因病机、病理生理、检查技术、检测方法、诊断与鉴别诊断、中医辨证、治疗方法、预防与调护等方面作了详细的论述，突出了中医、中西医结合治疗四肢血管病的特点，有较高的临床价值。

本书可供从事四肢血管病的中医、中西医结合临床和科研工作者参考。

图书在版编目(CIP)数据

唐祖宣四肢血管病论治精选／许保华，唐文生主编．—北京：科学出版社，2015

（国医大师临床研究·唐祖宣医学丛书）

国家出版基金项目·“十二五”国家重点图书出版规划项目

ISBN 978-7-03-046191-9

Ⅰ．唐…　Ⅱ．①许…　②唐…　Ⅲ．四肢-血管疾病-中医治疗法　Ⅳ．R259.43

中国版本图书馆 CIP 数据核字（2015）第 260634 号

责任编辑：刘　亚／责任校对：李　影

责任印制：赵　博／封面设计：黄华斌　陈　敬

科学出版社 出版

北京东黄城根北街 16 号

邮政编码：100717

http://www.sciencep.com

三河市春园印刷有限公司印刷

科学出版社发行　各地新华书店经销

*

2016 年 1 月第　一　版　开本：787×1092　1/16

2025 年 3 月第四次印刷　印张：14 1/2　插页：2

字数：392 000

定价：78.00 元

（如有印装质量问题，我社负责调换）

《国医大师临床研究》丛书编辑委员会

《唐祖宣四肢血管病论治精选》编委会

主　　编　许保华　唐文生

副 主 编　李华安　许开威

编　　委　(按姓氏笔画排序)

马秀玲　王　健　田陈涛　刘珍珍

李　俊　李巧云　杨韶华　宋相奎

张克清　武圣奇　胡庆华　唐　迪

唐克源　崔明辉　蔡兴黎

《国医大师临床研究》丛书序

2009年6月19日，人力资源和社会保障部、卫生部和国家中医药管理局在京联合举办了首届“国医大师”表彰暨座谈会。30位从事中医临床工作（包括民族医药）的老专家获得了“国医大师”荣誉称号。这是新中国成立以来，中国政府部门第一次在全国范围内评选国家级中医大师。国医大师是我国中医药事业发展宝贵的智力资源和知识财富，在中医药的继承创新中发挥着不可替代的重要作用。将他们的学术思想、临床经验、医德医风传承下来，并不断加以发展创新，发扬光大，是继承发展中医药学，培养造就高层次中医药人才，提升中医药软实力与核心竞争力的重要途径。

为了弘扬中华民族文化，广泛传播和充分利用中医药文化资源，满足中医药人才队伍建设的需要；进一步完善中医药传承制度，将国医大师的学术思想、经验、技能更好地发扬光大。科学出版社精心组织策划了“国医大师临床研究”丛书的选题项目，这个选题首先被新闻出版总署批准为“十二五”国家重点图书出版规划项目，后经科学出版社遴选后申报国家出版基金项目，并在2012年获得了基金的支持。这是国家重视中医药事业发展的重要体现，同时也为中医药学术传承提供良好契机。国家出版基金是国家重大常设基金，是继国家自然科学基金、国家社会科学基金之后的第三大基金，旨在资助“突出体现国家意志，着力打造传世精品”的重大出版工程，在“弘扬中华文化，建设中华民族共有精神家园”方面与中医药事业有着本质和天然的相通性。国家出版基金设立六年以来，对中医药事业给予了持续的关注和支持。

作为我国成立最早、规模最大的中医药学术团体，中华中医药学会长期以来为弘扬优秀民族医药文化、促进中医药科学技术的繁荣、发展、普及推广发挥了重要作用。本丛书编辑出版工作得到了中华中医药学会大力支持。国家卫生和计划生育委员会副主任、国家中医药管理局局长、中华中医药学会会长王国强亲自出任丛书主编。

作为中国最大的综合性科技出版机构，60年来科学出版社为中国科技优秀成果的传播发挥了重要作用。科学出版社为本丛书的策划立项、稿件组织、编辑出版倾注了大量心血，为丛书高水平出版起到重要保障作用。

本丛书同时还得到了各位国医大师及国医大师传承工作室和所在单位的大力支持，并得到各位中医药界院士的支持。在此，一并表示感谢！

本丛书从重要论著、临床经验等方面对国医大师临床经验发掘整理，涵盖了中医原创思维与个性诊疗经验两个方面。并专设《国医大师临床研究概览》分册，总括国医大师临床研究成果，从成才之路、治学方法、学术思想、技术经验、科研成果、学术传承等方面疏理国医大师临床经验和传承研究情况。这既是对国医大师临床研究成果的概览，又是研究国医大师临床经验的文献通鉴，具有永久的收藏和使用价值。

文以载道，以道育人。丛书将带您走进“国医大师”的学术殿堂，领略他们深邃的理论造诣，卓越的学术成就，精湛的临床经验；丛书愿带您开启中医药文化传承创新的智慧之门。

《国医大师临床研究》丛书编辑委员会

2013年5月

《唐祖宣医学丛书》总前言

唐祖宣是我国第二届国医大师、著名中医专家、主任医师。历任全国第七届、九届、十届、十一届、十二届人大代表，河南省第八届人大代表。第一、二批全国老中医药专家学术经验继承工作指导老师，享受国务院政府特殊津贴。曾获河南省劳动模范称号，两次荣获全国卫生文明先进工作者称号，2010 年被国务院授予全国先进工作者称号。2014 年获中华中医药学会中医药学术发展终身成就奖。

唐祖宣师从河南省名中医周连三先生，得其真传。他按照老师的教诲，刻苦学习，勤求古训，博采众长，以治疗四肢血管病闻名，在中医界享有盛誉。他对仲景学说情有独钟，有深入研究，颇有心得。将四肢血管病按照中医特点分型，并确立治则治法。治疗血栓闭塞性脉管炎、静脉血栓形成、动脉硬化闭塞症等疾病，疗效显著。他研制的治疗血栓病的国家三类新药“脉络疏通颗粒”在临床广泛应用。1965 年至今，发表学术论文 106 篇，出版发行了《四肢血管病的研究与治疗》、《唐祖宣医学文集》、《唐祖宣医学六书》等学术著作 14 部。

学有师承，唐祖宣一直不忘师恩，重视中医人才培养和学术经验继承。20 世纪 70 年代，他承担河南省西医离职学习中医班的教学任务，培训 300 多位西学中人才；90 年代开始，筹办农村中医培训班，为基层培训中医人才。作为全国老中医药专家学术经验继承工作指导老师，他言传身教、启迪后学，先后带徒 46 人，均已成为学科骨干。在 2015 年全国人大十二届三次会议上，他还建议要挖掘、保护、传承国医大师宝贵的学术思想和经验。他身体力行，把自己的学术思想和经验毫无保留地传授给弟子，国家为他组建了“唐祖宣学术研究室”，开展人才培养项目及教育工作。

为了进一步传承发扬唐祖宣学术经验，积极促进仲景学说发展，我们在日常的医、教、研之余，对唐祖宣教授的学术思想和临床经验进行了系统搜集、整理，历时多年，几经修改，编著了《唐祖宣医学丛书》，该丛书包括《唐祖宣四肢血管病论治精选》、《唐祖宣论老年病与益寿》、《唐祖宣温病解读》、《唐祖宣伤寒论解读》、《唐祖宣金匮要略解读》、《唐祖宣医话医案集》、《唐祖宣经方发挥》，共 7 册，约 350 万字。本丛书体现了唐祖宣教授对中医理论和实践的独到见解，是唐教授多年经验之结晶，实践之升华，智慧之集成，体现了唐教授在学术上师古不泥古，博采众长，融会贯通，临证胆大心细，高屋建瓴的特点，仔细研究，必有收获。

同时，我们也期盼本丛书的出版，能够使国医大师唐祖宣的学术经验造福人民健康，能够为振兴中医、发扬祖国医学做出积极的贡献。疏漏之处敬请读者斧正。

《国医大师临床研究·唐祖宣医学丛书》编委会

2015 年 5 月

目　录

第一章　唐祖宣对四肢血管病的认识 …… 1
第一节　中医药学对四肢血管病的认识 …… 1
第二节　国外近代四肢血管病的研究 …… 9
第三节　新中国成立后四肢血管病的中西医结合研究 …… 10
第四节　唐祖宣对四肢血管病的探讨 …… 13
第二章　唐祖宣论治四肢血管病的学术思想 …… 18
第一节　血栓闭塞性脉管炎 …… 18
第二节　急性动脉栓塞 …… 31
第三节　糖尿病肢体血管病变 …… 36
第四节　多发性大动脉炎 …… 45
第五节　动脉硬化闭塞症 …… 51
第六节　雷诺病与雷诺征 …… 82
第七节　红斑性肢痛症 …… 87
第八节　血栓性浅静脉炎 …… 90
第九节　深静脉血栓形成 …… 94
第三章　唐祖宣治疗四肢血管病的经验 …… 106
第一节　血栓闭塞性脉管炎 …… 106
第二节　动脉栓塞 …… 146
第三节　糖尿病性坏疽（消渴脱疽） …… 152
第四节　多发性大动脉炎 …… 161
第五节　动脉硬化闭塞症（老年脱疽） …… 168
第六节　雷诺病 …… 182
第七节　红斑性肢痛症 …… 188
第八节　血栓性浅静脉炎（青蛇便） …… 199
第九节　股肿（深静脉血栓形成） …… 204
附　脉络疏通颗粒治疗血栓性静脉炎的研究 …… 219

第一章　唐祖宣对四肢血管病的认识

第一节　中医药学对四肢血管病的认识

中医药学有着悠久的历史，几千年来形成了自己独特的理论体系，四肢血管病就是在漫长的历史长河中发生发展起来的。中医学对四肢血管病的认识、诊断和治疗等，积累了丰富的经验，数千年来，为人类健康作出了巨大的贡献。

一、上古时期

上古时期的《山海经》中多处论述的内容类似现在的四肢血管病证状。《山海经·北山经》曰："有兽焉，其状如鼠……食之不睬，又可以御百毒"，"有鸟焉，五采而赤文，名曰鹡鸰……食之不疽"，"又北二百五十里，滑水出焉……其中多滑鱼……食之已疣"。《山海经·中山经》曰："又东四十里，曰丰山……多羊桃，状如桃而方茎，可以为皮张。"这些"疽病"、"皮肤赘瘤"、"皮肿病"与现在的血栓闭塞性疾病所致的手足坏疽、皮肤表浅血管瘤等病证类似。

二、春秋战国时期

公元前770～前221年，中医学理论基本形成。中医对外科血管病的认识在这一历史时期开始有了较多的记载。《诗经》中就有"既微且尰类似象皮肿"的记载。《吕氏春秋·达郁篇》说："凡人三百六十节、九窍、五脏、六腑、肌肤欲其比也，血脉欲其通也，筋骨欲其固也，心志欲其和也，精气欲其行也，若此则病无所居而恶无由生矣。"非医学典籍的《吕氏春秋》在谈及人体血脉时，强调了一个"通"字，较早地认识了血液循环，为后世对血管病强调以通为治，提供了重要的科学依据。

我国现存最早的古典医书《黄帝内经》（《简称内经》）是一部涉及哲学、天文、地理、气象、兵法、社会、历法、阴阳、五行等各门类科学的医学巨著，它包容内科、外科、儿科、妇科、生理、解剖、经络、内治、外治、气功、养生等多门类医学科学，在这本医学著作中，不但记载着人体的血液循环，而且介绍了血液的生理、病理，以及对一些有关血管病的证候、病理、治则都做了比较精辟的论述。如《灵枢·经脉第十》曰："人始生、先成精，精成而脑髓生……谷入于胃、脉道以通，血气乃行。"《素问·举痛论篇第三十九》亦曰："经脉流行不止，环周不休，寒气入经而稽迟，泣而不行，客于脉外则血少，客于脉中则气不通，故卒然而痛。"《灵枢·论疾诊尺》篇曰："诊血脉者，多赤多热，多青多病，多黑为久痹，多赤多黑多青皆见者。"这些对人体血液的来源，经过的脏器部位做了比较正确的描述，对血液循环发生发展及运行过程的描述生动而贴切。四肢血管病的发生发展以血液循环和血管结构为基础，没有血液循环、血管结构，就不可能谈及四肢血管病。《内经》对血液的生理、病理论述颇多，

《灵枢·决气篇第三十》有“中焦受气，取汁变化而赤，是谓血；壅遏营气，令无所避，是为脉”；《素问·六节藏象论篇第九》有“心者，生之本神之变也，其华在面，其充在血脉。”《素问·五藏生成篇第十》有“心之合、脉也，其荣、色也；是故多食咸，则脉凝泣而变色；多食辛，则筋急而爪枯；多食甘，则骨痛而发落。故人卧血归于肝，肝受血而能视，足受血而能步，掌受血而能握，指受血而能摄”；《素问·五藏生成篇第十》论述“卧出而风吹之，血凝于肤者为痹，凝于脉者为泣，凝于足者为厥”；《灵枢·刺节真邪》篇有“虚邪之于身也深，寒与热相抟，久留而内著，寒胜其热，则骨疼肉枯；热胜其寒，则烂肉腐肌为脓，内伤骨，内伤骨为骨蚀。有所疾前筋，筋屈不得伸，邪气居其间而不反，发于筋溜”（“溜”通“瘤”，《疡医大全》、《疡医汇粹》等书均为“瘤”）；《灵枢·决气篇第三十》有“血脱者、色白、夭然不泽，其脉空虚，此其候也”；《素问·脉要精微论篇第十七》又有“夫脉者，血之府也，长则气治，短则气病，数则烦心，大则病进，上盛则气高，下盛则气胀，代则气衰，细则气少，涩则心痛”；《灵枢·九宫八风篇第七十七》论述到“脉绝则溢，脉闭则结不通，善暴死”；《素问·举痛论篇第三十九》“寒气入经而稽迟，泣而不行，客于脉外则血少，客于脉中则气不通”。《内经》对解剖已有明确记述，《灵枢·经水篇第十二》有“若夫八尺之士，皮肉在此，外可度量切循而得知，其死可解剖而视之，其脏之坚脆，腑之大小，谷之多少，脉之长短，血之清浊……皆有大数。”《灵枢·脉度》篇记述了各主要经脉的长度十六丈二尺，并说：“经脉为里，支而横者为络，络之别者为孙。”《素问·三部九候论篇第二十》说：“三候者，有天有地有人也，必指而导之，乃以为真。上部天，两额之动脉；上部地，两颊之动脉；上部人，耳前之动脉。”我国传统医学不但对人体表动脉的命名及体表走行部位有了深入的了解，还发现了一些静脉的走行位置，《灵枢·经脉篇第十》说：“经脉十二者，伏行分肉之间，深而不见；其常见者，足太阴过于内踝之上，无所隐故也。诸脉之浮而常见者，皆络脉也。”

从上述论述中，可以看到《内经》在当时的历史条件下，对四肢血管病的病理、病机做了比较清晰的论述，并认识到“脉道已通”，血气通畅，在人体四肢及脏腑循环中的重要性。脉道不通，邪气客于经脉之中，血管闭塞、血流受阻则病患罹然。在临床血管病的诊治中，《内经》认为四肢血管病的成因，无论何因何故致病，都离不开“风、寒、湿”这三种致病因素。而体现这三种致病因素的精辟结论就是《内经》中所设专章论述的“痹”证。中医认为：痹者，麻木、着痛、不仁难去、传而留滞。中医理论认为：四肢血管病，其主要证候表现都与“痹”证有关，《素问·痹论》篇指出“痹”在于脉则血凝而不流。关于“痹”与血液、血管病的关系，《素问·平人气象论篇第十八》曰：“脉滑曰风，脉涩曰痹。”《素问·痹论篇第四十三》曰：“风寒湿三气杂至，合而为痹也。其风气胜者为行痹，寒气胜者为痛痹，湿气胜者为着痹也。”风寒湿共同作用于人体即成痹证。“以春遇此者为筋痹，以夏遇此者为脉痹”，“脉痹不已，复感于邪，内舍于心”，“心痹者，脉不通，烦则心下鼓，暴上气而喘，嗌干善噫，厥气上则恐”。在脉痹的基础上若再感病邪，病变就要累及心脏，心与血管连接，两者共同完成人体的血液循环。这里的“脉痹”、“心痹”、“脉不通”颇似现在的多发性大动脉炎，也和部分结节性多动脉炎有相似之处。《灵枢·九针论第七十八》曰：“邪之所客于经，而为痛痹，舍于经络者也……邪入于阴，则为血痹。”《素问·痹论篇第四十三》有“凡痹之客五脏者，肺痹者，烦满喘而呕；心痹者、脉不通”，明确了心脏与四肢血管病的关系。“荣者，水谷之精气也，和调于五脏，洒陈于六腑，乃能入于脉也。故循脉上下，贯五脏、络六腑也”，论述了痹与血液的关系。痹与血管闭塞，血液流通关系密切，“痹在于骨则重，在于脉则血凝而不流，在于筋则屈不伸，在于肉则不仁，在于皮则寒，故具此五者则不痛也。凡痹之类，逢寒则虫，逢热则纵。”痹证就是现在一些四肢血管病在临床上的具体表现，它包括了动脉硬化闭塞症、多发性大动脉炎、血栓闭塞性脉管炎等，同时对血瘀证有比较详细的总结，载有“恶血”、“留血”等血瘀病名，记载了肢体缺血性坏疽。如《灵枢·痈疽篇第八十一》曰“发于足趾，名脱痈。其状赤黑，死不治。不赤黑，不死，不衰，急斩之，不则死矣。发于足傍，名曰厉痈。其状不大，初如小指，发，急治之，去其黑者。”并对上述证候产生的原因进行了论述“营卫稽留于经脉之中，则血泣而不行，不行则卫气从之而不通，壅遏而不得行，故热。大热不止，热胜，则肉腐”。《素问·厥论篇第四十五》有“此人者质壮，以秋冬夺于所用，下气上争不能复，精气溢下，邪气因从之而上也；气因于中，阳气衰，不能渗营其经络，阳气日损，阴气独在，故手足为之寒也”。这段论述近似雷诺病的成因。“阳气起于足五指之表，阴脉者，集于足下，而聚于足心，故阳气胜则足下热也”。这段描述近似红斑性肢痛症。《灵枢·周痹篇第二十七》曰：“周痹之在身也，上下移徙随脉，其上下左右相应，间不容空，愿闻此痛，在血脉之中邪？将在分肉之间乎？何以致是？其痛之移也，间不及下针，其慉痛之时，不及定治，而痛已止矣。何道使然，愿闻其故！此众痹也，非周痹也。此各在其处，更发更止，更居更起，以右应左，以左应右，非能周也。更发更休也。愿闻周痹何如，周痹者，在于血脉之中，随脉以上，随脉以下，不能左右，各当其所。”这里的描述与现代的大动脉炎、动脉硬化闭塞症较为相似，并进一步论述到“风寒湿气，客于外分肉之间，迫切而为沫，沫得寒则聚，聚则排分肉而分裂也，分裂则痛，痛则神归之，神归之则热，热则痛解，痛解则厥，厥则它痹发”。

《内经》对动脉性疾病进行了详细的论述，同时对人体静脉疾病也作了一定的记述，《灵枢·刺节真邪篇第七十五》曰：“虚邪之中人也，洒淅动形，起毫毛而发腠理。其入深，内抟于骨；则为骨痹；抟于筋，则为筋挛；抟于脉中，则为血闭，不通则为痈。抟于肉，与卫气相抟，阳胜者，则为热，阴胜者，则为寒。寒则真气去，去则虚，虚则寒，抟于皮肤之间。其气外发，腠理开，毫毛摇，气往来行，则为痒。留而不去，则为痹。卫气不行，则为不仁。虚邪遍容于身半，其入深，内居营卫，营卫稍衰，则真气去，邪气独留，发为偏枯，其邪气浅者，脉偏痛”，“有所结，气归之、卫气留之，不得反、津液久留、合而为肠溜。久者，数岁乃成，以手按之柔，已有所结，气归之，津液留之，邪气中之，凝结日以易甚，连以聚居，为昔瘤。以手按之坚，有所结，深中骨，气因于骨，骨与气并，日以益大，则为骨疽”。本段描述的肠溜、昔瘤颇似现代医学的下肢静脉曲张、原发性下肢深静脉瓣膜功能不全、血管畸型等所致的下肢静脉回流障碍，也包括了一些软组织肿瘤病变。《内经》对以上病证的病因病机和鉴别诊断方面有较深的见解，《素问·皮部论篇第五十六》曰：“视其部中有浮络者，皆阳明之络也。其色多青则痛，多黑则痹，黄赤则热。”《素问·调经论篇第六十二》曰：“风雨之伤人也，先客于皮肤，传入于孙脉，孙脉满则传入于络脉，络脉满则输于大经脉，血气与邪并客于分腠之间，其脉坚大，故曰实。实者外坚充满，不可按之，按之则痛”，“厥气上逆，寒气积于胸中而不泻，不泻则温气去，寒独留，则血凝泣，凝则脉不通”。这些论述与现代医学所述之大隐静脉曲张、下肢深静脉瓣功能不全、假性静脉瘤、静脉血栓等的病因病机、疾病演变过程比较相似。《内经》亦对四肢血管病的治疗法则有较详细的论述，《灵枢·经脉篇第十》曰：“经脉者，所以能决死生，处百病、调虚实、不可不通。”《素问·至真要大论》强调“疏其气血，令其条达”。《素问·痹论》有“逆其气则病，从其气则愈”的论述。《素问·调经论篇第六十二》有“血气者，喜温而恶寒，寒则泣不能流，温则消而去之，是故气之所并为血虚，血之所并为气虚”，“病在脉，调之血；病在血，调之络”。《内经》强调了四肢血管病中“通”的治疗方法。《灵枢·周痹篇第二十七》强调“刺痹者、必先切循其下之六经，视其虚实，及大络之血结而不通，及虚而脉陷空者而调之，熨而通之”。《灵枢·禁服篇第四十八》曰：“陷下者，脉血结于中，中有著血，血寒，故宜灸之。”《灵枢·刺节真邪篇第七十五》曰：“治厥者，必先熨调和其经，掌与腋，肘与脚，项与脊以调之，火气已通，血脉乃行。”

三、秦汉时期

汉代医圣张仲景勤求古训，博采众方，撰著《伤寒杂病论》，创立了独立的辨证论治体系。运用阴阳、五行、脏腑、经络等学说，系统地提出了辨证论治理论与方法及用药规律，对临床治疗四肢血管病有重要的应用价值。

张仲景在《伤寒论·辨厥阴病脉证并治》有“凡厥者、阴阳气不相顺接，便为厥，厥者，手足逆冷者是也”，“手足厥寒，脉细欲绝者，当归四逆汤主之”。《金匮要略》中亦论述了“血痹”的病因，并提出了较好的治疗方法。《金匮要略·血痹虚劳病脉证并治篇第六》曰：“血痹病从何得之？夫尊荣人骨弱肌肤盛，重因疲劳汗出，卧不时动摇，加被微风，遂得之。但以脉自微涩，在寸口、关上小紧，宜针引阳气，令脉和，紧去则愈。血痹，阴阳俱微，寸口关上微，尺中小紧，外证身体不仁，如风痹状，黄芪桂枝五物汤主之”，“经络营卫气伤，内有干血，肌肤甲错、两目黯黑。大黄䗪虫丸主之”。张仲景用温经活血法立法，处方当归四逆汤和黄芪桂枝五物汤及大黄䗪虫丸，鳖甲煎丸等治疗血瘀证。当归四逆汤散寒通滞，温通经脉，对一切寒邪凝滞脉络的四肢血管病皆可应用。黄芪桂枝五物汤温通血脉，行气补气，气为血之帅，气行则血行，对辨证为气血瘀滞、脉络不通的四肢血管病有很好的疗效。大黄䗪虫丸和鳖甲煎丸，破血攻瘀，对瘀血内结等瘀滞性四肢血管病，均有很好的疗效。治疗“瘀热在里”、“热结蓄血”的代表方剂桃仁承气汤、抵当汤等，用于治疗下肢深静脉血栓形成亦有较好的疗效。《伤寒论》和《金匮要略》中温经散寒、活血化瘀、破血攻瘀等理论与方剂，对我们现今四肢血管病的临床治疗与研究有着较强的指导意义。

三国时期，华佗在《中藏经》和《神医秘传》中均有对肢体缺血性坏疽的描述“手足爪甲内黑色者死”，“此症发于手指或足趾之端，先痒而后痛、甲现黑色、久则溃败，节节脱落，宜用生甘草、研成细末，麻油调敷，内服药用金银花三两，玄参三两，当归二两，甘草一两，水煎服”。这是古医籍中最早提出对“脱疽”的外治、内治疗法的综合治疗方案，其金银花、玄参、当归、甘草四味药，被后世医家称为“四妙勇安汤”。这四味大剂量养阴、解毒、活血药物是治疗热毒型“脱疽”的主要方剂。

四、两晋时期

晋代葛洪在他的《肘后备急方》中对四肢血管病有了更进一步的认识。第五卷中首次记载了“血瘤”、“恶脉”、“腷”，如“皮肉中忽肿起，初如梅李渐长大，不痒不痛，又不坚强，按之柔软，此血瘤也”，“恶脉病，身中忽有赤络脉起，如蚓状。此由春冬恶风入络脉之中，其血瘀所作之。宜服五香连翘，去血，傅丹参膏、积日乃差”，“皮肉卒肿起，狭长赤痛、名腷”。血瘤，类似今之海绵状血管瘤或毛细血管瘤。恶脉病颇似静脉曲张所致的血栓性浅静脉炎。腷病者“腷病，其状赤脉起如编绳、急痛，壮热，其发于脚者，喜从鼠蹼起至踝，赤如编绳、故谓腷病也”。此病当与现今的急性淋巴管炎近似。

南北朝时期，外科医家龚庆宣整理的我国最早的外科学专著《刘涓子鬼遗方》中，首次将肢体缺血性疾病所致的坏疽，改名为“脱疽”，“发于足指，名曰脱疽”。《刘涓子鬼遗方》是我国现存最早的外科专书，它比较全面地总结了晋以前我国外科医学成就。在“脱疽”治疗中沿用了《内经》的“急斩之”的治疗方法。据《外台秘要》载“刘涓子治恶脉肿毒汤方”为“乌药二两、升麻二两、栀子仁十四枚，右三味切，以水三升，煮取一升半，分再服，以滓敷肿上甚良”，强调了用清热解毒之品内外并治的治疗方法。

五、隋唐时期

隋唐时期，对四肢血管病的认识不断深刻，并积累了许多临床诊治经验。太医博士巢元方所著《诸病源候论》，是我国第一部病源、病理学巨著。全书共分 67 门，1729 种证候，仅外科就包括了痈疽、痔漏、破伤风、火伤等数十门约 300 多种证候。对与四肢血管病有关的“血痹”、“脉痹”、“恶脉”、“脱疽”、“腨病”、“丹毒”及“足尰”等病证的病因、病理、证候进行了详尽的论述，《诸病源候论·血痹候》曰：“血痹者，由体虚，邪入于阴经故也。血为阴，邪入于血而痹，故为血痹也。其状，形体如被微风所吹。此由忧乐之人，骨弱肌肤盛，因疲劳汗出，卧不时动摇，肤腠开，为风邪所侵也”，“血得温则宜流，得寒则凝结”，“脉痹，则血凝不流，令人萎黄。脉痹不已，又遇邪者，则移入心”，“入于肌肉筋脉，结聚所成也”，“恶脉者，身里忽有赤络，脉起笼炊，聚如死蚯蚓状；看乍中似，有水在脉中，长短皆逐其络脉所生是也。由春冬受恶风，入络脉中，其血瘀结所生。久不瘥，缘脉结而成瘘”。这些描述，包括了大动脉炎、动脉硬化闭塞症等与“血痹”关系密切的疾病，以及脉痹对人体气血的影响，并指出了恶脉的发生演变，由感受风寒，使血瘀结于络脉发生血栓性浅静脉炎，久病失治，会形成营养性溃疡。《诸病源候论·痈疽病诸候上》曰：“发于足趾、名曰脱疽。其状赤黑，死；不赤黑，不死。治之不衰，急斩去之，活也；不斩者，死矣”，强调了对足趾坏疽，施行外科手术的必要性。《诸病源候论·痈疽病诸候下》曰：“腨病者，由劳役，肢体热盛，自取风冷，而为凉湿所折，入于肌肉筋脉，结聚所成出。”又《诸病源候论·丹毒病诸候》有“丹者，人身体忽然焮赤，如丹涂之状，故谓之丹。或发于手足，或发腹上，如手掌大，皆风热恶毒所为。”又《诸病源候论·四肢病诸候》有“尰病者、自膝已下至踝及趾，俱肿直是也。皆由血气虚弱，风邪伤之，经络否涩而成也。”此段描述的腨病与急性淋巴管炎、下肢静脉曲张、血栓性浅静脉炎，足尰候与下肢深静脉血栓形成，或由丹毒反复发作所致的象皮肿有关。《诸病源候论》对手足逆冷的病因、斑毒的病因、“尰病”的病因病机、“尰病”及“腨病”的流行性及并发症都做了详细的阐述。《诸病源候论·虚劳四肢逆冷候》曰：“经脉所行，皆起于手足，虚劳则血气衰损，不能温其四肢，故四肢逆冷也。”《诸病源候论·患斑毒病候》曰：“凡发赤斑者，十生一死；黑者，十死一生”，提示除了色红者，热毒尚轻，预后尚好；黑者，毒重，预后不佳。《诸病源候论》对“斑毒”的病因病机分析为“此病或是伤寒，或时气，或湿病，皆由热不时歇，故热入胃，变成毒，乃发斑也”。《诸病源候论》认为尰病“皆由血气虚弱，风邪伤之，经络否涩而成也”。《诸病源候论·腨病候》说：“其著脚，若置不治，不消复不溃，其热歇，气不散，变作尰”，说明腨病之病在脚者，脚上热退，而肿不消，也不破溃的可能形成尰病，似为现在的大脚风（即象皮肿）。《诸病源候论》首次记载了亦言江东渚山县人多病尰；云彼土有草名尰草，人行误践触之，则会病尰。“尰病者，自膝以下至踝及趾俱肿直是也”。这里不仅指出了主要症状，而且记载了本病的地方性（江东渚山县），以及有一定的传染性（人接触尰草则会病尰），与丝虫病导致的象皮肿十分相似。这对后世医家逐步认识本病有重要意义。

唐代医家孙思邈在他的《备急千金要方》中对腨病的成因有进一步认识“皆因久劳，热气盛为湿凉所折，气结筋中，成此病也”。唐代孙思邈、王焘对“脱疽”的治法亦有了比较一致的说法“发于足指者，名曰脱疽，其状赤黑，死不疗，不赤黑可疗，疗不衰，急斩去之得，不去者死”。朝鲜许浚等著《东医宝鉴》指出“脱疽以其指节溃烂脱去也……甚者，变乌黑，急需在指则斩，在肉则割，否则黑延上足必死”。《备急千金要方》进一步强调“毒在肉则割，毒在骨则切”的手术原则，目前，对血栓闭塞性脉管炎坏疽创面的蚕食式清创，仍基本采用了这个原则。此外《备急千金要方》在对“恶脉”的认识、“腨病”及其并发症的治疗等方面，都有了较大的进步。《备急千金要方》改“恶脉”为“赤脉”，表明其并非恶证，只是血瘀所致。《备急千金要方》治疗“蝙病”即内服漏芦汤，又用外治针刺去恶血疗法，以及外敷小豆末的糊膏法。治疗“赤脉”延用了《肘后备急方》的五香连翘汤、丹参膏，对痰热之症又加用内服“竹沥”法。《备急千金要方》中记载：凡蝙病“若不即治，其久溃脓，亦令人筋挛缩也”。可见唐时对脱疽已致成趾（指）坏死者，提出了施行外科疗法的必要性。

六、宋元时期

在四肢血管病治疗方面，宋代医家已开始注意整体和局部的关系，充分发挥辨证施治在外科治疗上的运用。王怀隐所著的《太平圣惠方》中所创立的“内消”和“托里”法，强调整体和局部统一的辩证思想，在四肢血管病的治疗上有重要的意义。赵佶著的《圣济总录》不仅提出“五善七恶”辨别外科疾病预后的辨证观点，对脉痹证也提出了自己的看法：“脉痹血道壅涩……治脉痹，通行血脉”，这些理论对四肢血管病的治疗具有重要意义。宋元时期相继出现了一些外科专著，如李迅的《集验背疽方》、陈自明的《外科精要》、齐德之的《外科精义》等。这些著作都从整体观点立论，强调外科疾病是阴阳不和、气血凝滞所致。由于整体外科进步，对四肢血管病的某些病种的记载，也有了明显的进步。如窦汉卿所著的《疮疡经验全书·各种疔》载：“冷疔者，膏粱之变，风湿余毒，天阴久冷，攻于膝下，传于足太阴经，初生如米，渐成溃烂，其色如煤，败血来侵，骨肉损坏，遂成大患，累岁不能生肌，先用艾叶、蛇床子煎汤洗之，内服黄芪白术，原文中虽称为冷疔，但根据文章，认为与‘脱疽’颇为相似。”《疮疡经验全书》对“红丝疮”的详细描述“夫红丝者，心肠积毒，气血相凝，灌于经络之间，发于肌肤之上，红丝贯穿，如一红线，或痛或痒，皆由风热相乘而生，如箭之速，若行至心间即死，急当头以磁锋刺破……急用当归、连翘、解毒之剂治之，须戒酒数日”。书中所采用的“截”法，至今仍广泛运用于临床。

金元时期，在我国传统医学领域内出现了以刘完素为代表的寒凉派、以张从正为代表的攻下派、以李杲为代表的补土派和以朱震亨为代表的滋阴派的四大家学术争鸣，活跃了当时的学术空气，丰富了我国传统医学的内容，促进了我国传统医学的发展，也促进了我国四肢血管病的发展。刘完素的《河间六书》、朱震亨的《外科精要发挥》、张从正的《儒门事亲》把内治和外治疗法有机结合起来。如朱震亨治疗下肢肿胀的“木已散”、“健步丸”；治疗臁疮的“乳香、没药、水银、当归、川芎、贝母、黄丹、麻油”等所组合的外用药方。张从正治臁疮的“千金托里散”、“二圣散”、“溃死肉药方”等。齐德之在他的《外科精义》中对四肢血管病的治疗，确立了“消、托、补”三法。

七、明清时期

明清时代，四肢血管病的发展进入了全盛时期，中医对四肢血管病的认识也进入了一个崭新的阶段。李时珍的《本草纲目》，王肯堂的《证治准绳》，张景岳的《景岳全书》，徐春甫的《古今医统大全》，吴谦的《医宗金鉴》，薛己的《外科发挥》、《外科枢要》、《外科经验方》、《外科心法》，申斗垣的《外科启玄》，陈实功的《外科正宗》，陈士铎的《洞天奥旨》，王惟德的《外科证治全生集》，许克昌的《外科证治全书》，吴尚先的《外科医说》等诸多外科医书的出现，使包括四肢血管病在内的外科疾病诊断治疗更加成熟。薛己在《外科发挥》和《外科枢要》中均有“脱疽”专述。他在《外科发挥》中说：“疔生于足趾、或足溃而自脱、故名脱疽。”并指出“有无渴而后患者，有先患而后渴者……初发而黑者，不治”。在治法上指出“色黑焮痛者托里消毒”，“若色黑，急割去，速服补剂”，“作渴者，滋阴降火”。除“脱疽”外，薛己在诊治“血瘤”和“臁疮”中亦有经验，如《外科枢要》谈及血瘤时认为“若劳役火动，阴血沸腾，外邪所搏而为肿者，其自肌肉肿起，久而有赤缕或皮肉俱赤，名曰血瘤”。汪机的《外科理例》卷六记载15例脱疽病案，有因冻伤而发者，有因外伤而发者，有因膏粱厚味而发者，从其所描述的症状来看，有比较典型的消渴伴发脱疽者。曾有“足指患一泡，麻木色赤，次日指黑，五日连足黑冷……”，“一膏粱年逾五十亦患此，色紫黑，脚焮痛。喜其饮食如故，动息相宁，为疮善症。次年忽发渴服生津等药愈盛。用八味丸而愈”，这是对糖尿病坏疽症状的描述。

上述记载可以看出，明代以前医籍所记载的“脱疽”包括了现代医学的血栓闭塞性脉管炎、动脉硬化闭塞症、糖尿病坏疽、急性动脉栓塞等。李梴在他的《医学入门》中还将“脱疽”称为“脱骨疔”。申斗垣在他的《外科启玄》中谓：“足之大趾次趾，二足溃而脱，故名脱疽”，并强调对“脱疽”的治疗，早期治疗应采用针灸和内服中药，晚期肢体变紫黑坏疽时，应施行切除手术治疗。王肯堂在他所著的《证治准绳》中，设防风通圣散加减治疗腿赤肿；用独活寄生汤加减治疗臁疮所致的腿肿；用手术的方法治疗“血瘤”，如“先以铁罐膏点瘤顶上，令肉黑腐不痛，方以刀剪去黑腐，又以涂药，令肉腐溃，又可剪之，又涂又剪，瘤根去尽为度”。王肯堂在《证治准绳》中列了“脱疽”、“瘀血”、“臁疮”、“血瘤”、“青蛇便”等四肢血管病病名；对妇女产后并发下肢深静脉血栓形成的记述“腰间肿两腿尤甚，此瘀血滞于经络”；瘀血“流注四肢或注腹内，痛如锥刺或两腹肿痛”；并提出用桃仁汤和没药丸等活血化瘀方剂治疗；对“青蛇便”的描述“或问足肚下结块长二、三寸许，寒热大作、饮食不进，何如？曰：青蛇便”。又说：“头生望上攻走入腹者不可治；头生向下，尾在上，即为顺”，认识到了本病的危重性，还描述了“血瘤”的手术方法、适应证选择及术后护理等。

陈实功的《外科正宗》对“脱疽”、“臁疮”等也有专篇论述。在论及“脱疽”时，他说：“夫脱疽者，外腐而内坏也。此因平昔厚味膏粱熏蒸脏腑、丹石补药消烁肾水，房劳过度，气竭精伤，其毒积于骨髓者，终为疽毒阴疮。”又曰：“凡患此者，多生于手足，手足乃五脏枝干，疮之初生、形如粟米，头便一点黄泡，其皮犹如煮熟红枣，黑气侵漫、相传五指，上至脚面。其痛如汤泼火燃，其形则骨枯筋练，其秽异香难解，其命仙方难治”，并指出了“在肉则割，在指则切，即此病也。治之得早，乘其未及延散时，用头发十余根缠患指本节尽处，绕扎十余转，渐渐紧之……随用蟾酥饼，放原起粟粒头上。加艾灸至肉枯疮死为度。次日本指尽黑，方用利刀寻至本节缝中，将患指徐顺取下，血流不住，用金刀如圣散止之，余肿以妙贴散敷之。内服滋肾水、养气血、健脾安神之剂。若割取之后，黑色仍漫，痛肿尤其，败恶无脓，口干舌硬，精神不爽，食不知味者终死”。《外科正宗》在论及“脱疽看法”、“脱疽治法”、“脱疽治验”时记述了类似“血栓闭塞性脉管炎”、“动脉硬化闭塞症”、“冻疮”、“糖尿病坏疽”等病证的诊治。他主张“脱疽”病程的不同阶段，应采用不同的方法治疗。《外科正宗·脱疽治法篇》言：“脱疽多生足趾，少生手指，初起水窠黄泡者，即灸之。初生如粟，里可容谷，皮色紫赤，不作焮肿，发扎仍灸。已灸之后，疮受火气，发泡作脓，外药箍之，内兼补托。疮形稍陷，但紫色未攻脚面者，评议割取。既割取之后，血水淋漓，疼痛不减，和气血、补脾胃。已成饮食减少，身体倦怠，便数口干，滋津液，壮肾水。破后气血受伤，脾胃虚弱，自汗盗汗，恶心干呕，睡卧不宁，日晡发热……俱宜大补气血。富贵乃膏梁，素饕色欲，……禁止割法。”《马培之外科医案》亦认为脱疽“有湿热为患者，有感温疫毒疫之气而成者……有严寒涉水，气血冰凝，积久寒化为热。始则足趾木冷，继则红紫之色，足跗肿热，足趾仍冷，皮肉筋骨俱死，节缝渐久裂开，污水渗流，筋断肉腐而脱，有落数趾而败者，有落至踝骨而不败者，视其禀赋之强弱”。《外科正宗》还详细举例了手术之外的治疗“脱疽”所用的疗法“针刺法，蜡矾丸，蟾酥饼，蟾酥丸。神灯照法，太乙膏，真君妙贴散，内疏黄连汤，猪蹄汤、玉红膏、托里消毒散，花蕊石散”。对其他血管病，《外科正宗》论述亦颇多，其中对静脉曲张、下肢溃疡、血管瘤及血管瘤的治则等都有其见解与发挥。如《外科正宗·瘿瘤论》曰："筋瘤者，坚而色紫，垒垒青筋，盘曲甚者，结若蚯蚓。"《外科正宗·血风疮》曰："发则瘙痒无度，破流脂水，日渐沿开……年久紫黑坚硬。"《外科正宗·瘿瘤论》所载更形象"血瘤者，微紫微红，软硬间杂，皮肤隐隐，缠若红丝，擦破血流，禁之不住"。《外科正宗·胎瘤》载："胎瘤者，初生小儿头上，胸乳间肿起，大者如馒，小似梅李，此皆胎中瘀血凝滞而成。须候儿满月外，方可用针刺破，内如赤豆汁则安。"《外科正宗》治筋瘤用四物汤加疏肝清火之清肝芦荟丸，治血瘤用四物汤加清心解毒之芩连二母汤。

根据不同的临床表现辨证立法，分别加以清热、温阳、益气、化痰、理气等品。清代医学著作涉及四肢血管病诊治内容的较多。其中王洪绪的《外科证治全生集》在四肢血管病的诊治中创立了以辨阴阳为主的辨证论治原则，提出了"以消为贵，以托为畏"的治疗方法，主张治疗"脱骨疽"用阳和汤和犀黄丸内服。阳和汤乃温阳散寒、养血活血、化痰散结之剂，这对寒凝日久或素体阳虚所致的外科血管病有较好的效果。幼孩用小金丹，小金丹以虫类药为主，有化痰祛湿、活血化瘀、通络散寒等作用。高锦庭著《疡科心得集》，对"脱疽"有详细记载，如"脱疽者，足指生疔，重者溃而紫黑。"又曰："如不溃脓，黑色过节者险"，主张用黄连解毒汤、犀角地黄汤、真人活命饮等治疗。张介宾在《景岳全书》中对外科血管病也进行了描述，如"产后瘀血流注……气凝血聚为患也"，并指出其治疗方法应"行气和血"。

吴谦的《医宗金鉴·外科心法要诀》在其"脱疽"论述中认为"此证多生足趾之间，手指生者间或有之。未发疽之先，烦躁发热、颇类消渴，日久始发此患。初生如粟，黄皮包一点，皮色紫暗，犹如煮熟红枣，黑气侵漫，腐烂延长，五指相传，甚则攻于脚面，痛如汤泼火燃，其臭气虽异香难解。初起宜服解毒济生汤，外用大麦米煮饭，拌芙蓉叶、菊花叶各五钱，贴之止痛。消之不应者，必施割法，须患者情愿，将死生付于度外，遵古法，毒在肉则割，毒在骨则切。然割切之法，须宜早施；乘其未及延散时用头发十余根，紧缠患指本节尽处，绕扎十余转，毋令毒气攻延好肉，随用蟾酥饼放于初起黄疱顶上，加艾灸之，至肉枯疮死为度；次日病指尽黑，方用利刀，寻于本节缝中，将患指徐顺取下。血流不止者，用如圣金刀散止之，余肿以离宫锭涂之。内宜滋肾水、养气血、健脾、安神之剂，如阴阳二气丹、清神散、金液戊土丹俱可服之"。此外，《医宗金鉴·外科心法要诀》中对青蛇毒（小腿浅静脉炎）、臁疮、丹毒、血痣、冻疮、红丝瘤等四肢血管病都做了详尽的描述。《医宗金鉴·外科心法要诀·胎瘤》曰："色紫微硬，漫肿，不甚疼痛。"《医宗金鉴·外科心法要诀·婴儿部》更有红丝瘤一种，云："此证一名胎瘤，发无定处，由小渐大，婴儿落草，或一、二岁之间患之，瘤皮色红，中含血丝，亦有自破者。"并提出"此患由先天肾中伏火，精有血丝，以气相搏，生子故有此疾"。《医宗金鉴·外科心法要诀》曰："青蛇毒，此证又名青蛇便，生于小腿肚之下，形长二、三寸，结肿，紫块，僵硬，憎寒壮热，大痛不食。由肾经素虚，湿热下注而成。"这些论述均与下肢浅静脉炎相似。《医宗金鉴》认为青蛇毒为湿热下注而成，内服仙方活命饮加黄柏、牛膝、木瓜等。《外科正宗》、《医宗金鉴·外科心法要诀》中记载"大小青紫斑点，色状若葡萄，发于遍身，唯腿胫居多；甚则邪毒攻胃，以牙龈腐烂，臭味出血，形类牙疳，而青紫斑点，其色反淡，久则令人虚羸"。《外科正宗·血风疮》曰："发则瘙痒无度，破流滋水，日渐沿开……年久紫黑坚硬。"《外科真诠·血风疮》中具体指出"生于两胫内外处，上至膝下至踝骨"，并认为是感受疫疠之气所致。从病因、症状和预后分析，此病属过敏性紫癜样苔藓样皮炎。王清任在他的《医林改错》中创立了"通窍活血汤"，用于治疗"紫印脸"、"青记脸"等浅表血管瘤病证。

许克昌《外科证治全书》中在痈疽证治统论时对疽的论述认为"疽者，沮也，气血虚寒，阴邪沮逆……疽有寒凝未解宜温。既患阴疽，虽在盛暑之时必用辛热之剂，以助阳气"，为疽的辨证施治提出应遵守的治疗原则。该书对清以前有关疽的病证进行了分类，"足指色黑，旁有红晕为脱疽，足无名指患色白而痛，甚为脱疽"，"亟剪去其指，可保其命，迟则肿延手足背，救无术矣"。用药方面主张"大人用阳和汤，小儿用小金丹，最重者用犀黄丸"。对臁疮的病因病机，谓"臁疮生于两胫内外臁骨，外臁属足三阳湿热下注，外邪搏聚易治。内臁属足三阴亏损，虚邪缠绵难治。初发先痒后痛，红肿成片"。其治疗方法为"人参败毒散加牛膝、木瓜、苡仁主之。热加酒炒黄柏，痒加防风，痛加乳香、没药，破流紫水八味逍遥散加减如前。日久腐烂，脓水淋漓，内热倦怠或疮内出血不止或疮色紫黯，日轻夜重，则用补中益气汤加茯苓、酒炒白芍、盐炒黄柏、兼六味地黄丸服之。外用葱艾汤洗，夹纸膏贴，以软帛缚定"。

王士雄在《潜斋医案·大脚风》中对丝虫病引起的下肢淋巴水肿继发的象皮腿进行了描述"凡水乡农人，多患脚肿，俗名大脚风，又名沙木骽，一肿不消，与寻常脚气发过肿消者迥异，治之辄无效。此因伤络瘀凝，气血阻痹，风湿热杂合之邪，袭入而不能出也。故病起必胯间结核而痛，憎寒发热，渐以下行致足"。邹岳《外科真诠·血风疮》中具体指出"生于两胫内外臁，上至膝，下至踝骨"。《血证论》把这一类疾病统称为"血瘙。"吴师机在他的《理瀹骈文》中，拟成"散阴膏"治外证之阴毒。《验方新编》曰："脱骨疽……黑色不退，久则溃烂，节节脱落。延之足背腿膝，腐烂黑陷，痛不可忍"，应用四妙勇安汤治疗。过玉书《增订治疗汇要》称"脱疽"为"脱骨疔"，载有顾步汤、除湿保脱汤和顾步保脱汤等治疗方剂。高思敬《外科医镜》称"脱疽"为"脱节风。"沈金鳌《杂病源流犀烛》中有"脱疽"、"脱骨疽"、"敦疽"等名称。唐容川《血证论》中总结了活血化瘀治疗方法"瘀血流注，四肢痛肿胀，宜化去瘀血，消利肿胀"，"瘀血消散，则痛肿自除"。

上古时期以来，祖国医学对四肢血管病的认识逐步加深，诊断及治疗方法不断发展、提高、完善，为我们研究治疗四肢血管病，积累了丰富的经验。

第二节　国外近代四肢血管病的研究

国外近代对四肢血管病的研究取得了较快的发展，早在1754年Hallowe就试图用缝合血管周围组织来封闭损伤血管的破口。1889年Jassinowsky以丝线不穿透血管内膜的方法，缝合损伤血管，1899年Dorfler用血管壁全层连续缝合的方法，复通血管成功。Carrel和Guthrie对血管修复做出了重大贡献，特别是Carrel以尸体、动物实验为基础，潜心研究10年，连续发表多篇手术技术的论文，1912年获诺贝尔奖。1923年Key报告了四肢动脉血栓摘除术。1938年Gross对动脉导管未闭患者，通过结扎的方法获得成功。1944年，Crafoord对主动脉部分狭窄病例，施行主动脉缩窄段切除、对端吻合术。1945年Whipple等对门静脉高压症病例，施行了门腔静脉吻合术。1948年Kunlin等用自体静脉转流成功，开拓了自体大隐静脉应用于各种动脉旁路的移植手术。1951年Dubost等报告切除腹主动脉瘤，采用同种动脉血管移植获得成功。1952年Voorhees成功地研究出有网孔的维纶（Vinyon"N"）人造血管并应用于临床。经过多年动物实验及临床实践，1957年国外涤纶人造血管研制成功，并于当年用于临床。1982年Wesolow设计的复合管壁人造血管；1978～1980年Herring和Graham开展种植人体内皮细胞于人造血管内壁，虽然都处于临床研究阶段，但这都将是理想的血管移植物。

国外对四肢血管病的外科治疗，也取得了较大的进展。Matag于1888年介绍了动脉腔内缝合术，1911年Lahey为急性动脉血栓患者首次施行了取栓手术。1937年Holman开展了动静脉瘘手术。1963年Fogarty采用血管内球囊导管的方法取除血栓，使此手术更为简便，安全。1967年Goldsmity报告了用带蒂大网膜移植术，治疗下肢淋巴水肿。1971年Casten用带蒂大网膜移植，治疗下肢动脉硬化闭塞症。1974年Dos Santos对动脉闭塞性疾病，施行血栓内膜剥脱术，获得成功。

由于各种新型人造血管的出现，使肢体血管外科的进步明显增快。1952 年 Freeman 和 Leeds 开展了股-股动脉转流术；1960 年 Blaisdell 开展了腋-股动脉转流术；1966 年 Saurage 和 Wood 开展了侧腋-双侧股动脉转流术；1967 年 Diethich 开展了颈-锁骨下动脉转流术；1971 年 Myer 等开展了腋-腋动脉转流术。这些手术的创立和推广把动脉疾病的治疗提高到了一个较高的水平。

在诊断技术方面，1924 年 Brook 用碘化钠作股动脉造影成功，法国的 Sicard、美国的 Brooks 也先后将造影剂注入患者血管，进行了血管造影获得成功。1927 年 Dos Santos 成功地进行了经腰部穿刺腹主动脉造影。1935 年 Dos Santos 应用大隐静脉近端切开插管的方法，进行下腔静脉造影。1938 年又开展了下肢静脉造影检查，主要介绍了经外踝后浅静脉注射造影剂作下肢静脉造影的方法，即顺行性下肢静脉造影。而 1941 年 Luke 则首创经股静脉注入造影剂逆行下肢静脉造影，以检查下肢深静脉，对静脉外科的发展起到了很好的推动作用。1941 年 Farinase 首创股动脉插管造影，特别是 Seldinger 研究的经皮股动脉穿刺循导丝插管技术，使主动脉造影更为简便和安全，而且又推动了主动脉分支选择性或超选择性动脉造影的开展。20 世纪 60 年代初 Danese 等用直接淋巴管造影的方法，研究了肢体淋巴管的再生情况，至 20 世纪 80 年代间接淋巴管造影，闪烁造影诊断下肢淋巴水肿方法相继出现。1972 年 Tounsfield 研制的计算机 X 线断层摄影（CT），1977 年 Nudelmon 等研制的数控减影血管造影（DSA）和 Pollet 于 1981 年将磁共振（MRI）用于血管检测的临床，使血管病的诊断性检查，有了价值较大的客观依据。近 20 年来多普勒超声血流测定仪，电阻抗体积描记仪（IPG）、应变容积描记仪（SGP）、光电容积描记仪（PPG）和血管彩色超声的相继用于临床，为四肢血管病的临床诊断和治疗效果的判定，提供了重要依据。特别是近年来血管内镜和血管内超声显像仪的临床应用，可以直观地看到血管内病变性质、程度和血管内成形术的效果。

四肢静脉性疾病的治疗也获得了较大进展。1958 年 Palma 施行的大隐静脉转流术，是治疗髂股静脉血栓后遗症的主要方法。1979 年 Kistyer 用静脉瓣膜移植术，治疗股静脉瓣膜关闭不全获得成功。1982 年 Taheri 采用静脉瓣膜移植术，治疗下肢深静脉血栓形成。Jones 用静脉壁三角形切除作瓣膜成形术，治疗原发性深静脉瓣膜关闭不全，均取得了较好的疗效。

显微血管外科技术的开展，亦是血管外科的重要内容。1960 年 Jacobson 在 5 ~ 12 倍的手术显微镜下，1963 年 Chase 在放大 4 倍的显微镜下，成功地吻合了 1mm 或以下的血管，成功率达 54.8% 以上。20 世纪 70 年代以后四肢血管病发展进一步加快。80 年代后，随着科学技术的进步，热损害的克服，超声消融技术也很快应用于临床。

抗凝药物如肝素、香豆素衍化物；溶血栓类药物如链激酶、尿激酶、蕲蛇酶；抗血小板黏聚药物如安步洛克、右旋糖酐、双嘧达莫、阿司匹林等；血管扩张药物：前列腺素 E1（PGE），前列环素（PGI 2）等的出现，对预防血栓形成，减少治疗后的并发症，提高治愈率，起到了积极的保障作用，对血管外科的发展起到了重要的促进作用。

第三节　新中国成立后四肢血管病的中西医结合研究

我国对四肢血管病的研究起步较晚，水平较低，新中国成立时，仅有少数医院开展血管损伤和动脉瘤结扎术、大隐静脉剥脱术和交感神经节切除术等一级手术。随着我国医学科学事业的发展，对四肢血管病的研究工作也相继开展起来。20 世纪 50 年代上海、北京、武汉等地开始同种异体血管保存研究，1954 年傅培彬等就为髂股动脉瘤切除后成功移植了同种异体血管。1953 年上海第二医学院开展了动脉造影术，同期上海第一医学院中山医院开展了静脉造影术。北京同仁医院于1956年开展了经腰部直接穿刺，进行腹主动脉造影，同年徐惊伯等开展了下肢动脉造影。在动脉疾病诊断方面，1957年韦嘉瑚和郭俊洲等先后报道了腹主动脉和肢体动脉造影检查诊断方法。1958年林春业为一例腹主动脉骑跨栓施行取栓术获得成功，各部位的取栓术逐渐开展起来。20世纪60年代，冯友贤、钱允庆、李家忠等首先施行血栓内膜剥脱术和自体静脉转流术，为慢性动脉闭塞性疾病提供了手术治疗经验，与此同时，刘开琏和黄耀权等分别报道了大组腰交感神经节切除术治疗血栓闭塞性脉管炎。1959年上海中山医院崔之义和冯友贤等研制出真丝人造血管，人造血管移植于大、中动脉疗效满意。由于血管替代物的解决，使我国血管移植重建手术得到迅速开展。1964年冯友贤对髂股动脉闭塞症，采用真丝人造血管旁路移植术。1964年王嘉桔等在130例股动脉穿刺造影的基础上，对动脉闭塞性疾病的动脉改变进行了临床研究。兰锡纯、孙衍庆等先后施行静脉血栓摘除术也取得了满意的效果。1964年张振湘报道了用自体大隐静脉转流手术，治疗下肢深静脉功能不全。1965年上海中山医院行颈动脉体瘤切除，自体大隐静脉移植术治疗，均获得良好效果。

20世纪70年代末期以后，我国血管外科进入迅速发展的新阶段。上海孙建民、张柏根和张培华等根据大量下肢静脉造影和临床研究，证实了Kistner等提出的下肢静脉曲张的新观念，明确原发性下肢深静脉瓣膜关闭不全的特点和下肢深静脉血栓形成后的演变过程，并开展了各种静脉瓣膜成形术、肌袢代瓣膜术和其他相应的静脉手术，这些研究对迅速普及和提高我国静脉外科的水平起到了很大的促进作用。

1980年后，我国逐渐开展了大网膜游离移植于下肢的手术。蔡绵方等应用显微血管外科技术，将大网膜移植到膝关节以下，从而更好地改善了肢体远端的缺血状态。冯友贤等开展的各种解剖外血管转流术，为重建患肢血运提供了经验。在此期间，其他血管手术如血管创伤的处理、动脉瘤和动脉体瘤等手术治疗，均达到较高水平。汪忠镐、陈增民和许钦培等相继开展了各种复杂的血管重建手术。

近20年来，我国中西医结合研究治疗四肢血管病取得了较大进展。郑萍等和赵文光等血栓闭塞性脉管炎发病机制的研究、章海等内皮细胞种植人造血管的研究、孙建民等动脉静脉转流的研究、王玉琦等血栓闭塞性脉管炎患者血高凝状态的研究、王效民等自体静脉移植后功能和形态演变的研究和时德等球囊血管成形后血管结构变化的研究等均有较高的水平。20世纪80年代以后，先后出版了冯友贤主编的《血管外科学》、兰锡纯主编的《血管外科学》、裴玉崑主编的《周围血管病学》和郝文学主编的《血栓与抗栓酶》。全国性杂志多次编辑血管外科专刊，发表了许多优秀的血管外科论文。1986年在北京，1987年和1992年两次在上海举办了血管外科学习班。1987年在烟台、北京，1988年在济南举行了四肢血管病全国学术会议和研讨会，交流了经验，提高了学术水平。1983年、1987年、1991年分别在西安、南京和石家庄召开三次全国中西医结合四肢血管病学术会议，使我国血管外科进入蓬勃发展时期。

1950年，河北省沧州市著名老中医释宝山应用四妙勇安汤治疗肢体动脉闭塞性坏疽（血栓闭塞性脉管炎等疾病）取得显著疗效。

1954年，河北省沧州市专区人民医院在我国首先报道应用四妙勇安汤治疗血栓闭塞性脉管炎。1956年又报道应用四妙勇安汤和犀黄丸治愈34例动脉闭塞性坏疽的经验。此后，各地相继报道应用中医中药治疗血栓闭塞性脉管炎的经验。1957年北京中医医院魏正明、济南市中医医院李廷来和王锦云等先后报道应用四妙勇安汤、顾步汤、阳和汤、犀黄丸等方剂治疗血栓闭塞性脉管炎取得满意疗效。1958年吉林医科大学刘开琏、王嘉桔报道，应用四妙活血汤治疗血栓闭塞性脉管炎可控制肢体坏疽感染，促进分界线形成，取得满意疗效。

1963年，刘开琏、王嘉桔报道，应用四妙活血汤治疗120例血栓闭塞性脉管炎，优良率为59.1%，仅有3例高位截肢（2.5%）。并通过实验血栓、临床动脉造影、同位素廓清、动脉示波图和肢体血流量测定，证明具有扩张血管、促进侧支血管建立和增加肢体血流量的作用。1964年，尚德俊、赵绚德总结80例血栓闭塞性脉管炎治疗经验，肯定了中医中药的疗效。1965年，唐祖宣在《中医杂志》报道了用温阳药物治疗脱疽（血栓闭塞性脉管炎）的体会，他以“脉微欲绝，四肢厥逆”为辨证要点，用四逆汤加活血化瘀的药物治疗血栓闭塞性脉管炎获得了较好疗效。

1965年7月，在南京召开了中医中药治疗血栓闭塞性脉管炎临床研究工作会议，会议交流了中西医结合辨证治疗血栓闭塞性脉管炎的经验。1971年10月，在济南召开了全国中西医结合治疗血栓闭塞性脉管炎学术会议。1972年，尚德俊主编出版了《血栓闭塞性脉管炎防治手册》。1974年，唐祖宣在《河南卫生》报道了“中西医结合治疗血栓闭塞性脉管炎”的文章，总结了辨证论治规律：①阳虚型：益气通络，温阳散寒；②热毒型：清热解毒，化湿行痹；③气虚血瘀型：益气固正，活血化瘀；④阴阳俱虚型：益气温阳，养阴活络。总结的110例患者，临床治愈40.2%，总有效率91.5%，使大多数患者保存了肢体，避免了截肢。

20世纪70年代末，中西医结合治疗四肢血管病，取得了显著成绩。临床实践中发现，血栓性浅静脉炎、下肢深静脉血栓形成、下肢静脉曲张、血栓闭塞性脉管炎、动脉硬化闭塞症、大动脉炎和雷诺病等四肢血管病，虽然其发病原因和病理变化不同，但都可出现血瘀的共性，表现为瘀血、缺血、肿胀、血栓形成、血管狭窄或闭塞，引起肢体血液循环障碍，这些不同的疾病出现的血瘀共性，都可以根据辨证论治灵活应用活血化瘀法治疗，以祛除瘀血，流通血脉，改善肢体血液循环，使疾病好转和痊愈。1979年，尚德俊在我国出版《周围血管疾病证治》一书，总结四肢血管病治疗法则和辨证论治规律。此外，中国医学科学院血液学研究所应用通脉灵治疗血栓闭塞性脉管炎，王书桂应用益气活血片治疗动脉硬化闭塞症，奚九一应用清营解瘀汤治疗急性深静脉血栓形成等，都取得了满意的疗效。

血栓闭塞性脉管炎是临床常见四肢血管难治性疾病，日益受到中医药界的重视。1980年，西安市中医医院姜树荆报道中医中药治疗血栓闭塞性脉管炎132例，临床治愈率45.5%，显效率48.5%，总有效率98.5%。1981年，河南中医学院附属医院崔公让报告413例以中医辨证论治为主治疗血栓闭塞性脉管炎，临床治愈率59%，显效率26%，截肢率4.0%。1982年，顾亚夫和李廷来报道坏死期血栓闭塞性脉管炎的治疗经验。1982年凌兆熙著《中西医结合治疗血栓闭塞性脉管炎》。1983年尚德俊著《中西医结合治疗血栓闭塞性脉管炎》。1984年，崔公让、唐祖宣等著《脱疽》一书，全面系统地总结中医药治疗血栓闭塞性脉管炎的临床经验。1984年，《新中医》报道唐祖宣等用中西医结合治疗195例血栓闭塞性脉管炎患者，临床治愈率59.5%，显效率26.7%，好转率8.7%，总有效率达94.9%。1985年，《上海中医药杂志》报道唐祖宣等总结的40例血栓闭塞性脉管炎患者，治愈率52.5%，总有效率95%。1986年，尚德俊、赵绚德总结活血化瘀法治疗144例血栓闭塞性脉管炎患者取得满意效率。1997年，唐祖宣等总结110例血栓闭塞性脉管炎患者，采用温经散寒、益气通络法，清热解毒及益气温阳、养阴通络法，取得了总有效率93.64%的疗效。1999年，唐祖宣等用温阳通脉汤治疗辨证属阳虚瘀阻型的56例血栓闭塞性脉管炎患者，总有效率为85.71%。

动脉硬化闭塞症，是全身性动脉粥样硬化在肢体局部的表现，是常见的慢性肢体动脉闭塞性疾病。随着我国人民饮食结构的变化和社会老龄化的发展，本病的发病率日趋增高，常并发高血压、高脂血症、糖尿病及心脑血管病，是常见的难治性疾病。1984年，王嘉桔报道闭塞性动脉粥样硬化84例，以中药为主治疗取得了较好的效果。1987年，唐祖宣等报道治疗32例老年脱疽（动脉硬化闭塞症），以养阴清热，益气活瘀的中药为基础，初期用温经散寒，活瘀通络，坏死期滋阴清热，化湿通腑，恢复期益气温阳，活血化瘀，总有效率为87.5%。1995年、1999年唐祖宣等又报道用益气化瘀汤治疗动脉硬化闭塞症，严重感染者，选用敏感的抗生素，以中西医结合的方法治疗，取得了满意效果。1993年，张秀英报道中西医结合治疗225例动脉硬化闭塞症，应用辨证论治、药物静脉滴注疗法、药物动脉注射疗法和外治疗法，临床治愈率 70.9%，好转率 23.5%，无效率 5.5%，截肢 7 例，死亡 2 例。王嘉桔统计动脉硬化闭塞症 765 例，中西医结合治疗的优良率为 50% ~60%，高位截肢率为 3.6%，死亡率 2%。

随着人民生活水平的提高，糖尿病的发病率也逐年增高，而糖尿病坏疽的发生率随之增高。1982 年，唐祖宣等报道中医药治疗 34 例脱疽，其中消渴脱疽 7 例（糖尿病坏疽），治愈 4 例，显效 1 例，无效 2 例。1987 年，唐祖宣等报道 30 例消渴脱疽（糖尿病坏疽）的治疗体会，认为该病属阴虚热盛，正虚血瘀，以养阴清热，益气化瘀的中药为主，临床治愈率 43.3%，有效率 93.3%。1995 年，周涛等报道中西医结合治疗糖尿病血管病变 51 例，应用中西医结合辨证论治取得满意效果，临床治愈率 35.29%。1999 年陈柏楠等报道治疗糖尿病坏疽 82 例，以中西医结合治疗，临床治愈率 35.37%。1999 年，唐祖宣等报道了 95 例糖尿病坏疽的治疗结果。近年来，由于开展中西医结合治疗，在控制糖尿病（血糖）的同时，重视辨证论治和患肢的局部处理，使截肢率、死亡率均有大幅度下降。

1980 年贾景余、1984 年孙武进报道，应用中医药治疗雷诺病取得良好效果。1990 年程运文报道 40 例雷诺病；1991 年，张秀英报道雷诺病 98 例，疗效满意。

中医药治疗静脉疾病也取得了较大进展。1980 年唐祖宣报道用中医药治疗 44 例患者的临床经验，采用三型治疗，湿热蕴毒型，采用清热解毒、化湿行痹；湿热瘀阻型，采用清热祛湿，化瘀通络方法；阴虚瘀阻型，采用清热、益气、活血方法。结果治愈 19 例，显著好转 16 例，好转 7 例，总有效率为 95.5%。1983 年，王景春报道 108 例患者，取得良好效果。1983 年，裴玉崑报道 29 例胸腹壁血栓性浅静脉炎，全部治愈。1995 年，谭鸿雁等报道胸腹壁血栓性浅静脉 114 例，有满意效果，临床治愈率 60%，总有效率 96%。

随着科学技术的进步，中西医结合治疗四肢血管病的研究取得了令人瞩目的成绩。上海奚九一“因邪致瘀，祛邪为先治疗四肢血管闭塞性疾病”的学术观点，奚氏养筋方预防治疗糖尿病四肢神经病变，血管介入移植自体骨髓干细胞治疗动脉硬化闭塞症，自体骨髓干细胞移植配合中药治疗下肢慢性缺血性疾病，都取得了较大的成绩。国家科技攻关项目《清方对肢体动脉硬化闭塞症血氧含量的影响》、《康脉胶囊治疗Ⅰ期动脉硬化闭塞症的临床观察》、《益气化瘀汤治疗动脉硬化闭塞症的临床研究》，使运用中医药治疗动脉硬化闭塞症有了进一步的提高，超声消融，导管振动溶栓等方法治疗深静脉血栓形成使疗效显著提高。生化诊断、物理诊断，许多有关血凝与抗凝的酶学检查，基因诊断与治疗，CT、数字减影、彩色超声等血管成像设备，核磁、核医学等检测设备广泛运用于临床，使现代四肢血管病的临床诊断不仅可以做到一般的临床成像，并可做到血管的三维成像，这些装备的普及，大大促进了我国中西医结合四肢血管病的发展。

四肢血管病的中西医结合治疗，是我国医学领域的特色，其研究的角度多种多样，探讨的领域不断扩展，显示出了较大的优势和良好的发展前景，只要我们不断努力，积极探索，就会在中医、中西医结合治疗四肢血管病的工作中取得新的突破，取得更大的成绩。

第四节　唐祖宣对四肢血管病的探讨

一、对病因病机的探讨

四肢血管病的病因至今尚未完全明了，唐祖宣认为，此病有多种致病因素。

1. 寒凝脉络

严寒涉水，步履冰雪，久居湿地，致寒湿外受，寒邪客于经脉，寒凝血瘀。尤其是血栓闭塞性脉管炎，多发于寒冷地带，我国北方地区的发病率远高于南方地区，大多数患者在寒冷季节病情加重。《外科医镜》载："其原因多由跣足在冰雪地上行走，致气血为寒气冰凝而成。"《素问·举痛论》曰："寒气入经而稽迟，泣而不行，寒客于脉外则血少，客于脉中则气不通。"寒主收引，寒邪袭络则经脉收缩，气血凝滞而瘀阻不通，气血不行，壅遏不通，不通则痛；血脉凝涩，阳气不达四末，肢体失于温煦濡养，而致本病。

2. 房劳损伤

房劳太过，伤肾致亏。肾为先天之本，藏阴精而寓元阳，肾气旺盛，则五脏充沛，气血畅行。若房室不节，伤肾致亏。《疡科心得集·脱疽》篇说："因房术涩精，丹石补药，消灼肾水；房劳过度，气竭精枯而成。"陈士铎《洞天奥旨》载："人身气血周流于上下，则毒气断不聚结一处。火毒聚于一处者，亦乘气血之亏也，脱疽之生，止四余之末，气血不能周到也，非虚而何?"肾中阴阳乃人体阴阳之根本，房劳过度，则肾之阴阳失衡，阳气亏虚，四末失于温煦，而致寒凝血瘀，且肾主骨，故血栓闭塞性脉管炎、动脉硬化闭塞症等四肢动脉性疾病的后期易骨损而脱。

3. 情志内伤

精神刺激，忧思过度，情志不畅，忧思伤脾，均可使五脏不和，气血功能紊乱。郁怒伤肝，肝郁气滞则血瘀于经脉之中；肝血暗耗，筋失所养，肝血不养则麻木。脾为后天之本，思虑伤脾，脾阳不振，运化失职，不能正常输布精微于血脉，《素问·太阴阳明论》载："四肢皆禀气于胃而不提至经，必因于脾乃得禀也。今脾病不能为胃行其津液，四肢不得水谷气，气日以衰，脉道不利，筋骨肌肉皆无气以生，故不用焉。"今"清阳实四肢"失权，可使四肢肌肉酸软，倦怠无力，渐致气血亏损，血脉不得充盈，血流滞缓，滞而成瘀。

4. 饮食失节

过食膏粱厚味、辛辣之品，可使脾胃受伤，痰湿浊聚，积久成毒，留滞于筋脉之中，影响脏腑，经络的功能和气血的运行，经络瘀阻，乃生本病。《素问·生气通天论》载："膏粱之变，足生大丁。"《诸病源候论》说："疽者，五脏不调所生也……饮食不节……营卫虚寒，腠理则开，寒客经络之间……壅遏不通……故积聚成疽……发于足趾。"

5. 素体虚弱

先天禀赋不足，或脏腑功能失调，引起心、肝、脾、肾虚损，而致气血亏损，运行无力，阴阳失衡，肢体筋脉失养，外邪内袭，导致气滞血瘀，脉道阻塞而发本病。《灵枢·刺节真邪》载："虚邪之中人也，洒淅动形，起毫毛而发腠理。其入深，内抟于骨，则为骨痹；抟于筋，则为筋挛；抟于脉中，则为血闭，不通则为痈。"此即"邪之所凑，其气必虚"。

6. 外伤

《外科大成》载："有因修甲受伤，咬伤冻伤，又因轧伤所致者……"《增订治疗汇要》载："修甲受伤及咬伤，轧伤所致。"外伤肢体，经络受损，气血瘀滞可导致四肢血管病的发生。

7. 动脉栓塞

唐祖宣认为，本病多发于45岁以上的中老年人，多因心阳不足，卫阳不固，寒邪湿毒内侵，凝于血脉；或醇酒炙膏粱厚味伤于脉道；或房劳亏损肾水，以致阳气虚弱，荣卫之气与湿寒之邪，互作搏结，使瘀邪凝结，阻塞脉道，脉道壅遏不通。导致气机阻塞，气血循环障碍，阳气不能达于四末，盖气血失于温煦则运行无力，气滞血瘀，则远端肢趾（指）色泽紫暗，冰冷。气血瘀滞，阻塞脉道。瘀久则可化热，毒热炽盛，肉腐筋败而成坏疽。

8. 糖尿病坏疽

唐祖宣认为，本病主要由于禀赋不足，贪食甘美，过食肥甘、醇酒厚味，损伤脾胃，辛劳少逸，运化失职，胃热内盛，消谷耗津而致阴虚津亏；或七情内伤，情志不舒，肝气郁结或外邪侵袭，化火伤阴；或素有阴虚，劳欲过度，耗伤肾精，虚火内生，或因过食辛辣燥热，或因劳累过伤，均可化热化燥，耗气伤阴，转化为阴虚燥热，故而导致消渴。消渴以阴虚为本，燥热为标，互为因果，最终累及肾阴肾阳。消渴日久，耗伤气阴，气血不畅，脉道不充，经脉瘀阻，运血无力，而生瘀血，瘀血凝滞脉络，导致气血不通。或外伤感受邪毒，或脏腑热毒内结，阳气不达，肢体失于温煦濡养，故肢体发凉、怕冷、麻木疼痛；若寒凝郁久化火生热，再有脾胃受损，健运失司，湿热内生，火热与痰湿相结，下注于肢体，可见肢端红肿溃烂，甚者变黑坏死。若复感邪毒，热毒炽盛，毒火攻心，则证属凶险；若迁延日久，气阴大亏，气虚无力推动血运，脉道失充，肢体失于濡养，可致脱疽久不收口，新肉不生，缠绵难愈；若生变证，则病情更加严重，甚至危及生命。本病寒热错综，虚实夹杂，因虚致实，病久又转虚，本虚乃阴阳气血不足，标实为瘀血、寒邪、湿热、火毒，其病机则为经脉瘀阻，血行不畅而导致本病的发生。

9. 红斑性肢痛症

唐祖宣认为，素体阳热偏盛，恣食辛辣、膏粱厚味，使脾运失健，湿热内生，或情志不畅，五志化火；外受风寒湿及热毒之邪侵袭，营卫不和，寒湿入里化热，湿热蕴蒸。热瘀脉络，气血瘀滞，郁结于足，以致脉络痹阻，气血周流失畅，气血不荣四末而发病。

10. 深静脉血栓形成

唐祖宣认为，深静脉血栓形成是由创伤、手术、妊娠、分娩、恶性肿瘤或因慢性感染及其他长期卧床等因素，导致久坐久卧，伤气所致，气伤则运行不畅，气为血帅，气不畅则血行缓慢，以致瘀血阻于脉道，致经脉壅遏不通或因风寒湿邪、损伤经脉而脉痹血凝、阻塞脉道而致脉络不通，或因嗜食膏粱厚味，致使湿热内生，水湿壅滞，流于皮肉，则肌肤肿胀，停滞肌肤遂生肿痛诸症，盖脉道阻塞则肿，气血瘀滞则痛。《素问·调经论》曰：“血气不和、百病乃变化而生。”《灵枢·痈疽》篇亦曰：“营卫稽留于经脉中，则血泣而不行、不行则卫气从之而不通、壅遏不得行……”《素问·痹论》篇曰：“痹……在于脉则血凝而不流。”公元 601 年，巢元方在他的《诸病源候论》中谈及类似于现今深静脉血栓病的病因病机时说：“皆由血气虚弱、风邪伤之，经络否涩而成也。”孙思邈在他的《备急千金要方》中也认为静脉血栓形成的病因，是“久劳、热气盛、为湿热所折，气结筋中”。

二、吸烟和饮酒

唐祖宣经治的患者中，多数有 1～20 年的吸烟史，烟草是否是此病的病因呢？据文献记载，烟草自明朝从吕宋才传入中国，而距今 2000 年的《灵枢·痈疽》篇就有有关此病证的论述“发于足趾，名曰脱痈，其状赤黑，死不治，不赤黑，不死。不衰、急斩之，不则列矣”。这说明祖国医学的论述远较烟草传入中国为早。吸烟在中国和世界各地都很普遍，而四肢血管病属常见病，不属多发病。而很多人不吸烟也患此病。唐祖宣认为尼古丁可使动脉血氧结合力减退，嘱患者戒烟诚属必要，但把吸烟列为此病的发病的直接原因尚不能成立。

唐祖宣经治的患者中，部分有饮酒史，祖国医学认为，酒为水谷之慓悍，助下湿而动上热。伤气耗血。酒可以刺激血管，初饮时使血流加快，耗伤津液，使血管的张力和血液的黏稠度有所增加，如患者述，若大量饮酒一次，当即病情加重，有温度下降的症状产生。

三、对疗效机制的认识

唐祖宣认为，四肢血管病患者由于脏腑功能的特点不同，临床症状相继而异；有的表现为“寒痛”；有的表现为“热痛”，故须辨证论治。从整体观念出发组成方药，措施应因人而异。

1. 温经散寒

四肢血管病患者如症见四肢厥冷，遇冷加重，喜温怕冷，呈现一派寒象者，唐祖宣常用附子、干姜、桂枝、肉桂、细辛等温经散寒药物以温化沉寒痼冷。经临床观察，服后四肢转温，耐寒力增加，脉从沉、纽、迟向有力发展。尤其在临床中大剂运用附子，可使温度增加，患肢有蚁走感，疼痛减轻，配伍在不同方剂中，可使相互对应的症状得到改善。如脉搏迟的患者服后可使脉搏增快，脉搏快的服后可使脉搏减慢。低血压者可使血压上升到正常水平，高血压者可使血压下降到正常水平。当剧烈疼痛时唐祖宣也大量使用，配伍不同的方剂中，可使疼痛减轻，炎症消退。唐祖宣认为，附子不配干姜不燥，对于外周循环障碍的疾病有较好的疗效。实践证明，温经散寒药物具有强心通脉，促进循环，扩张外周，改善微循环的功能。

2. 活血化瘀

四肢血管病患者，尤其是动脉血栓闭塞的患者，多见患肢色呈红紫，舌质暗晦，剧烈疼痛等一派瘀血表现，他将活血化瘀法则运用于临床，服后患肢和舌质渐变红，疼痛减轻，温度好转，炎症消退，伤口缩小至愈合。

3. 清和补的效用

在临床中很多患者痛如汤泼火燃，但扪之患肢发凉，唐祖宣认为，痛如汤泼火燃是由于血管炎症病变，扪之冰凉是由于供血不足。这样他就采取寒凉之药和温阳之药并用，佐于通瘀之品，起到了一定的疗效。血管发炎则细胞肿大，血管管道狭窄，所以用清热之药以消其炎，炎消则管道变宽。用温阳药物促进血液循环，使血液灌注患肢。临床体会温热之药和寒凉药物辨证配伍得当，临床中会起到较好的效果。

有的患者出现了一派正虚的表现，他采用补的法则，达到了正气恢复，脉络畅通，肢体向愈的效果。如临床常用黄芪、人参、甘草等，通过临床疗效的观察，黄芪具有扩张外周，改善外周微循环的作用，人参具有止痛的作用，对剧痛患者大量运用参芪可使疼痛缓解，它们直接或间接地作用于机体，抑制症状，消除病因外，还复杂地体现到调整机体因素这个环节。

4. 关于疼痛的处理

治疗疼痛的关键在促进循环和控制感染，这是一种根本措施，从大量长期的临床观察，此病的疼痛周期性很长，静止痛开始到疼止的过程一般要 1～3 个月，关键在于控制感染和侧支循环的建立。

5. 关于伤口处理

此病伤口是缺血诱发，所以内治为本，但伤口控制感染亦是取得疗效的关键，过去唐祖宣认为剧烈腐蚀药物不可用，现在经过细菌培养从控制伤口和感染的实践体会，对于汞制剂的升降丹选择运用亦有必要，虽用后有疼痛的弊病，但对于细菌的杀灭和控制有一定的作用。

第二章 唐祖宣论治四肢血管病的学术思想

第一节 血栓闭塞性脉管炎

血栓闭塞性脉管炎是一种动静脉同时受累的血管慢性炎症病变，是一种常见的慢性肢体动脉闭塞性疾病，唐祖宣经多年的临床实践，认为此病大多数发生在20～40岁的青壮年男性。病变主要累及四肢中、小动脉，下肢多见，此病在祖国医学中属“脱疽”范畴。

《灵枢·痈疽》篇中将此病称为“脱痈”“发于足指，名脱痈。其状赤黑，死不治；不赤黑，不死。治之不衰，急斩之，不则死矣”，指出了本病后期的临床特点、危害性及治疗原则。华佗的《神医秘传》载：“此症于手指或足趾之端，先痒而后痛，甲现黑色，久则溃败，节节脱落，宜用生甘草，研成细末，麻油调敷……内服药用金银花三两，玄参三两，当归二两，甘草一两，水煎服……”详细地描述了本病临床发生过程，而且首先提出了内服中药和外治方法，四味内服药清热解毒、养阴活血，被近代誉为四妙勇安汤，世代沿用，经久不衰。

祖国医学在长期的实践中，对血栓闭塞性脉管炎的病因、病机、临床症状、治疗预后等一系列的认识更加系统，为本病积累了丰富的理论和临床经验。《针灸甲乙经》和《刘涓子鬼遗方》首先将“脱痈”改称为“脱疽。”陈实功《外科正宗·脱疽论》载：“夫脱疽者，外腐而内坏也。此因昔厚味膏粱熏蒸脏腑，丹石补药消烁肾水，房劳过度，气竭精伤……凡患此者，多生于手足，故手足乃五脏枝干。疮之初生，形如粟米，头便一点黄泡，其皮犹如煮熟红枣，黑气侵漫，相传五指，传遍上至脚面，其疼如汤泼火燃，其形则骨枯筋炼，其秽异香难解。”若“未疮先渴，喜冷无度，昏睡舌干，小便频数，阳痿者逆”，“若割取之后，黑色仍漫，痛肿尤甚，败恶无脓，口干舌硬，精神不爽，食不知味者终死”。唐代孙思邈在《千金翼方》中主张“毒在内则割，毒在骨则截”的手术治疗方案。

王洪绪主张用温药治疗此病，“脱骨疽也……大人以阳和汤”。《马培之外科医案》曰“又感严寒涉水，气血冰凝，积久寒化为热。始则足趾木冷，继则红紫之色，足跗肿热，足趾仍冷。皮肉筋骨俱死，节缝渐久裂开，污水渗流，筋断肉离而脱。有落数趾而败者，有落至踝骨不败者，视其禀赋之强弱，要皆积热所致，以养阴清火为主”，首次提出了寒冷是脱疽的主要发病因素。陈士铎《洞天奥旨》载：“脱疽之生，止四余之末，气血不能周到也，非虚而何?”并提出用顾步汤大补气血。此外，《医宗金鉴》、《外科真诠》、《疡医大全》、《疡科心得集》中，均有关于“脱疽”的论述，对本病的辨证论治提供了丰富的经验。

本病在我国各地均有发病，北方较南方多见。国外截肢率为10%～20%，我国自新中国成立初期就采取了中西医结合的治疗方法，截肢率降至1%～2.5%。

一、病因病机

1. 寒凝脉络

本病多发生于寒冷地带，我国北方地区的发病率远高于南方地区，大多数患者在寒冷季节病情加重。《外科医镜》载："其原因多由跣足在冰雪地上行走，致气血为寒气冰凝而成。"《素问·举痛论》曰："寒气入经而稽迟，泣而不行，寒客于脉外则血少，客于脉中则气不通。"寒主收引，寒邪袭络则经脉收缩，气血凝滞而瘀阻不通，气血不行，壅遏不通，不通则痛；血脉凝涩，阳气不达四末，肢体失于温煦濡养，而致本病。

2. 房劳损伤

肾为先天之本，藏阴精而寓元阳，肾气旺盛，则五脏充沛，气血畅行。若房室不节，伤肾致亏。《疡科心得集·脱疽》篇说："因房术涩精，丹石补药，消灼肾水；房劳过度，气竭精枯而成。"陈士铎《洞天奥旨》载："人身气血周流于上下，则毒气断不聚结一处。火毒聚于一处者，亦乘气血之亏也，脱疽之生，止四余之末，气血不能周到也，非虚而何?"肾中阴阳乃人体阴阳之根本，房劳过度，则肾之阴阳失衡，阳气亏虚，四末失于温煦，而致寒凝血瘀，且肾主骨，故本病的后期易骨损而脱。

3. 情志内伤

郁怒伤肝，肝郁气滞则血瘀于经脉之中；肝血暗耗，筋失所养，肝血不养则麻木。脾为后天之本，思虑伤脾，脾阳不振，运化失职，不能正常输布精微于血脉，《素问·太阴阳明论》载："四肢皆禀气于胃而不提至经，必因于脾乃得禀也。今脾病不能为胃行其津液，四肢不得禀水谷气，气日以衰，脉道不利，筋骨肌肉皆无气以生，故不用焉。"今"清阳实四肢"失权，可使四肢肌肉酸软，倦怠无力，渐致气血亏损，血脉不得充盈，血流滞缓，滞而成瘀。

4. 饮食失节

过食膏粱厚味、辛辣之品，可使脾胃受伤，痰湿浊聚，积久成毒，留滞于筋脉之中，影响脏腑，经络的功能和气血的运行，经络瘀阻，乃生本病。《素问·生气通天论》载："膏粱之变，足生大丁。"《诸病源候论》说："疽者，五脏不调所生也……饮食不节……营卫虚寒，腠理则开，寒客经络之间……壅遏不通……故积聚成疽……发于足趾。"

5. 素体虚弱

先天禀赋不足，或脏腑功能失调，引起心、肝、脾、肾虚损，而致气血亏损，运行无力，阴阳失衡，肢体筋脉失养，外邪内袭，导致气滞血瘀，脉道阻塞而发本病。《灵枢·刺节真邪》载："虚邪之中人也，洒淅动形，起毫毛而发腠理。其入深，内抟于骨，则为骨痹；抟于筋，则为筋挛；抟于脉中，则为血闭，不通则为痈。"此即"邪之所凑，其气必虚"。

6. 外伤

《外科大成》载："有因修甲受伤，咬伤冻伤，又因轧伤所致者……"《增订治疗汇要》载："修甲受伤及咬伤，轧伤所致。"外伤肢体，经络受损，气血瘀滞可导致本病。

唐祖宣认为，本病的病位主要在脉络。病机为气血凝滞，脉络阻塞，气血不行，肢端失于温养，而发此病。《灵枢·痈疽》载："营卫稽留于经脉之中，则血泣而不行，不行则卫气从之而不通，壅遏不得行。"《诸病源候论》载："疽者，五脏不调所生也，五脏主里，气行经络而沉。若喜怒不测，饮食不节，阴阳不和，则五脏不调。营卫虚寒，腠理则开。寒客经络之间，经络为寒所折，则营卫稽留于脉，营者，血也；卫者，气也。营血得寒则涩而不行，卫气从之与寒相搏，亦壅遏不通，气者，阳也。阳气蕴积，则生于热，寒热不散，故积聚成疽……发于足趾，名曰脱疽。"或因"寒气化为热，热盛则肉腐，肉腐则为脓，脓不泻则烂筋，筋烂则伤骨，骨伤则髓消。血枯空虚，则筋骨肌肉不相荣，经脉败漏，熏于五脏，脏伤故死矣"。

二、临床表现

（一）症状

血栓闭塞性脉管炎属于祖国医学"脱疽"范畴，在祖国医学文献中有许多关于血栓闭塞性脉管炎临床表现的记载。《外科大成》说："脱疽，生于足大趾，亦生于大指，初起黄泡，次如煮熟红枣，久则黑气浸漫，相传五指……此毒积于骨髓，不紫黑者生，未过节者可治，若黑漫五指，上传足趺，形枯筋练，疼痛气秽者死。"《验方新编》说："此症生两足各趾头……或生指节，或生指缝，初生或白色痛极，或如粟米起一黄泡，其皮或如蒸熟红枣，黑色不退，久则溃烂，节节脱落，延至足背腿膝，腐烂黑陷，痛不可忍。"

本病主要是由于肢体动脉闭塞后血流量减少，肢体缺血而引起的。临床表现由导致脉络瘀阻的病因，血瘀的轻重及瘀血的转化所决定。临床病情依血管阻塞的部位、范围和侧支循环建立程度及肢体局部有无继发感染，全身情况的好与差等而各不相同。

1. 疼痛

脉络瘀阻、气血不通是本病的主要病机，也是血栓闭塞性脉管炎的主要症状之一，其基本原因是肢体缺血，不通则痛，轻者休息时消失或减轻，行走或活动后，疼痛加重，而形成间歇性跛行。重者疼痛剧烈而持久，夜间疼痛更甚，患者抱足而坐，情绪刺激和受冷均可影响血管的舒缩反应，常可加剧疼痛。

2. 发凉和感觉异常

患肢发凉，怕冷，患部肤温明显低于健侧对应部肤温，对外界寒冷敏感，此乃阳气不足、寒凝血瘀，为本病常见的早期症状。病变日久，患部体表温度冰冷，尤以趾（指）端最明显，患肢在运动后或在夜间，趾、指、足部有发痒、刺痛、烧灼、酸胀、麻木等感觉，此乃气血虚少或气血瘀滞的表现。

3. 皮肤色泽改变

初期患部多皮色苍白，抬高患肢时更为明显，此多为血虚寒凝；中期色呈紫绀，多是气血凝滞；后期则呈暗紫色，坏疽则呈黑色，多为热毒所致。

4. 动脉搏动减弱或消失

趺阳脉（足背）或太溪脉（胫后动脉）、寸脉（桡动脉）或尺动脉的搏动，随病变进展而减弱乃至消失，此乃脉道瘀阻所致。

5. 营养障碍

由于气血亏少或瘀血不去，新血不生，肢体失养导致肢体缺血。肢体缺血可引起不同程度的营养障碍，患肢皮肤干燥、脱屑、皲裂、出汗减少或停止；趾背、足背及小腿汗毛脱落，稀疏或完全停止生长，趾（指）皱缩，变细。趾（指）甲增厚、变形、生长缓慢或停止生长；肌肉松弛、萎缩。

6. 坏疽

常见于后期患者，本病后期因肢体动脉功能不全、血运障碍，常发生溃疡或坏疽。溃疡或坏疽可单发，也可同时存在。除肢体严重缺血外，可因失治、误治、加温、药物、损伤、外伤、烫伤等。溃疡和坏疽，常见于一个或数个趾（指）端或趾（指）甲旁首先出现，然后波及整足趾（手指），甚至整个足部直至小腿（手部）。坏疽多为干性，以后继发感染而呈湿性。

（1）坏疽的分类

1）干性坏疽：当肢体动脉闭塞后，血液供应障碍，局部组织坏疽而逐渐干枯，皮肤皱缩，呈干黑坏疽。坏死组织与健康组织之间形成明显的分界线。由于坏死组织刺激，在分界线处有炎症性渗出物，但局部感染不明显，多无全身症状。若治疗正确、及时，坏死组织与健康组织可以完全分离，甚至坏死组织自行脱落。

2）湿性坏疽：由于误治失治，细菌侵入而继发感染，使局部组织溃破腐烂，大量坏死腐败组织，脓性分泌物产生而发生湿性坏疽，此时坏死组织四周暗红、灼热、界线不清。同时伴有明显的全身中毒症状，可有高热、意识模糊、食欲减退等。这多是瘀甚或热毒所致。

（2）坏疽的分级

根据坏疽的范围，临床又可分为三级。

1）一级坏疽：坏疽仅局限于趾（指）部。

2）二级坏疽：坏疽扩延及趾（指掌）关节及足趾（掌）部。

3）三级坏疽：坏疽扩延及足背部近踝关节或踝关节以上。

7. 游走性血栓性浅静脉炎

有近半数患者在发病前或发病过程中，小腿或足部反复出现游走性血栓性浅静脉炎，偶可延及大腿。表现为受累浅表静脉有红色条索、结节，灼热，压痛，这是湿热瘀滞脉络所致。当血栓性浅静脉炎消退后，皮肤上可暂时遗留色素沉着。

8. 雷诺病

血栓闭塞性脉管炎早期，受情绪刺激和寒冷后，可出现雷诺病的症状，包括指（趾）苍白、发绀，继而潮红。

9. 缺血性神经炎

局部缺血性神经炎常见于血栓闭塞性脉管炎肢体严重缺血而发生营养障碍改变的患者，是神经处于缺氧状态所致。肢体常有触电样、针刺样剧痛，向肢体远端放射，并伴有发痒、麻木、蚁行感或烧灼感等感觉异常，在足部和小腿可见大小不等的麻木区，皮肤感觉迟钝或感觉、痛觉完全丧失，而且多夜间加剧。

10. 舌、脉（寸口）象

舌质多为淡紫色，瘀重者舌紫暗，可见瘀斑，湿重者舌质白腻，脉以沉、涩、弦多见。根据病程的进展及病情的变化，又可见到舌质淡、红、绛，苔白润、黄腻，脉弦紧、弦细、细弱等。

（二）体征

1. 皮肤温度测定

虽然正常人体各部分皮肤温度不尽相同，并可受室温、出汗等多种因素影响，但同一个人在同一时间两侧对称部位的皮肤温度差不应大于2℃。若两侧肢体对称部位的皮肤温度相差2℃以上，患部皮肤温度有显著降低（2℃以上），即表示动脉供血障碍。

2. 指压试验

正常人趾（指）端饱满，皮肤呈粉红色。当趾（指）端受到压迫时，局部呈苍白色，松压后，被压处迅速恢复原粉红色；若恢复缓慢，或皮色呈苍白或青紫，则表示肢端动脉血液供应不足。

3. Buerger 试验

令患者平卧，下肢抬高45°，3分钟后观察足部皮肤色泽变化，阳性者足趾和足掌部皮肤呈苍白蜡黄色，以手指压迫后更为明显，有自觉麻木或疼痛。然后让患者坐起，下肢自然地下垂于床旁（避免床缘压迫腘窝），足部皮肤色泽逐渐出现潮红或斑块状发绀，提示病肢有严重循环障碍而供血不足。

4. Allen 试验

少数血栓闭塞性脉管炎病例可发生在上肢，为判断手部动脉闭塞情况，可做Allen试验。方法是压住桡动脉，令患者做数次手拳开闭运动，运动后如果手指颜色迅速恢复，说明尺动脉远端到指动脉的动脉连续性存在，提示侧支健全。若有血色恢复慢的部分，即说明自尺动脉到该部分之间有动脉闭塞。用同样方法查出桡动脉的血流通畅情况。

5. 解张试验

行腰椎或硬膜外阻滞麻醉，以阻滞腰交感神经，然后用皮肤测温计在下肢同一位置对比麻醉前后温度的变化。一般麻醉后温度升高越明显，痉挛因素所占比重越高。如果温度变化不明显，说明病变严重，血管已发生闭塞。

6. 肢体动脉试验

血栓闭塞性脉管炎患肢剧烈活动后，肢体远侧呈苍白色。由于运动时血液重新分布，流入到运动的肌肉中，以致皮肤血流减少，乳头下层静脉丛血液排空，故皮肤呈苍白色。

7. 静脉充盈试验

先将患肢抬高数分钟，使浅静脉排空，静脉壁瘪陷后迅速放下患肢。在血液供应正常时，足背浅静脉应在5～10秒充盈。如果充盈时间超过10秒，则提示肢体供血不足，静脉充盈时间越长，动脉闭塞越严重。此试验还可以估计侧支循环的建立情况及治疗后的循环状态。如静脉充盈时间达3分钟，则提示侧支循环供应不足，系坏疽前期。静脉充盈试验受室温、肢体静脉疾病的影响，如果室温过低，则静脉充盈不全或时间延长。如果有静脉瓣膜功能不全时，瘪陷静脉可通过静脉曲逆流而充盈。如有急性动脉阻塞的缺血性患肢中，静脉多系瘪陷。如有动静脉瘘时，静脉膨胀。

8. 反应性充血试验

本试验用以观察肢体在暂时缺氧后的充血反应，帮助诊断动脉病变，试验方法：先将患肢浸于35℃左右的温水中10分钟，然后抬高患肢3分钟，使血液排空。于抬高位时，在患肢近端扎一压脉充气带，加压至患者收缩压以上，阻断动脉血流。然后放平患肢，5分钟后迅速解除充气带内的空气。正常人肢体在暂时缺氧后，即呈反应性充血，充气带以下肢体皮肤立即出现红色并迅速均匀地向远端扩展，至趾或指的时间需10～15秒；充血现象持续10～40秒以后，按原来次序逐渐消退。动脉存在器质性病变时，充血现象延迟，扩展缓慢，充血现象延至趾或指的时间需要1～3分钟，充血呈青紫色或花状不均匀，充血消退也迟，如充血现象延迟出现，患肢呈广泛性潮红色，可能提示闭塞后侧支循环供血良好。此项试验不宜用于已知有闭塞性动脉病变的患者。因为试验不但引起疼痛，而且还会加重病损。

9. 组胺红晕试验

皮内注射组胺后，可产生“三联反应”——局部泛红、红色斑块和红晕。局部泛红是由于局部毛细血管扩张；红色斑块是由于毛细血管舒弛；红晕是因毛细血管渗透性增加，使血浆渗入组间隙所致。试验方法：将肢体放平，在肢体不同平面以1∶1000磷酸组胺0.1ml作皮内注射，一般在足背踝上，小腿中部，膝下与膝上五个平面注射；于注射5分钟观察注射部位红晕的情况。按反应的强度分为四级：“+++”为重度，有明显红晕出现；“++”为中度；“+”为轻度；“0”表示无反应。

此试验对估计血栓闭塞性脉管炎动脉闭塞的程度有一定意义。如患肢某处红晕反应为“0”，表示该部位血运已明显障碍，将迅速出现远端坏疽或溃疡，此试验也可帮助确定截肢平面。应用此试验时，应注意排除有无血管痉挛反应存在，应用解除血管张力方法如脊旁交感神经阻滞后再作试验。如呈现反应，则表示为血管痉挛。组胺红晕试验仅能说明皮肤循环的情况。如红晕反应正常，并不能排除肌肉中严重闭塞性动脉病变的存在。

10. 跛行时间及跛行距离试验

嘱患者按照匀速（60步/分）行走，下肢出现疼痛，迫使患者不能正常行走或出现跛行，此时与开始所行走的距离即为跛行距离。据跛行时间、跛行距离、疼痛消失的时间，可了解肢体病变程度。

11. 动脉搏动检查

最主要的是足背、胫后和桡、尺动脉，对于同一动脉应施以轻、中、重的不同的触力。以求得出动脉搏动正常、减弱、消失的结论，动脉搏动减弱或消失是动脉狭窄或闭塞的主要体征。临床上有少部分正常人亦可有双侧足背动脉缺如或胫后动脉位于踝的后下缘者，临床应加注意。

12. 坏疽和溃疡

应分清坏疽的性质，区别分级，辨析创面和脓液。

（三）临床分期

为便于掌握血栓闭塞性脉管炎临床诊断和辨别病情的轻重，根据其发病过程将其分为以下三期。

第一期（局部缺血期）：患肢发凉、麻木、怕冷、轻度疼痛，耐寒能力降低，冬季症状加重，患者行走一定距离后足底或小腿肌肉酸胀疼痛，此后常出现间歇性跛行，每行500～1000m，被迫停止行走，休息2～5分钟后症状缓解，如再行走患肢仍出现同样的症状。患者的趾（指）端皮色苍白，皮温降低，泛红试验阳性，部分患者患肢常反复发作游走性血栓性浅静脉炎。患肢动脉搏动减弱或消失。

第二期（营养障碍期）：患肢发凉怕冷、麻木疼痛，间歇性跛行加重，有静止痛，夜间疼痛加剧，患者常两手抱足而坐，彻夜不眠。患肢出汗减少或无汗出，趾甲生长缓慢，皮肤干燥、脱屑、皲裂，弹性减低，汗毛脱落，肢端呈潮红、紫红、青紫或苍白色，小腿肌肉萎缩，并可出现缺血性神经炎，有触电样或针刺样疼痛，以及感觉障碍，动脉搏动消失。

第三期（坏死期）：患肢由于严重血液循环障碍，趾部或足部发生溃疡或坏疽，多首先发生在足大趾和小趾，常从趾端开始，逐渐向上扩展，可累及全部足趾。坏疽呈干性或湿性，大多数局限在足趾或足部，也可蔓延累及足踝部和小腿者，但单独足跟部，足背部发生溃烂坏疽者，多由于外伤或皮肤干裂继发感染或外用刺激性药物所引起。坏疽合并感染，肢体溃烂后，疼痛剧烈，可伴有发热，意识模糊，食欲减退，身体日渐衰弱，消瘦乏力，抗病能力降低和严重贫血，坏疽的足趾脱落后，容易发生骨残端骨髓炎或坏死组织存留，常造成溃破创面久不愈合。

三、辅助检查

唐祖宣认为，利用辅助检查可以对血栓闭塞性脉管炎进一步确诊，常用的有超声多普勒血流速检查、彩色超声波检查、肢体体积描记、节段动脉压测定、周围动脉血管造影、微循环检查、血液流变学检查、放射性核素检查和血流图检查等。

1. 超声多普勒血流速检查

（1）描记仪及示波器上动脉搏动幅度降低，测定值如为正常平均值的1/3以下或为患者本人健侧肢体测定值的2/3以下，可定为动脉搏动值降低，有闭塞性病变。

（2）显示或描记的波形中往往只呈单峰波，缺乏第2、3峰。

（3）在病变严重导致管腔完全闭塞时，仪器测不到搏动曲线而呈一直线。

（4）监听器中搏动声降低或消失。在狭窄的部位，常可测到流速增快，而狭窄段的远端则较正常缓慢。新型的实时超声显像多普勒血流测定复合仪可显示病变动脉的形态并可直接读出血管的直径和流速等。

2. 彩色超声波检查

根据彩色超声仪对血管管腔、血管壁的观察，可以发现血管节段性改变，血管管壁增厚，模糊，回声低，管腔内有低回声团，血管外径变小，管周界限不清，可见侧支循环，慢性期再通的血管可见管壁增厚，毛糙，回声增强，腔内血流纤细，不规则，边缘呈锯齿状，颜色杂混，血流弹向单峰波。

3. 肢体体积描记

（1）空气体积描记法：描记的正常波形是双相的，有一个主峰和该波降支中段出现的一个重搏波，两波峰之间形成一个切迹。升支曲线陡直，波峰尖锐，降支曲线凸向基线。轻度异常是指收缩波峰正常，切迹消失和降支曲线背离基线，见于流出道或流出道远端有狭窄或阻塞。中度异常是收缩波峰变平，切迹消失和上升与下降坡度变小接近相等。重度异常是指波幅进一步降低，升支与降支相等无切迹，常见于血栓闭塞性脉管炎有明显狭窄或阻塞性病变时，如仅有波幅降低而波形正常，则可排除近端动脉有明显的狭窄病变。

（2）光电体积描记法：常用于估测血栓闭塞性脉管炎创口附近的皮肤血运及手术伤口愈合的可能性等。正常的PPG波形为双波无负波，升波支快速升高，波峰尖陡，在降支的中部有次峰波，两波之间形成一切迹。当微血管的血流减少，轻度时波形的切迹消失，加重后波峰变圆钝，升支曲线轻度弓向基线，而降支则轻度背离基线为中度异常，重度异常则为收缩波峰的波幅进一步减低，直到最后波形几乎变为直线。

4. 节段动脉压测定

血栓闭塞性脉管炎动脉血管狭窄或闭塞后，其远端可引起血压降低，血流量减少。如果在狭窄动脉的近端和远端的肢体上测量血压，则能发现其间有异常的压差，根据异常压差的大小，能确定动脉狭窄的位置和严重程度。目前用以测量的方法有超声血流检测仪、PPG、PVR和SPG（strain gauge plerhysmograph，SPG，应变体积描记仪），其中以PPG法最敏感，特别适用于指（趾）血压测量。

踝肱指数即踝压（踝部胫前或胫后动脉收缩压）与同侧肱动脉压之比。踝肱指数常不小于1.0。在血栓闭塞性脉管炎患者中，踝肱指数常小于1.0。踝肱指灵敏可反映病变的轻重程度。间歇性跛行的患者，其平均踝肱指数为0.59；有静止痛的血栓闭塞性脉管炎患者，踝肱指数在0.25左右；有缺血性坏疽的患者，甚至可降至0.05左右。

节段动脉压不仅可反映血栓闭塞性脉管炎疾病的动脉闭塞程度，还可以反映侧支循环的功能。如果腘动脉血管造影流量很差，但踝部血压大于20mmHg（1mmHg=0.133kPa），并可记到一条胫后动脉或足背动脉的血流曲线，是动脉重建术的指征；如胫后及足背动脉均测不到血流曲线及踝部血压时，不能进行动脉重建术，大腿中部血压大于8mmHg者，可选定膝下截肢术。

5. 周围动脉血管造影

周围动脉血管造影不仅能诊断和了解周围动脉病变形态和范围、选择手术方法和估计手术的预后，而且还可以进行血管成形，栓塞止血。

（1）周围动脉血管造影的禁忌证：对造影剂严重过敏者；严重的肾功能不全者；严重肝功能不全者；毒性甲状腺肿者；心功能代偿不全，有严重心力衰竭表现者；出血性疾病，血友病或正在抗凝溶栓治疗中。其他禁忌如穿刺部位炎症，感染坏疽等。血栓闭塞性脉管炎的常见动脉造影表现为狭窄，阻塞，侧支循环形成等。

（2）动脉造影时可发现：下肢动脉局限性、节段性狭窄，血管壁多为光滑状，以中、小动脉为主。闭塞平面以远端多有丰富的侧支血管，鉴于动脉造影为损伤性，对患者有痛苦，可引起血管痉挛，可能加重肢体缺血和损伤血管，故不宜列为诊断的常规检查方法。如欲施行血管重建性手术，术前需作动脉造影，以便选择手术方案。

6. 微循环检查

血栓闭塞性脉管炎患者肢端微循环有明显障碍，尤以患者足趾，手指甲皱微循环障碍最突出，在发病不同阶段微循环障碍程度也不相同，这种微循环异常与病情的轻重成正比。

虽然微循环检查对血栓闭塞性脉管炎的诊断无特异性，但它却是本病发病过程中的一个重要病理生理改变。血栓闭塞性脉管炎的微循环异常，不仅反映了肢体动脉血供不足，而且微循环血流的瘀滞、白细胞的聚集可以导致血黏度增高，血流“瘀泥化”，甚至有微血栓形成，出现“微栓塞”综合征。活血化瘀治疗能改善微循环障碍，微循环改善，临床症状减轻，微循环变化与临床症状相符合。

7. 血液流变学检查

测定血栓闭塞性脉管炎患者的血液流变学特性，对本病的诊断治疗和预后判断，以及对揭示血栓闭塞性脉管炎的病因都有重要意义。血栓闭塞性脉管炎的全血黏度、血浆黏度明显增高，红细胞电泳时间延长，血小板聚集功能明显地高于正常人。①血栓闭塞性脉管炎患者血液常处于高凝状态；②体外血栓值与血栓闭塞性脉管炎病情变化临床分期分级有密切关系；③活血化瘀疗法是改善血栓闭塞性脉管炎血凝的有效方法。

8. 放射性核素检查

（1）动脉造影术：放射性核素动脉造影，方便简捷，患者无痛苦，可重复进行，检查结果不受血压及心排血量等因素的影响。目前用于诊断主动脉瘤、动脉狭窄、动静脉畸形、动脉栓塞、侧支循环和阻塞性动脉疾病等，还可以用在血管手术后判定血管的通畅程度及血流量、功能状态、病变组织毛细血管的灌注情况等。

（2）周围循环血流量测定：主要包括肢体动脉血流量体表描记法、周围循环灌注显像、肌肉血流量测定放射性氙组织消除试验及组织消除率测定等。通过注射放射性核素，获取有关肢体血流量的信息。

9. 血流图检查

血流图显示血流速度变慢，圈似“丘”状，波幅降低，每分钟波幅减少，减少程度与患病程度一致。

四、诊断标准

1. 对血栓闭塞性脉管炎确立的诊断标准

1）几乎全为男性，发病年龄 20 ~ 40 岁。

2）有慢性肢体动脉缺血表现，如麻木、怕冷、间歇性跛行、瘀血、营养障碍改变等，常累及下肢，上肢发病者少。

3）40% ~ 60% 有游走性血栓性浅静脉炎病史和体征。

4）各种检查证明，肢体动脉闭塞、狭窄的位置多在腘动脉及其远端动脉（常累及肢体中、小动脉）。

5）几乎全有吸烟史，或受寒冻史。

6）排除肢体动脉硬化性闭塞症、糖尿病坏疽、大动脉炎、肢体动脉栓塞症、雷诺病、外伤性动脉闭塞症、结缔组织病性血管炎。

2. 疗效判定标准

（1）近期疗效标准

1）临床治愈：临床症状基本消失，肢体创面完全愈合，步行速度 100 ~ 120 步/分，能持续行走 1500m 以上；肢体末梢血液循环障碍及阻抗式血流图或光电血流图明显改善。

2）显著有效：临床症状明显改善，肢体创面愈合或接近愈合，步行速度同上，能持续行走

500m 以上；肢体末梢血液循环障碍及阻抗式血流图或光电血流图均有改善。

3）进步：临床症状减轻，肢体创面接近愈合或缩小，步行速度同上，能行走 300m 左右；肢体末梢血液循环及阻抗式血流图或光电血流图有改善。

4）无效（包括恶化）：治疗一个疗程（3 个月）后，症状及体征无进步或病情继续发作、加重者。

（2）远期疗效标准（1 年以上）：随访对象以近期疗效中的临床治愈及显著有效者为主。

1）优：一般情况下无自觉症状，能以上述步行速度持续行走 2500m 以上，能进行正常工作，包括一般体力劳动。

2）良：劳累后，天气变化及寒冷时仍有轻度临床症状，能以上述行走速度持续行走 500 ~ 1000m，能进行一般非体力劳动为主的工作。

3）差：肢体缺血症状比较明显，甚至发生溃疡或坏死，经继续治疗无效或截肢者。

五、辨　　证

唐祖宣经长期临床实践，将此病分为四型。

1. 阳虚瘀阻型

患肢疼痛，步履不便，喜暖畏冷，扪之冰冷，痛时内觉发凉，肌肉萎缩，肤色苍白麻木，伤口白腐，脓液清稀，舌质胖淡而多津，脉沉细迟。

2. 热毒型

畏冷怕热，局部红肿，昼夜剧痛，如汤泼火燃，伤口腐烂延开，异臭难闻，发热或不发热，烦躁不安，大便干燥，小便短赤，舌质红，苔黄燥或黄腻，脉多滑数或细数。

3. 气虚血瘀型

患肢萎缩，色呈黯紫，疼痛昼轻夜重，患肢凉、麻、困兼见，趾（指）甲增厚，生长缓慢，汗毛脱落，舌质黯紫或淡白兼见瘀斑，苔淡白，脉沉细涩。

4. 阴阳俱虚型

患病日久，气血耗伤，精神困惫，面黄少华，伤口白腐，肉色不鲜，久不能敛，患肢不温，疼痛入夜加重，阳痿早泄，小便清长，舌瘦苔少，脉沉细无力。

六、治　　疗

（一）辨证治疗

1. 阳虚瘀阻型

治法：温经散寒，益气通络。

方药：炮附子、白芍、白术、云茯苓、潞参各 30g，干姜、炙甘草各 15g，黄芪 60g，病在上肢加桂枝 15g，下肢加牛膝 30g。

2. 热毒型

治法：清热解毒，化湿行痹。

方药：当归30g，金银花、玄参、板蓝根、薏苡仁、蒲公英各45g，苍术、黄柏、甘草各15g。

3. 气虚血瘀型

治法：益气固正，活血通络。

方药：桃仁、红花、乳香、没药各10g，当归、丹参、刘寄奴各30g，苏木、赤芍各15g，黄芪60g。

4. 阴阳俱虚型

治法：益气温阳，养阴活络。

方药：黄芪60g，当归、炮附子、潞参各30g，川牛膝、石斛、川芎、赤芍各15g。

（二）外治

1. 熏洗疗法

熏洗疗法是利用中药煎汤，趁热在皮肤或患部进行熏蒸和浸浴的一种治疗方法，是中医学的外治法之一，有独特的治疗作用，可增加患肢血流量，改善血流循环，可以清洁创口，抑制细菌，促进创口愈合，消肿止痛。《外科大成》谓："流通气血，解毒止痛，去瘀脱腐。"《外科启玄》谓："如已渍洗之，令疮净而无脓。"具体应用如下。

（1）阳虚瘀阻型：宜温阳活血，药用川芎、红花、乳香、没药各15g，炮附片、当归各30g，桂枝20g，伸筋草45g，煎液熏洗患肢。

（2）热毒型：宜清热解毒，黄连、大黄、黄柏各15g，蒲公英、苦参、地肤子、金银花各30g。煎液熏洗患部。

（3）气虚血虚及阴阳俱虚型：苏木、川芎、赤芍、红花各15g，刘寄奴、黄芪各30g，乳香、没药各10g，煎液熏洗患部。

有下列情况者，不宜应用熏洗疗法。急性活动期，肢体坏疽呈进行性发展，分界线不清楚，而未局限稳定者；肢体干性坏疽；熏洗引起肢体创口疼痛者；对外洗药过敏者。

熏洗的方法及注意事项：将药物装在纱布袋内缝好或扎好，放在砂锅内加水煎煮30分钟，然后把煎好的药汤倒入盆内，将患肢架于盆上，用布单将患肢及盆口围盖严密，进行熏蒸。待药汤温热不烫人时，将患足及小腿浸于药汤中泡洗，每日1次，每次30~50分钟，药液变凉后，应加热后再洗。一副洗药可用2日，第2日使用时加温后即可应用。熏洗时应注意：初次外洗不易过久，外洗范围不宜过大；感染溃烂的创口，外洗时应滤去药渣，药液温度适宜时用消毒纱布蘸药液淋洗患处，并用镊子持纱球拭去创口脓液及坏死组织，反复淋洗使创口干净后再根据创口情况进行常规换药。

2. 膏、酊外敷

（1）新癀膏

配制：用成药新癀片8~12片，研为细末，用凡士林调和成膏。有清热解毒，消肿止痛之功。

适用于：血栓闭塞性脉管炎感染期及游走性血栓浅静脉炎。

用法：取适量直接外搽患处。

(2) 黄马酊

配制：马钱子（打碎）、黄连各30g，75%乙醇500ml浸泡，1周后备用。

功效：消炎止痛，通经活络。

适用于：血栓闭塞性脉管炎出现甲沟炎、肢端有感染或坏疽、游走性血栓性浅静脉炎，术后有缝线周围炎等。

用法：用消毒棉签取药液外搽患部，每日数次，创口内不宜搽拭，以免药液刺激引起疼痛，缝线周围炎可用无菌纱布浸透药液后敷于切口处，每日2次。

(3) 三黄酊

配制：黄连、黄柏、大黄各300g，75%乙醇3000ml浸泡，1周后即可应用。

功效：清热解毒。

适用于：血栓闭塞性脉管炎肢端出现溃疡和坏疽者，用法同上。

(4) 九一丹

功效：提脓祛腐。

适用于：血栓闭塞性脉管炎溃破后创面有脓液者。

用法：用三黄酊清洗后，此药掺于创面，每日换药1次。

(5) 白玉膏（成药）

功效：润肤生肌，收敛。

适用于：血栓闭塞性脉管炎溃疡腐肉已尽，疮口不敛者。

用法：将膏匀涂纱布上，敷贴患处，每日换药1次。

(6) 玉红膏（成药）

功效：活血祛腐，润肤生肌，解毒镇痛。

适用于：血栓闭塞性脉管炎溃疡或坏疽，创面脓水将尽，生长缓慢者。

用法：将膏匀涂纱布上，敷贴患处，每日换药1次。

(7) 紫草膏（成药）

功效：凉血解毒，润肤生肌。

适用于：血栓闭塞性脉管炎溃疡或坏疽属热毒型患者。

用法：将膏匀涂纱布上，敷贴患处，每日换药1次。

(8) 红润膏（成药）

功效：祛腐生肌。

适用于：血栓闭塞性脉管炎溃疡难敛者。

用法：将膏匀涂纱布上，敷贴患处，每日换药1次。

（三）手术治疗

1. 单纯坏死组织清除术

本病的后期，溃疡和坏疽的处理非常重要，应该积极采取有效措施控制疾病范围的蔓延扩大，促进伤口愈合。

坏死组织与正常组织已形成明显分界线，局部感染已基本控制，干性坏疽者可用酒精棉球消毒，以消毒干纱布包扎，保持干燥，维持干性坏疽，等待血液循环改善，坏死组织与健康组织形成明显的分界线时，以“鲸蚕法”治疗。如为湿性坏疽，创口脓多及有坏死组织时，应用抗生素溶液湿敷换药，如痂下积脓时，应充分引流，并用“蚕食”法，分次清除坏死组织，清疮术后，应避免使用腐蚀性、刺激性药品，以防疮面扩大，清除坏死组织后，应保持伤口开放，引流充分。

2. 植皮术

足残端创口过大，或患肢出现巨大慢性溃疡，自行愈合时间长或难以自行愈合者，经治疗后，患肢血液循环改善。创面肉芽组织新鲜，脓性分泌物少，上皮组织已开始生长，可施行点状或邮票状植皮术。

3. 截肢术

严重肢体坏疽继发感染，扩展到足跟或踝关节以上，伴高热、剧烈疼痛，经治疗难以控制者须行截肢术。

七、预防与调护

本病的预防与调护也非常重要，唐祖宣认为可采取如下措施。

1. 绝对戒烟

烟草中的尼古丁可使血管强烈收缩，毛细血管痉挛，血流缓慢，对于敏感患者，血流可完全中断。血栓闭塞性脉管炎患者绝大多数有长期大量吸烟习惯，在治疗过程中，能严格戒烟者，病情可相对减轻，否则病情加重。已戒了烟又复吸烟者，复发机会增多。因此，戒烟应作为本病临床调护的重要内容。规劝患者严格戒烟，是防止复发的重要因素。

2. 调理饮食

急性期饮食宜清淡，给予清热解毒的食物，忌辛辣、燥热之品，缓解期适当进补。辨证属寒凝血瘀的患者，应给予温补气血之品，可适当选用山楂、桂圆、鸭、生姜等；辨证属瘀血化热或热毒者可选用活血、祛湿利水的食物，如绿豆、苡米、西瓜、梨等；辨证属气血两虚者宜食用补益气血且营养丰富易消化的食物如牛奶、鸡蛋、瘦肉、大枣等。此外平时可多食富含维生素C的食物，有改善血液循环的作用。

3. 注重防护

恰当的防护措施十分重要。冬季里，应防寒保暖，避免感受寒湿。注意保护肢体，防止外伤感染，外伤是诱发本病的常见因素。鞋需适宜，不能太窄；修剪指（趾）甲宜小心；使用理疗、泡洗要注意防止烫伤，严重缺血者不宜行热疗，以免增加组织耗氧量，加重缺血。如有足癣时，应积极治疗，以防感染，患肢皮肤干裂时，应用温水泡洗，外搽润肤脂、甘油等。

4. 适当锻炼

本病要坚持适度锻炼，如骑自行车、散步、慢跑、上楼等体育锻炼，有利于改善血管舒缩功能，改善肢体血液循环，适用于血栓闭塞性脉管炎早期患者。运动量的大小应视侧支循环建立的完善与否，侧支循环逐渐建立者，应逐渐增加活动量，坚持肢体位置锻炼，对长期卧床，抱膝而坐的患者，可防止关节的挛缩及肌肉的萎缩，改善肢体血运。具体方法是患者平卧，抬高患肢45°，保持1～2分钟，然后双足下垂于床沿2～5分钟，再放置水平位2分钟，并做足部旋转、伸屈活动数次，休息2分钟，如此反复运用5回，每日3～5次。坏死溃烂期则禁用此法。

5. 精神调护

精神紧张、恐惧和情绪激动等因素，可使脏腑功能紊乱，营卫气血运行失调，经络瘀滞，加重血管痉挛，影响肢体血液循环。本病病程较长，患者长期受疼痛折磨，痛苦较大，又担心丧失肢体而致残，精神负担较重，患者会出现自卑、失望、烦躁情绪。因此，应注意心理治疗与护理，以积极的态度引导患者树立信心，配合治疗，对疾病的康复有积极意义。

第二节　急性动脉栓塞

急性动脉栓塞是源于心脏或近端动脉腔内脱落的血栓或由外界进入血管内的异物形成的栓子，随血流向远端动脉并停顿在动脉口径小于栓子处，阻塞动脉血流，导致肢体缺血坏死的急性疾病，栓塞患肢可出现剧烈疼痛、发凉、苍白、麻木、厥冷、运动障碍、动脉搏动减弱或消失。本病发病急骤，症状严重，病情复杂，预后不佳，严重者可因肢体坏死而被迫截肢，造成终生残废，甚至危及生命。因此，及时诊断及治疗是挽救肢体甚至生命的关键。

急性动脉栓塞在祖国医学历代文献中尚无确切的名称。但根据其临床表现、证候应归属于中医“脱痈”、“脱疽”、“痹证”、“榻着毒”、“熛疽”、“血瘀”等病证范畴。《素问·举痛论》曰：“经脉流行不止，环周不休。寒气入经而稽迟，泣而不行。客于脉中则气不通，故卒然而痛。”《素问·痹论》曰：“脉痹不已，复感于邪，内舍于心”，“痹在于骨则重，在于脉则血凝而不流……”《灵枢·痈疽》中记载：“发于足趾，名曰脱痈，其状赤黑，死不治，不赤黑不死，不衰，急斩之，不则死矣。”孙思邈在《千金翼方》中曰：“发于足指名曰脱复疽，其状赤黑则死，不赤黑不死。治之不衰，急斩去之，活也。不斩去者，死”，认识到了包括急性肢体动脉栓塞在内的“脱痈”的危重性及必要的手术治疗原则。宋代窦汉卿曰：“脱疽乃肺经受热，发于两手五指头上……如发黑，痈不甚过节犹可治也，黑甚过节者死。不浮肿，惨痛应心至骨，或身体发热，若不急治，毒遂冲上，面悉肿泡点紫黑，烂坏入心杀人，南方人得此，名曰‘榻着毒’。”又曰：“十指端急然策策痛入于心，不可忍也……或黯青黑，是熛疽。”陈自明在《外科精要》中谈到脱疽成因时说：“大抵此症，先因醇酒炙煿膏粱厚味伤神，或房劳亏损肾水，故有先渴而后患，有先患而后渴者。”薛己在《薛氏医按》中在谈及脱疽证候与治疗结果的关系时说：“初发而色黑者，不治。赤者水未固，尚可，若失解其毒，以致肉死色黑者，急斩去之，缓则黑延上，足必死。此患不同肿溃，唯隔蒜灸有效。”清代赵学敏在《串雅内编》中所描的脱疽更接近现代的急性动脉栓塞“脱疽，此症发于脚趾，渐上至膝，色黑，痛不可忍，逐节脱落而死。亦有发于手上者。”唐容川《血证论》曰：“瘀血在经络脏腑之间，则周身作痛，以其堵塞气之往来，故滞碍而痛，所谓痛则不通也……”以上记载与今之急性肢体动脉栓塞相似，为我们对急性肢体动脉栓塞的诊治提供了宝贵的经验。

一、病因病机

唐祖宣认为，本病多发于45岁以上的中老年人，多因心阳不足，卫阳不固，寒邪湿毒内侵，凝于血脉；或醇酒炙煿、膏粱厚味伤于脉道；或房劳亏损肾水，以致阳气虚弱，荣卫之气与湿寒之邪，互作搏结，使瘀邪凝结，阻塞脉道，脉道壅遏不通。导致气机阻塞，气血循环障碍，阳气不能达于四末，盖气血失于温煦则运行无力，气滞血瘀，则远端肢趾（指）色泽紫暗，冰冷。气血瘀滞，阻塞脉道。瘀久则可化热，毒热炽盛，肉腐筋败而成坏疽。

二、临 床 表 现

经多年的临床实践，唐祖宣体会到，急性动脉栓塞发病急骤，症状、体征变化迅速。

急性动脉栓塞可以发生在任何年龄，但多见于40～50岁以上的心脏病患者，患者多有风湿性心脏病（简称风心病）、冠状动脉粥样硬化性心脏病（简称冠心病）、心肌梗死、动脉硬化等病史。临床症状除有上述疾病的心悸、气喘、胸闷、关节疼痛等全身症状外，大部分患者突然发生肢体剧烈疼痛，患肢常有急性严重缺血、感觉和运动障碍、皮色苍白、温度降低、动脉搏动减弱和消失，肢趾（指）瘀斑，出现水泡或坏死。临床根据栓塞的部位、程度和侧支循环形成情况，决定症状的轻重与疾病的转归。

1. 疼痛

突然发生剧烈的患肢疼痛，是大多数患者最早出现且为最重要的症状。部分患者表现为轻度疼痛或酸胀不适，少数患者无明显疼痛，而是感觉丧失与麻木。疼痛部位开始多在栓塞处，以后向远端移位。肢体活动时疼痛加重，活动受限，疼痛可随栓子的移动而减轻和加重。当脱落的栓子骑跨在腹主动脉分叉处，表现为剧烈的腹痛；如栓子被血流冲至腹动脉时，即转为股部疼痛。栓塞远端发生的疼痛是因组织缺血所致，呈持续性静止痛。

2. 皮色苍白、皮温降低

动脉栓塞后，由于肢体的血液供应出现严重障碍，皮肤乳头下静脉丛首先排空，皮肤呈蜡样苍白色，若皮下浅血管仍有少量血液存留，则在苍白的皮肤底色上出现青紫色斑块和条纹，病久发生坏死则呈紫黑色，手足远端较明显。皮肤温度改变与动脉栓塞的部位成正比，栓塞部位越高，肢体皮肤温度下降越明显，肢端尤为严重，扪之有冰冷感觉。由肢端向近侧检查，常可扪到皮温骤然改变的变温带，当腹主动脉分叉段栓塞时，臀部及双侧下肢皮温降低，髂动脉栓塞时，同侧大腿皮温下降。

3. 感觉和运动障碍

当周围神经已有缺血性损害时，肢体远端可出现皮肤感觉丧失区。表现为感觉功能减退或异常感觉，自觉患肢麻木、有针刺样感觉等，栓塞近端有感觉过敏区或感觉减退区。栓塞时间长，缺血严重者可出现运动障碍，肌力下降，手足下垂甚至麻痹，此时常提示已出现肌肉组织坏死。

检查者用手触摸患肢皮肤或用针刺的简单方法即可测出患肢皮肤感觉障碍，被动活动患肢的指或趾，可以明确有无深感觉丧失。

4. 动脉搏动减弱或消失

肢体主干动脉栓塞后，栓塞远端的动脉血流量减少，压力降低，使动脉搏动减弱，栓子完全阻塞血管腔时，远端动脉搏动消失，而栓塞平面以上的动脉搏动反而增强。栓塞肢体严重缺血4～6小时，即可发生坏死。利用超声多普勒听诊器或血流记录仪，不能闻及正常的动脉音，或无动脉波形出现，是较可靠的检查方法。

5. 组织坏死

动脉栓塞的病程较长，患肢严重缺血将发生不可逆的组织缺血坏死，肢体坏死组织的程度与范围，与阻塞动脉的平面及侧支循环建立情况有直接关系。末端动脉栓塞可造成趾或指的干性坏死，主干动脉阻塞时组织坏死范围广泛，表现为肢体冰冷，皮肤暗紫并呈网状青紫，皮肤出现水疱、内含血性渗出液，组织增厚、僵硬，压痛，指、趾呈干性坏死。此时，已有明显的全身症状：高热、寒战、神志恍惚、嗜睡、心慌、气短、尿少、血压下降等中毒性休克的症状。

三、辅助检查

利用辅助检查，可以对此病进一步确诊，常用的检查有实验室检查、皮肤温度测试、多普勒超声检查、彩色超声多普勒检查、动脉造影检查和血流图检查等。

在确定诊断为动脉栓塞的同时，还应进一步追查栓塞病因，而作相应的检查，如心电图、心脏 X 线检查等，以协助控制病因。

四、诊　断

（一）诊断标准

急性动脉栓塞具有显著的症状和体征，即突然发病，肢体疼痛，苍白，厥冷，感觉和运动障碍，远端动脉搏动明显减弱或消失，结合伴有器质性心脏病，动脉硬化，心房颤动，近期有心肌梗死及较大的动脉血管手术史，动脉造影显示造影剂突然中断，或动脉腔内充盈缺损，经仔细的查体，详细询问病史，临床上可以初步估计栓塞的部位，病变严重程度与预后。

目前对急性动脉栓塞，国内、外尚无统一的诊断标准，唐祖宣根据本病的临床表现、体征、病史及有关辅助检查，参考国内部分专家的意见，拟出以下标准。

（1）突发性肢体疼痛、皮肤苍白、麻木厥冷、感觉异常和运动障碍、远端动脉搏动减弱或消失。

（2）有风心病、冠心病、心肌梗死并伴有心房颤动病史。

（3）有动脉瘤或动脉粥样硬化病史。

（4）近期有心脏及较大的动脉血管手术史。

（5）动脉造影显示造影剂突然中断，端面呈杯口状凹陷，或动脉腔内充盈缺损；或肢体血管无损伤性检测有阳性发现。

（二）疗效判定标准

急性肢体动脉栓塞，目前国内、外尚无统一临床疗效判定标准。根据临床治疗情况，参考国内部分专家意见，唐祖宣拟定如下临床疗效判定标准。

1. 临床治愈

（1）临床症状消失，可持续行走 2000m 以上。

（2）超声多普勒听诊器及血流记录仪可闻及正常的动脉音，并有动脉波形出现。

（3）动脉造影管腔内造影剂无中断现象，管壁光滑。

（4）患肢血液循环明显改善。

2. 显效

（1）患肢临床症状明显改善，疼痛消失，皮温基本恢复，皮肤色泽较前改善，麻木减轻；可持续行走 800m 以上。

（2）超声多普勒听诊器或血流记录仪可闻及动脉音，或有动脉波形出现。
（3）造影可见造影剂通过，无明显中断现象。
（4）患肢血液循环有改善。

3. 有效

（1）患肢临床症状有改善，疼痛基本消失，皮色、皮温、运动障碍均有好转。麻木减轻；可持续行走200m以上。
（2）超声多普勒听诊器及血流记录仪可闻及轻微的动脉音，或有轻度的动脉波形出现。
（3）动脉造影可见少量造影剂通过。
（4）患肢血液循环稍有改善。

4. 无效

（1）患肢临床症状无改善，疼痛无缓解，皮色、皮温无变化，患肢麻木及运动障碍无好转或加重。
（2）患肢出现肿胀、皮肤瘀斑、水泡或坏死。
（3）超声多普勒听诊器及血流记录仪听不到动脉搏动音，或无动脉波形出现。
（4）动脉造影显示栓子完全阻塞动脉腔。
（5）患肢血液循环障碍无改善。

五、辨　　证

1. 阳虚瘀阻型

患肢突发疼痛，畏寒怕冷，触之冰冷，皮色苍白，麻木酸楚，遇寒冷则疼痛加剧，行走困难，动脉搏动减弱或消失，有心慌、气喘等，脉沉细，舌质淡，苔薄白。

2. 气滞血瘀型

患肢持续性疼痛，入夜加剧，皮肤有瘀斑、瘀块，色苍白或呈蜡样色，肢体肌肉萎缩，麻木酸困，行走受限，阻塞部位远端冰凉，伴有心悸、胸闷、气喘，感觉异常等症，动脉搏动减弱或消失，脉沉细而涩，舌质紫黯，苔薄白。

3. 热毒型

患肢剧烈疼痛，夜间更剧，局部出现红肿发热，喜凉怕热，患肢皮肤发黑变色，远端出现溃疡及坏疽，伴高热、心悸、烦躁口渴、精神委靡等全身症状，远端动脉搏动消失，脉沉细而涩，舌质紫或淡红有瘀点，舌苔黄厚而腻。

六、治　　疗

急性动脉栓塞起病突然，发病急重，进展迅速，主干动脉一旦完全阻塞，远端组织处于急性缺血状态，多无足够侧支循环代偿，如治疗不及时，则发生肢体广泛坏死而致高位截肢，甚至危及生命。故确诊后必须积极采用有效措施，严格控制病情进展，尽快解除肢体急性缺血，恢复肢体血流，才能保存肢体，避免截肢，同时应针对由此并发的心肾疾病进行综合治疗。

（一）辨证论治

1. 阳虚瘀阻型

治则：温阳散寒，通络救逆。

方用：黄芪60g，炮附子（先煎）、茯苓、丹参各30g，当归、干姜、水蛭各15g，红人参（另煎）、红花各10g，甘草12g。病在上肢加桂枝12g，病在下肢加牛膝15g。

2. 气滞血瘀型

治则：活血化瘀，益气通络。

方用：金石斛、桃仁、红花、全蝎、红人参（另煎）、甘草各10g，水蛭30g，蜈蚣3条，当归、川牛膝各15g，黄芪60g。

3. 热毒型

治则：清热解毒，益气活血。

方用：金银花、黄芪各60g，当归、薏苡仁各30g，玄参、蒲公英、甘草、苍术、黄柏、水蛭各15g。

（二）外治

“外科之法，最重外治”，应用外治适当，将会缩短病程，促进疮口的愈合和康复。

1. 熏洗疗法

应用中药煎汤，乘热熏洗和浸浴患肢，以促进患肢侧支循环建立，改善肢体血液循环，减轻疼痛，消除肢体发凉、怕冷、麻木等症状。

适应证：本方法用于血瘀气滞未出现坏疽者。或病程日久者，溃疡或坏疽已清除，局部遗留溃口久不愈合，周围结硬痂，局部营养不良者。若坏疽及感染发展期应慎用。

（1）活血化瘀洗剂：当归、透骨草、川牛膝各30g，乳香、没药、羌活、白芷、红花各15g。

（2）清热解毒洗剂：金银花、透骨草、苦参、黄柏、川牛膝、蒲公英、板蓝根各30g，川椒、当归各15g。

用法及注意事项：将以上药物用布包好，加水煮沸后，放入容器内，乘热先熏后洗，药液温度以患者放入患部后舒适为度；每日或隔日用洗药1剂，每剂熏洗2～3次，每次20～30分钟。有疮口患肢，需熏洗者，应在熏洗后及时擦洗干净，常规无菌操作换药。

2. 疮口的换药及处理

（1）未溃：患者局部有红肿热痛者，可适当外敷黄连膏或消炎软膏，每日换药1次。趾（指）端已有局限性感染或脓液，但尚未溃破，可局部保持清洁干燥换药，纱布包扎。

（2）已溃或坏疽已成：趾（指）端出现溃疡或坏疽，应清洁换药，每日1次，按无菌换药操作要求，保持疮口清洁，防止交叉感染；干性坏疽，未继发感染者，只做清洁消毒，干纱布外敷。待坏疽界限清楚局限后，再行坏疽清除术；若溃疡及坏疽及继发感染者，应及时换药，每日1次。常见金黄色葡萄球菌、大肠杆菌及绿脓杆菌的感染，可用庆大霉素、氯霉素或多黏霉素溶液湿敷。亦可用黄连膏纱布或紫草油纱布外敷，或用三黄酊擦洗疮口后再用湿敷，达到清热解毒之目的；疮面有腐肉难脱，脓液稀薄，肉芽不新鲜外敷紫草膏或九一丹；疮口脓液已尽，生肌迟缓或表皮生长不良，可用玉红膏纱布外敷。趾（指）端溃疡有趾（指）骨暴露或有死骨，影响愈合者，应祛除死骨，以使皮肤生长能包裹残端。

七、预防与调护

1. 严格戒烟

减少烟碱和尼古丁对血管的刺激。

2. 积极治疗心脏病

栓塞发生后，心脏负担加重，甚至引起血压下降、休克、心脏功能衰竭等，因此应积极配合治疗心脏病。

3. 情志调理

急性肢体动脉栓塞患者多紧张、惊恐、忧愁等，而以上情志往往可使阴阳、脏腑功能紊乱，营卫气血失调，加重肢体血管痉挛，影响疾病的治疗。《灵枢·本神》载：“愁忧者，气闭塞而不行”，《素问·举痛论》曰：“喜则气和志达，营卫通过。”引导患者精神放松，用积极平和的情绪促使阴阳协调，气血和畅，对疾病的康复有较好的作用。

4. 防寒保暖

寒冻可使血管痉挛，加重肢体缺血。保暖能消除寒冷对血管所致的刺激性痉挛，改善肢体血液循环。因此，在治疗本病时，应注意患肢的保暖。

5. 功能锻炼

急性肢体动脉栓塞恢复阶段的患者应进行适当的功能锻炼，活动应循序渐进，可做适当的散步、保健操等，以加速肢体侧支循环建立。

第三节　糖尿病肢体血管病变

糖尿病肢体血管病变是糖尿病常见的慢性并发症之一。中医学把糖尿病称为“消渴”。中医文献中关于“消渴”的记载和论述极为丰富，早在《素问·气厥论》中就有“肺消者饮一溲二，死不治”的记载。宋代《圣济总录》中有许多关于“消渴”症状的描述，如“四肢疼痛”，“心胸躁”，“健忘怔忡、筋骨羸劣、肌肉瘦痒”等，还有“饮水不辍，多至数斗，饮食过人而不觉饱”等，同时还指出“能食而渴者必发脑疽、背痈”，“此痈久不愈，能为水肿痈疽之病”。并认识到消渴容易并发“痈疽”，孙思邈《备急千金要方》有“消渴之人，愈与未愈，常需思虑有大痈，何者？消渴之人必于大骨节间发生痈疽而卒，所以戒亡在大痈也”的记载，并将糖尿病肢体坏疽归属于“脱疽”范畴。如《外科理例》所记载的一例脱疽病例描述为“一膏粱年逾五十亦患此，色紫黑，脚焮痛……次年忽发渴，服生津等药愈盛，用八味丸愈”。汉代《神医秘传》记载的“本症发生于手指或足趾之端，先痒而后痛，甲现黑色，久则溃败，节节脱落……”元代罗天益《卫生宝鉴》曰：“足膝发恶疮，至死不救。”陈实功《外科正宗》中曰：“未疮无渴，喜冷无度，昏睡舌干，小便频数……已成为疮形枯瘪，肉黑皮焦，痛如九割，毒传足趾者。”清代魏之秀

《续名医类案》亦载："一男，因服药后作渴，左足大趾坏疽，色紫不痛，若黑若紫即不治。"这些描述近似于今日之糖尿病肢体血管病变。

随着人口增长、人类寿命延长和生活水平的提高，本病的发病率逐年增高，已引起医学界的高度重视。

一、病因病机

本病主要由于禀赋不足，贪食甘美，过食肥甘，醇酒厚味，损伤脾胃，辛劳少逸，运化失职，胃热内盛，消谷耗津而致阴虚津亏；或七情内伤，情志不舒，肝气郁结或外邪侵袭，化火伤阴；或素有阴虚，劳欲过度，耗伤肾精，虚火内生，或因过食辛辣燥热，或因劳累过伤，均可化热化燥，耗气伤阴，转化为阴虚燥热，故而导致消渴。消渴以阴虚为本，燥热为标，互为因果，最终累及肾阴肾阳。消渴日久，耗伤气阴，气血不畅，脉道不充，经脉瘀阻，运血无力，而生瘀血，瘀血凝滞脉络，导致气血不通。或外伤感受邪毒，或脏腑热毒内结，阳气不达，肢体失于温煦濡养，故肢体发凉、怕冷、麻木疼痛；若寒凝郁久化火生热，再有脾胃受损，健运失司，湿热内生，火热与痰湿相结，下注于肢体，可见肢端红肿溃烂，甚者变黑坏死。若复感邪毒，热毒炽盛，毒火攻心，则证属凶险；若迁延日久，气阴大亏，气虚无力推动血运，脉道失充，肢体失于濡养，可致脱疽久不收口，新肉不生，缠绵难愈；若生变证，则病情更加严重，甚至危及生命。本病寒热错综，虚实夹杂，因虚致实，病久又转虚，本虚乃阴阳气血不足，标实为瘀血、寒邪、湿热、火毒，其病机则为经脉瘀阻，血行不畅而导致本病的发生。

二、临床表现

1. 症状

除具有多食、多饮、多尿和消瘦（三多一少）等典型糖尿病症状和虽无典型症状，但糖尿病检查指标阳性患者外，本病局部肢体表现可包括肢体缺血、神经营养障碍和组织感染等方面。

（1）间歇性跛行：初期为肢体发凉、怕冷、麻木疼痛，行走时沉重，疲劳，寒冷或夜间加重。病情发展，则可出现间歇性跛行，当行走一段路程后小腿腓肠肌、足部酸痛或痉挛性疼痛，继续行走疼痛加重，休息后可缓解。随着病情进展，上述症状逐渐加重，跛距日渐缩短。

（2）静止痛：当病变发展，缺血加重则出现静止痛，夜间疼痛尤重，剧烈者往往抱足而坐、彻夜不眠，这是由于睡眠时心排血量减少，下肢灌注血量减少及代谢产物蓄积刺激所致。若下垂肢体，或下地活动后疼痛可稍缓解，这是由于利用重力作用增加了下肢血流量，减缓了疼痛，所以不少患者被迫坐着睡觉，则导致下肢继发性水肿，进一步加重了病情。

（3）皮肤感觉异常：初期皮肤瘙痒，肢端发凉，感觉迟钝。病情加重，则逐渐出现双足持续麻木，感觉减弱或消失。部分患者出现针刺感、烧灼感、刀割样疼痛。

（4）夏科关节病：是一种由于周围神经病变、痛觉消失、负重受压导致关节韧带损伤、骨与关节囊破坏而形成的关节畸形综合征。好发部位为足和踝关节，表现为软组织肿胀、轻微疼痛、关节半脱位畸形，可有胼胝和溃疡形成。

（5）感染：多在肢体缺血或神经营养障碍的基础上并发。皮肤干裂、轻度外伤，长时间受压后，皮肤红肿溃破，感染很快向四周扩展，并沿肌腱、腱鞘向深部间隙蔓延，在跖底形成跖底筋膜室高压综合征，从而引起整个足部高度肿胀、疼痛，肌腱、肌肉及骨质坏死。切开后有大量的脓液和腐败组织引出，感染甚至蔓延至足踝以上，引起下肢广泛的组织感染，甚至引起全身性感染，出现高热、寒战等症状。引起感染的细菌常见的有葡萄球菌、念珠菌、霉菌和革兰阴性杆菌等。但以厌氧细菌感染引起的气性坏疽最为严重。感染进一步加重局部微循环障碍，使皮肤细小血管栓塞而出现大片坏死，使坏疽迅速发展，患者因严重感染和坏死组织毒素的回吸收可危及生命。

（6）坏疽：糖尿病坏疽多数为湿性坏疽和混合性坏疽，少数为干性坏疽。湿性坏疽常伴有感染，表现为肢体远端局部软组织糜烂，形成浅溃疡，继之溃烂深入肌层，甚至烂断肌腱，破坏骨质，大量坏死组织腐败，形成脓腔，排出大量分泌物。坏死组织恶臭腐败，与正常组织分界不清，周围红、肿、热、痛；严重者可出现发热等全身中毒症状，甚至死于毒血症和败血症。干性坏疽主要由于远端缺血所致，局部皮肤呈暗褐色，随后出现坏死，肢端局部皮肤、肌肉、肌腱等干枯、变黑，坏疽与周围组织边界清楚。根据坏疽发生部位及深浅，临床上将其分为0～5级（Vagner分级法）。

0级：皮肤无开放性病灶，常表现为肢端供血不足、皮肤颜色紫褐、发凉、麻木、感觉迟钝或丧失，兼有足趾或足的畸形等高危足表现。

1级：肢端皮肤有开放性病灶，血疱、水疱、鸡眼或胼胝、冻伤或烫伤及其他皮肤损伤所引起的皮肤浅表溃疡。

2级：感染已侵犯深部肌肉组织，常有蜂窝织炎、多发性脓肿及窦道形成，或感染沿肌间隙扩大造成足底足背贯通性溃疡，脓性分泌物较多。但肌腱韧带尚未破坏。

3级：肌腱韧带组织破坏，蜂窝织炎融合形成大脓腔，脓性分泌物及坏死组织增多，但骨质尚未破坏。

4级：严重感染易造成骨质破坏，骨髓炎，肌、骨、关节破坏或已形成假关节。部分趾指或手足发生湿性或干性坏疽。

5级：湿性或干性坏疽波及踝关节及小腿。

2. 体征

（1）动脉搏动变化：足背及胫后动脉搏动减弱或消失，如有大动脉病变可有股、腘动脉搏动减弱或消失。若微血管病变为主时，虽有动脉搏动减弱但仍可触及。若病变发生于上肢，也可有尺、桡动脉搏动减弱或消失。

（2）肢体营养障碍：肢端缺血可引起肢体局部营养障碍，皮肤营养障碍可有皮肤干燥、无汗、光薄、脱屑、稀疏或弹性差，汗毛稀疏或脱落，皮温降低，皮色苍白或紫红、青紫；趾甲生长缓慢、变形、肥厚、脆裂；小腿和足部肌肉萎缩，足部畸形改变，形成胼胝，胼胝处磨破感染可形成足底慢性顽固性溃疡，并可随缺血程度的加重而日益加重。

（3）肢体位置试验：又称布尔格试验。检查时让患者平卧，肢体抬高45°，皮肤呈淡红色为正常，若皮肤很快变为苍白色、青紫色为异常。然后让患者坐起，肢体下垂，若足部恢复原来颜色时间超过10秒，甚至延长至45～60秒，称肢体位置试验阳性，提示肢体动脉血流量减少。

（4）趾端压迫试验：又称泛红试验。用手指压迫患肢趾端皮肤数秒，使皮肤出现苍白斑痕，停止压迫后1～2秒恢复原状者为正常，如恢复原色时间超过4～5秒，称泛红试验阳性，提示动脉有阻塞，组织血流量不足。

三、辅助检查

利用辅助检查，可以对此病进一步确诊，常用的检查有实验室检查、血常规检查及尿酮体测定、肢体血流图、甲皱微循环、血管造影、多普勒超声、足背静脉血气分析、X线检查和肌电图检查等。

1. 实验室检查

定期测定餐前空腹和餐后血糖及糖化血红蛋白，以了解糖尿病控制情况；检查血脂、血黏度确定有无高脂血症、高血液黏滞症，多数患者纤维蛋白原值明显增高，提示血液凝固性增高。尿蛋白及肾功能检验明确有无糖尿病肾病，如并发糖尿病肾病，可出现蛋白尿、肌酐和尿素氮值增高等。坏疽区脓液细菌培养及抗生素药敏试验帮助选用合适的抗生素进行治疗；合并感染时应作白细胞计数和分类检查。

2. 血常规检查及尿酮体测定

了解其感染程度及糖尿病情况，预防酮症酸中毒。

3. 肢体血流图

对糖尿病坏疽作肢体血流量检测，均见受累肢体血流量明显减少，一般受累肢体供血量下降约 50% 以上。

4. 甲皱微循环

所有的糖尿病肢体血管病变患者经甲皱微循环观察，均可见典型的微循环障碍表现，包括管袢模糊不清、管袢条数减少、异常管袢增多、血管断线呈团块状及袢周见到渗出和出血斑等。

5. 血管造影

当出现静止痛时，可行此检查以了解动脉供血状况。

6. 多普勒超声

糖尿病患者肢体中、小动脉发生病变时，应用多普勒超声检查，可测定动脉供血状况和阻塞部位。检查部位包括足背动脉、胫后动脉、腘动脉和股动脉等，可见血管弹性减低、内径缩小，血液流速减慢，流量减少，甚至血管腔闭塞无血流等。

7. 足背静脉血气分析

可见静脉血氧分压明显增高，此为组织摄氧减少，末梢组织处于慢性缺氧状态。这是由于糖尿病并发微循环障碍时微动脉与微静脉之间形成短路所致。

8. X 线检查

（1）X 线：可见跖间、足背、胫后等中小动脉，甚至股浅动脉和腘动脉钙化阴影，骨质疏松、骨萎缩、骨髓炎；关节畸形、半脱位；软组织肿胀、脓肿、气性坏疽等征象。

（2）动脉造影：可显示动脉狭窄、闭塞的部位程度，侧支循环建立情况，以协助制订手术、PTA 治疗方案。

9. 肌电图检查

糖尿病肢体血管病变常伴有周围神经病变，肌电图生理检查可发现运动神经传导速度减慢，神经活动电位波幅降低，并可见失神经电位和纤颤波。感觉神经传导速度也可见减慢，远端较近端更为明显。

四、诊　　断

（一）诊断方法

糖尿病肢体血管病变的早期，临床症状并不典型，多在发生肢体缺血较重时才开始就诊，很多患者失去了最佳治疗时机。因此，掌握糖尿病肢体血管病变的各项诊断方法有利于早期诊断、早期治疗，以降低截肢率和死亡率。

1. 病史

（1）性别和年龄：男性患者多于女性患者。发病年龄以45岁以上居多。

（2）既往史：本病患者均有多年的糖尿病病史，多数患者伴有高血压、冠心病、高脂血症、脑血管病病史。

（3）肢体疼痛：是糖尿病肢体血管病变常见的症状之一。由动脉硬化逐渐闭塞引起的肢体疼痛，早期主要表现为间歇性跛行，当行走一段距离后，感觉肢体疲累、肌肉酸痛而被迫停止行走，须休息片刻始能继续行走，随着病情发展，跛距逐渐缩短。肢体缺血进一步发展，则出现静止疼痛。肢体发生坏疽，则疼痛更加严重，由糖尿病外周神经病变引起的肢体疼痛，表现为肢体出现针刺或烧灼样疼痛。有部分患者因感觉迟钝，并不感觉疼痛，称为“无痛足”。有的患者患肢出现麻木，常伴有感觉迟钝，对温度、痛觉等均不敏感。

肢体疼痛的部位根据动脉狭窄、闭塞的部位而不同，髂动脉狭窄则由于闭塞位置较高而疼痛广泛；腘动脉闭塞者，疼痛多在足部；神经性病变多呈袜套状分布，并且以足部最严重。

（4）肢体皮肤改变：本病患者由于组织营养不良，微循环障碍，患肢皮肤表现为皮色潮红、暗红或有瘀斑、色素沉着，以及皮肤干燥、脱屑、皲裂、指（趾）甲增厚变形等。肢体动脉闭塞，肢端缺血，皮温明显降低，皮色青紫或出现瘀斑瘀点，这是坏疽的先兆。

（5）溃疡和坏疽：寒冻、烫伤、外伤等均可成为患肢出现溃疡、坏疽的诱因。糖尿病肢体病变者溃疡坏疽多呈湿性，可先由肢端、受压部位和外伤处出现，并迅速向周围发展，可蔓延到足部和小腿，严重者可以累及股部。

（6）其他情况：可有全身其他脏器组织病变，如糖尿病视网膜病变、糖尿病肾病、冠心病、脑血管病变等并发症。如发生肢体坏疽感染，可出现发热、恶寒、意识模糊等全身反应。

2. 体检

（1）肢体检查

1）皮色皮温：可呈苍白色、潮红色或紫红色，皮肤呈青黑色时是坏疽的先兆。患肢动脉急性血栓形成时，皮肤冰冷，皮色苍白。

2）营养情况：肢体动脉闭塞长期供血不足，可见皮肤营养障碍性改变。表现为肢体皮肤干燥、光薄，弹性消失，脱屑，患肢出汗减少或完全停止，汗毛脱落稀疏；趾（指）甲生长缓慢，干厚无光泽，甚至平塌凹陷，嵌甲样生长。患肢肌肉有不同程度萎缩。

3）溃疡和坏疽：肢体血液循环严重障碍时常发生溃疡或坏疽。糖尿病控制不良者，坏疽发展较快，范围较大，多呈湿性坏疽。

4）肿胀：糖尿病肢体血管病变患者，当肢体发生溃疡坏疽后，由于继发感染，以及淋巴系统受累，使淋巴回流受阻，均可使肢体发生肿胀。当患者平卧抬高患肢，或感染得到控制后，肿胀可以逐渐消退。

5）动脉搏动情况：髂股动脉高位闭塞时，股动脉搏动可以减弱或消失，肢体远端缺血明显，坏疽发生率较高。若足背、胫后动脉仍有搏动，肢端缺血多是由于微循环障碍所致。

6）血管杂音：动脉狭窄所引起的血管杂音是一个早期体征。早期发现、早期治疗，就可能避免或减弱动脉完全阻塞的进程。40%以上的间歇性跛行患者中有腹股沟区血管杂音。当有轻度血管杂音时，令患者反复作下肢伸屈运动，来增加肢体的血液流量，如果能诱发出明显的血管杂音，有早期诊断意义。当动脉管腔完全闭塞后，血管杂音随之消失。

（2）其他检查

1）肢体位置试验：当动脉发生病变时，肢体远端因缺血而随肢体位置改变发生色泽变化。若肢体抬高，肢端皮色呈苍白色时，表明肢体缺血。苍白的程度、范围与血液循环受损的程度成正比。

2）趾（指）端皮肤压迫试验：又称泛红试验。对确定更远端动脉有无病变和判定肢体的缺血程度具有一定意义。肢体末梢循环正常时，皮色恢复时间多在5秒以内，如果超过10秒钟就说明该侧肢体有缺血改变，严重缺血的肢体，皮色恢复到检查前的颜色，可在1分钟以上。

此外应注意患者的发育、营养、体质强弱、精神状态等。患者面色憔悴，消瘦无力，为久病气血耗伤所致。面色红赤，高热，意识模糊，常为肢体严重坏疽继发感染所致。应常规检查和结合病史注意心肺有无病变。腹部有无搏动性包块及血管杂音等。眼底检查可发现糖尿病眼底改变。这些特殊表现在系统查体时常可发现，有助于诊断。

（二）诊断标准

（1）有明确的糖尿病病史，或有血糖值高、尿糖阳性、酮体阳性等诊断糖尿病的生化检测指标。

（2）有发凉、怕冷、麻木、疼痛、间歇性跛行、皮色苍白或紫红、营养障碍性改变、静止疼痛等肢体缺血性表现。

（3）患肢足背动脉、胫后动脉搏动减弱或消失，甚至股腘动脉搏动减弱或消失。累及上肢者，可有尺、桡动脉搏动减弱或消失。

（4）有足部溃疡或坏疽，常继发感染而呈湿性坏疽。严重者除局部红、肿、热、痛外，可有发热、淡漠、食欲不振等全身中毒症状。

（5）足部有周围神经病变者，有痛觉、温觉、触觉减退或消失；皮肤及皮下组织萎缩；夏科关节等。

（6）血液流变学检测示血液高黏滞状态；肢体血流图示肢体供血量降低；多普勒超声示血管弹性减低，血流量及流速减低等。

（三）疗效判定标准

1. 近期疗效标准

（1）临床治愈：糖尿病病情稳定，肢体临床症状基本消失，创面完全愈合，步行速度100～120步/分，能持续行走1500m以上；肢体末梢血液循环障碍及肢体血流图明显改善。

（2）显著好转：临床症状明显改善，肢体创面愈合或接近愈合，步行速度同上，能持续行走500m以上；肢体末梢血液循环障碍及肢体血流图均有改善。

（3）进步：临床症状减轻，肢体创面接近愈合或缩小，步行速度同上，能行走300m左右，肢体末梢血液循环障碍及肢体血流图有改善。

（4）无效（包括恶化）：治疗一个疗程（3 个月）后，症状及体征无进步或病情继续发作者。

2. 远期疗效标准（1 年以上）

随访对象以近期疗效中的临床治愈及显著好转者为主。

（1）优：一般情况下无自觉症状，能以上述步行速度持续行 2500m 以上，能进行正常工作，包括一般体力劳动。

（2）良：劳累后，天气变化及寒冷时仍有轻度临床症状，能以上述步行速度持续行走 500～1000m，能进行一般非体力劳动为主的工作。

（3）差：肢体缺血症状比较明显，甚至发生溃疡或坏死，经继续治疗无效或截肢者。

五、辨　　证

1. 阴虚瘀阻型

患肢发凉、麻木、疼痛，腓肠肌痉挛不舒，间歇性跛行，皮色苍白或紫暗，干燥无汗，汗毛稀疏、脱落，舌质淡苔白，脉沉细，形体消瘦，伴见烦渴多饮，多尿，多食。血糖增高，尿糖阳性。

2. 气虚血瘀型

患肢畏寒怕冷，麻木发凉，皮肤枯槁，疼痛入夜加重，皮色苍白无华，紫暗或有瘀斑，汗毛脱落，爪甲不荣，舌淡紫有瘀斑，脉细涩，伴见形体消瘦，面容憔悴，疲乏无力，多饮，多食，多尿。血糖、尿糖增高。

3. 热毒型

肢端坏疽，溃破流脓。剧烈疼痛，夜难入眠，部分患者虽坏疽严重但不疼痛，皮肤枯槁，肌肤甲错，脓腐恶臭，肢体肿胀，舌红，苔黄腻，脉滑数，形瘦神疲，面容憔悴，多饮、多食、多尿。血糖和尿糖增高。

4. 阴阳两虚型

肢体发凉，畏寒怕冷，遇热痛减，遇寒加重，腰膝酸软，疲乏无力，伤口白腐，久不能敛，食欲不振，形体消瘦，舌质淡，脉沉细。血糖、尿糖增高。

六、治　　疗

糖尿病肢体血管病变病情复杂，早期发现、早期治疗是降低致残率和死亡率的关键。

（一）辨证论治

1. 阴虚瘀阻型

治则：滋阴养血，活血通络。

方药：生地 24g，山萸、山药、泽泻、丹皮各 12g，茯苓、玄参、黄芪各 30g，川芎、赤芍、当归、知母各 15g。

2. 气虚血瘀型

治则：益气养血，通络止痛。

方药：潞参、茯苓、黄芪各30g，川芎、丹参、赤芍、当归、水蛭各15g，生地24g，山药、丹皮、泽泻、红花、山萸各12g。

3. 热毒型

治则：清热解毒，凉血化瘀。

方药：当归、玄参、苡米、茯苓、蒲公英各30g，金银花60g，甘草10g，苍术、黄柏、连翘各15g，生地24g，山萸、山药、丹皮、泽泻各12g。

4. 阴阳两虚型

治则：温阳健脾，活血化瘀。

方药：金银花、黄芪各60g，潞参、云苓各30g，金石斛10g（另煎），川芎、川牛膝、炮附片、丹参、当归、白术各15g，甘草12g。

（二）外治

1. 熏洗疗法

利用中药煎汤熏蒸和浸洗患肢，在肢体血管病变的治疗中已广泛应用。应严格控制水温，以患者感到适宜为度。对于肢体坏疽处在进展阶段或干性坏疽已稳定者，不宜应用熏洗疗法。

（1）阴虚瘀阻、气虚血瘀、阴阳两虚型：伸筋草、炮附子、苏木、刘寄奴各30g，桃仁、川芎、红花各15g，川椒10g。将上述药物放入沙锅中，加水煎煮后滤去药渣，药液倒入盆中，熏蒸患肢，待水温适度后浸泡患肢，每天1～2次，30天为一疗程。

（2）热毒型：金银花、板蓝根、蒲公英、连翘各30g，黄柏、黄连、丹皮、生甘草各15g，用法同上。

2. 湿敷法

（1）黄马酊湿敷：清热解毒、消肿止痛，可消除炎症，减轻疼痛，控制感染。配制方法：黄连100g，生马钱子240g，加入75%乙醇1000ml中泡1周后备用。用时取纱布数块，浸透药液，放在坏疽周围红肿部位，每天换药1次。用于溃疡、坏疽继发感染、周围炎症明显、疼痛剧烈者。

（2）山莨菪碱加抗生素溶液：可抑制细菌生长，减轻局部组织水肿，改善微循环，控制感染等。配制方法：山莨菪碱10mg与氧氟沙星溶液50ml或妥布霉素8万～16万U混合后备用。用时将药液浸透纱布，按创面大小剪裁，厚薄适度，盖敷创面内，每日或隔日1换。抗生素的选择须根据脓液培养加药敏试验结果确定，并经常更换，避免产生耐药性。适用于糖尿病坏疽继发感染，经清创引流后的创面敷盖和保护。

（3）表皮生长因子（EGF）湿敷：EGF有启动细胞生长的有关基因的作用，通过激活创面细胞核内的细胞分裂链索，达到诱导细胞生长，促进创面愈合。配制：EGF10mg，庆大霉素8万u混合后备用。用时将纱布浸透湿敷，隔日1换。用于治疗糖尿病坏疽，创面肉芽新鲜，上皮生长迟缓，迟迟不能愈合者。

（三）降血糖治疗

糖尿病是导致血管病变的原因，也是全身病理生理变化的基础，积极有效地控制糖尿病是治疗糖尿病肢体血管病变的基本原则。随着病情的变化，选择适当的治疗方法，才能取得较好的疗效。

1. 饮食治疗

饮食治疗是一项基本治疗措施，任何类型和程度的糖尿病都应该长期进行这一治疗方法。

（1）饮食须定时定量：根据年龄、性别、个人生活习惯、职业等计算每日所需热量。男性比女性每天所需热量要高约5%，青壮年比中年人、中年人比老年人各高平均5%～10%。孕妇、乳母、营养不良及消瘦者，或伴消耗性疾病者应酌情增加，肥胖者酌减，使患者体重保持正常体重的95%左右为宜。

（2）合理调整三大营养素的比例：合理安排和调整饮食中糖、脂肪、蛋白质三大营养素的比例，既达到治疗疾病的目的，又要满足人体的生理需要。在饮食结构上，糖类的含量应占总热量的50%～60%，但应限制蔗糖和含高浓度的甜食，应多食用含粗纤维较多的食品，如糙米、玉米、蔬菜等。蛋白质摄入过多可加剧早期糖尿病肾病，应占总热量的12%～15%。高脂肪餐会升高血脂，尤其是饱和脂肪酸，是加速动脉粥样硬化，促进血管病变的原因，应控制在总热量的30%～35%，蛋白质占12%～15%，不饱和脂肪酸占30%～35%。

（3）热量的分配和计算：按体重和体力劳动强度计算出每日需要的总热量，即为一天的进食量。分为三餐或四餐，三餐热量分布为早1/5，午、晚各2/5；四餐热量分布为早1/7，其余三餐各占2/7。

2. 药物治疗

应根据不同的症状和体征选用降糖药物。

七、预防及调护

1. 预防

糖尿病动脉硬化闭塞症的发生主要以肢端缺血、微循环障碍、神经病变、外伤感染为诱发因素，因此，病因预防在预防工作中至关重要。

（1）积极治疗糖尿病，稳定血糖：许多糖尿病患者对预后缺乏认识，不能坚持正规治疗，对降糖药物的应用时断时续，且多长期不进行血糖监测，使血糖长期处于不稳定状态。控制糖尿病、稳定血糖是防治其并发症的基础，对糖尿病患者进行健康教育使之了解有关知识以便积极配合治疗是一项长期而艰巨的任务。

（2）防治动脉硬化：糖尿病患者易于发生动脉硬化，这是糖尿病患者发生肢体缺血的基础。通过积极地控制饮食、适量的体力活动，对肥胖患者采取减轻体重的措施，配合药物治疗有助于防止动脉硬化的发生和发展。

（3）避免肢体外伤：要让患者时刻警惕，防止肢体遭受任何形式的外伤，包括很轻的烫伤。对微不足道的皮肤外伤也要给予重视，积极正确的处理，以防并发感染而引起严重的后果。

（4）改变不良嗜好，严格戒烟，以免促使血小管痉挛而加重肢端缺血。

（5）保持足部的清洁卫生：预防感染，特别是霉菌感染，如足癣感染和甲沟感染等，易成为严重感染的开端。对皮肤皲裂者应经常使用愈裂霜等，防止裂口感染。

2. 护理

（1）生活调理：改善肢端血液循环及微循环，适当运动禁止吸烟，加强足部护理，防止感染受伤，局部保暖。

（2）饮食调理：合理分配膳食，严格控制高血脂、高胆固醇、高血黏度及各种导致动脉粥样硬化的不良因素。

（3）精神调理：对糖尿病动脉硬化闭塞症的患者，要进行心理护理，鼓励开导，使他们树立战胜疾病的信心，以积极的态度配合治疗。

积极有效的护理和治疗，就能预防和减少糖尿病肢体血管病变的发生，降低糖尿病肢体血管病变的致残率和死亡率。

第四节　多发性大动脉炎

多发性大动脉炎是主动脉及其主要分支的多发性、非化脓性炎症疾病，又称高安病、无脉症、主动脉弓综合征、突发性主动脉炎、不典型主动脉缩窄、大动脉炎综合征等。由于受累动脉产生狭窄或闭塞及狭窄前后动脉瘤样扩张，而导致病变部位器官组织出现缺血表现。

祖国医学中尚无多发性大动脉炎的病名记载，但根据其临床表现，应属“心痹”、“脉痹”、“血痹”或“眩晕”等疾病范畴，缺血严重而发生坏疽者，又归属于“脱疽”范畴。《内经》有“痹在于脉则血凝而不流”，“脉涩曰痹”，“心痹者，脉不通”之论。后世《奇效良方》曰：“脉痹，血道壅塞。”《医学心悟》曰：“伏脉不出者，寒气闭塞也。”

本病是一种自身免疫性血管炎，属风湿病与四肢血管病范畴。好发于年轻女性，发病年龄多为20～30岁，世界各地均有发病，以日本、朝鲜、印度和我国等亚洲国家多见，但总体发病率较低。本病不仅限于主动脉及其分支动脉，而且中等动脉亦可受累。其主要症状为：桡动脉搏动消失（无脉），间歇性跛行，头晕目眩，视力下降，严重者可出现失明。

一、病因病机

唐祖宣认为，本病多因先天禀赋不足，后天失于调养，以致气血亏虚，寒湿之邪乘虚入侵，痹阻于脉，致使脉道受损，气血凝滞；或脾肾阳虚，失于温煦，内寒中生，寒凝脉涩；或脾胃受损，运化不利，痰浊内生，阻滞脉络；或气血亏损，运行无力，血脉不充；或肝肾阴虚，虚阳上亢，清窍失养，筋脉枯萎。

二、临床表现

本病好发于女性。发病年龄以20～30岁居多，近年来移至30岁以后发病者逐渐增多，病程可长达20年以上，呈慢性进行性改变。发病初期有低热、胃纳减退、疲劳乏力、游走性关节疼痛、红细胞沉降率增快等，重者持续高热，颈根、胸腹部疼痛，随着病情发展，大血管狭窄或闭塞，则出现肢体缺血症状。

（一）病变类型特点

根据受累血管不同，可将其分为四种类型。

1. 头臂动脉型

本型患者的血管病变主要是疾病侵犯无名动脉、颈动脉、椎动脉、锁骨下动脉，引起头部和上肢供血不足症状。当无名动脉或颈动脉及椎动脉狭窄或闭塞时，就会出现脑缺血症状，重者并发脑梗死或脑出血。脑缺血的表现为头晕、头痛、耳鸣、重听、晕厥、视力障碍，当起立或行走时视力模糊或视力丧失，也可有羞明、复视、一过性黑矇、眼球萎缩、瞳孔散大、白内障等。严重者有记忆力减退、失眠、多梦、精神障碍、发作性昏厥、偏瘫、抽搐、失语、面肌萎缩、鼻尖溃疡，鼻中隔穿孔，牙齿和头发脱落，眼球萎缩，失明等。当无名动脉或锁骨下动脉狭窄或闭塞时，则出现上肢血液供应不足的症状：患肢疲乏无力，手指发凉、怕冷、麻木、酸痛，肢体苍白，肌肉萎缩，体检时可发现患肢动脉减弱或消失，血压测不出或血压低，表现为无脉症。如果锁骨下动脉近端阻塞，可出现锁骨下动脉“窃血综合征”，从而加重脑缺血，产生一过性头晕或晕厥，此型患者当头部急剧改变位置时，出现颈动脉窦反射亢进症（晕厥、缓脉、低血压、心律不齐）。

血管杂音：在颈部两侧或锁骨上窝可以听到收缩期吹风样或连续性血管杂音，向头部方向传导，响度有时达到Ⅲ～Ⅳ级。其强度并非与病变成正比，严重狭窄血流减少时杂音反而减弱，有时一侧颈动脉闭塞或高度狭窄时，由于对侧动脉血流量增加而产生杂音。

2. 胸腹主动脉型

本型患者的血管病变主要累及胸主动脉和腹主动脉；大多导致降主动脉的狭窄或闭塞，由于心脏的外周血管阻力明显增加，下肢的血流量明显减少，以及心脏负荷增加，因此，临床上表现为上肢高血压和下肢供血不足。

上肢高血压可有：头痛、头胀、头昏、心悸气短等；下肢低血压伴下肢供血不足，见下肢发凉怕冷，麻木酸困，伴见间歇性跛行，皮肤温度降低，血压降低或测不出，严重者可发生心功能不全。常患肢脉搏减弱或消失，心底部或背部肩胛间区、腹部剑突下等部位可闻及血管杂音，并向下传导；患者心脏可代偿性扩大，左心室壁明显增厚，胸部X线可见肋骨下缘侵蚀，食管钡透见食管壁左侧呈两个压迫现象，即主动脉弓及狭窄后扩张的主动脉压迫所致。

3. 肾动脉型

本型患者的血管病变主要侵犯肾动脉狭窄部位，多在单侧或双侧肾动脉起始部，近腹主动脉1/3处，当肾动脉狭窄至1/2以上时则发生高血压，四肢血压显著增高，且为顽固性高血压，舒张压较收缩压增高更明显，脉压差小，自觉视力障碍、头痛、眩晕、心悸气短，严重者发生高血压心脏病、左心衰竭、脑出血、肾衰竭等，在患者的脐部上方两侧、脊柱两侧的腰背部可闻及收缩期血管杂音，眼科检查呈高血压性眼底改变。宇田氏分期：第Ⅰ期视网膜血管扩张期；第Ⅱ期视网膜小血管瘤期；第Ⅲ期视网膜血管吻合期；第Ⅳ期合并症期，瞳孔散大，虹膜萎缩，视网膜脱离，白内障等。

4. 肺动脉型

此型患者的血管病变主要累及肺动脉，因为动脉周围有丰富的侧支循环，所以缺血症状不明显，很少出现呼吸道症状，病变严重者可在活动后出现气短、阵发性干咳、间断咯血，肺动脉瓣区可听到收缩期杂音，肺动脉瓣关闭不全或肺动脉闭塞引起肺动脉高压或肺水肿者少见。本型多与胸腹主动脉型混合存在。

5. 混合型

本型患者的血管受累范围较广，可同时出现以上各型的症状和体征。早期多为局限性病变，随着病情的逐步发展，演变为多部位病变。本型较多见，约占本病的半数以上。

以上临床表现，对机体危害最大的是脑缺血症及高血压，是导致病情恶化和死亡的主要原因。

（二）临床分期

根据病变发生发展的过程，临床上可将本病分为三期。

1. 急性期（活动期）

急性期见于疾病早期或慢性炎症期的复发活动期，主要表现为全身症状：发热、疲乏无力、盗汗、食欲减退、体重减轻、肌肉酸痛，关节疼痛、病变血管疼痛、结节性红斑等关节疼痛或非畸性关节炎。实验室检查有白细胞增高，抗链“O”与$\alpha 1$或γ球蛋白值升高，红细胞沉降率增快，CRP阳性，抗主动脉抗体效价增高，可持续数周至数月。在早期尚未形成动脉狭窄与缺血症状时容易误诊其他疾病，如风湿热、心肌炎等，直至出现明显动脉狭窄所引起的组织器官缺血症状或体征时方到医院就诊，此时可能已是慢性炎症期。此期若同时伴有以上全身症状和实验室检查阳性结果，则提示患者已是慢性炎症期的再发活动期。

2. 迁延期（缓解期）

当急性期症状消失后，病变累及的动脉壁仍有抗原抗体反应性炎症在缓慢进行，呈长期慢性炎症反应阶段。实验室检查中的阳性所见亦可恢复正常。病程中活动期与缓解期交替存在，时有反复。此期主要表现为缺血症状与体征，其严重程度取决于受累血管部位和病变程度及侧支循环代偿情况等。

3. 稳定期（瘢痕期）

疾病活动消失，受累动脉壁瘢痕纤维化，导致管腔狭窄或闭塞。临床表现特点因受累动脉部位不同及狭窄程度而有较大差异，主要表现为缺血征，轻者可正常生存，重者可出现心、脑、肾等重要脏器衰竭而导致死亡。

三、辅助检查

利用辅助检查，可以对此病进一步确诊，常用的检查有血液检查、尿与肾功能检查、心电图、超声心动图、超声血管检测、眼底检查、脑血流检测、血液流变学检查、X线检查、发射型计算机断层摄影（ECT）、抗内皮细胞抗体（AECA）和血栓调节素（TM）测定等。

1. 实验室检查

（1）血液检查：病变早期和活动期血常规可有红细胞沉降率增快，白细胞数轻度增高，血浆$\alpha 1$及γ球蛋白升高，抗链“O”增高，抗主动脉抗体滴度升高，CRP增高；少数病例出现抗核抗体阳性，类风湿因子阳性，IgA、IgM和循环免疫复合物（CIC）增高，补体C3下降。稳定期患者有轻度贫血、血浆白蛋白减少，抗主动脉抗体阴性，IgG升高等。血小板计数、出凝血时间及凝血酶原时间均正常。

（2）尿与肾功能检查：少数患者尿蛋白阳性，或有管型。肾动脉病变严重时可有肾功能减退，尿液检查可有异常发现。血清尿素氮（BUN）和血清肌酐（Cr）增高，肾脏B超可示肾脏萎缩。同位素肾图检查可见病变侧肾脏有缺血性改变（血管期呈低平曲线或抛物线型）。肾盂静脉造影适用于肾动脉狭窄者，表现为患者肾脏不完全显影或显影迟缓，肾脏体积缩小等改变。

2. 心电图

当高血压持久或病变累及主动脉瓣、冠状动脉时，心电图可显示心室肥大、ST-T改变、心肌损害，心律失常或心肌梗死等。

3. 超声心动图

可见心瓣膜损害，心肌肥厚，心脏扩大，主动脉弓及其分支动脉管径狭窄或闭塞。

4. 超声血管检测

各种类型的超声波血管检测仪或测定动脉直径、搏动强度、血流量和血流速度，以及动脉管壁增厚、管腔狭窄的部位和程度、腔内血栓赘生物等，是常用的首选非创伤检查方法。

5. 眼底检查

颈动脉受累者眼部缺血，可发现视网膜供血不足、变性或萎缩病变。眼底改变的发生率为8%～12%，其变化分为三期：第一期（血管扩张期），可见视盘发红、动静脉扩张、瘀血、静脉管腔不均、毛细血管新生、小出血、小血管瘤，虹膜玻璃体正常；第二期（吻合期），可见瞳孔散大、反应消失、虹膜萎缩、视网膜动静脉吻合形成，周边血管消失；第三期（并发症期），表现为白内障、视网膜出血和剥离等。

6. 脑血流检测

颈动脉病变者脑血流测定显示脑部血流量减少、血流速度改变。

7. 血液流变学检查

本病多表现全血黏度与血浆黏度增高，红细胞电泳时间延长。

8. X线检查

（1）胸腹部平片：胸腹主动脉狭窄患者可见主动脉结突出，降主动脉内收，动脉搏动减弱或消失，动脉壁不规则，狭窄动脉段近端可见动脉扩张或动脉瘤，心脏扩大，肺血减少，偶可见到主动脉壁钙化。

（2）动脉造影：动脉造影表现管腔呈粗细不均或比较均匀的向心性狭窄或堵塞，主动脉分支病变多侵犯开口部近心端，降主动脉可广泛或局限狭窄，冠状动脉入口处狭窄，肺动脉呈多发性狭窄，故可确定病变部位、范围、程度，具有确诊价值。阳性率较同位素及超声检查高，但目前尚不能作为诊断常规，仅适用于有手术指征的患者或疑难病例。

9. 发射型计算机断层摄影（ECT）

单光子发射计算机断层（SPECT）是一种敏感性高的非创伤性检查方法，能分层显示内脏的形态、病理特点、器官的血流、组织的灌注情况等，有报导测定24例大动脉炎患者的肺动脉灌注显像，结果22例患者有不同程度的肺段血流灌注减少，表明本检查方法对诊断肺动脉病变有意义。

10. 抗内皮细胞抗体和血栓调节素测定

近年来国外文献报道，测定抗内皮细胞抗体（AECA）和能反映血管内皮细胞损伤的血栓调节素（TM），可早期反映本病的病原学及作为疾病活动程度的监测指标。

四、诊　　断

1. 诊断标准

（1）单侧或双侧肢体出现缺血症状：发凉、怕冷、无力为主，伴动脉搏动减弱消失，血压降低或测不出，或两侧肢体脉压差>15～20mmHg，或上肢血压高于下肢血压。

（2）头部缺血症状：眩晕（特别是仰头时），昏厥发作，视力障碍，颈部血管痛，伴有颈动脉搏动减弱或消失，颈部闻及动脉血管杂音。

（3）顽固性高血压症状：头痛、眩晕、胸闷、气短等，并在腹部脐周或腰部肾区闻及Ⅱ级以上的血管杂音。

（4）在颈部、锁骨上区、背部、腹部闻及动脉血管杂音（女性腹部勿加压即可闻及），伴相应缺血体征。

（5）全身症状：急性期（早期）或再发活动期，有全身发热、关节或肌肉疼痛、倦怠、皮肤结节性红斑、红细胞沉降率快、CRP 阳性、γ 球蛋白增高、抗链“O”增高，原有缺血症状、体征加重。

（6）具有典型高安眼底改变。

（7）动脉造影、超声多普勒、ECT 等检查证明，受累的头臂动脉和下肢动脉显示狭窄或闭塞，降主动脉、腹主动脉呈缩窄表现。

2. 疗效判定标准

（1）临床治愈（完全缓解）：活动期表现消失，缺血症状与体征明显改善或消失，红细胞沉降率、抗链“O”、CRP 等实验室检查恢复正常，可恢复全日工作。

（2）显效：活动期表现消失，缺血症状与体征部分改善或消失，实验室检查（红细胞沉降率、抗链“O”、CRP）恢复正常，能参加部分工作。

（3）有效：活动期表现减轻，缺血症状和体征部分改善，尚不稳定，实验室检查结果有好转。

（4）无效：症状和体征无改善或病情进展。

五、辨　　证

1. 热毒型

身热心烦躁，肌肉关节疼痛，失眠多梦，体倦乏力，口干渴喜冷饮，大便燥结，小便黄赤，舌质红苔薄黄，脉微弱或无脉。

2. 瘀热阻络型

形体消瘦，面色青黑，口唇紫暗，头昏头痛，胸闷身困，胃脘胀痛，不思饮食，舌质紫，夹有瘀斑，舌苔黄厚腻，脉微弱，无脉或脉数。

3. 气虚血瘀型

头晕目眩，失眠多梦，心悸气短，倦怠无力，肢体发凉，麻木酸痛，舌质淡苔薄白，脉沉细或无脉。

4. 肝肾阴虚型

腰膝酸软，心烦失眠，肢体麻木，倦怠乏力，口干咽燥，多梦健忘，头晕目眩，下肢跛行，四末不温，月经量少色暗或闭经，舌红或舌尖红，少苔，脉细数或弱或无脉。

5. 脾肾阳虚型

腰膝酸软，肢体发凉，麻木，身困无力，脘痞纳少，腹胀便溏，畏寒喜暖，神疲健忘，头晕气短，经期腹痛，面色苍白，舌淡体胖苔白，脉微细或无脉。

六、治　疗

1. 热毒型

治则：清热解毒，活血化瘀。

方药：玄参20g，金银花、黄柏、当归、连翘、水蛭、丹参、赤芍各15g，黄芪、板蓝根、公英各30g，苍术、甘草各10g，每日1剂，水煎服。

2. 湿热阻络型

治则：通瘀泻热。

方药：水蛭、大黄、桂枝、红花各15g，虻虫6g，桃仁10g，云苓30g。每日1剂，水煎服。

3. 气虚血瘀型

治则：益气养血，化瘀通脉。

方药：黄芪50g，桂枝、当归、赤芍、川芎、水蛭各15g，干姜、桃仁、红花各10g，大枣5枚，每日1剂，水煎服。

4. 肝肾阴虚型

治则：滋补肝肾，活血通脉。

方药：白芍、玄参、生龙牡、生地各20g，麦冬、水蛭、当归、丹参各15g，五味子12g，甘草10g，每日1剂，水煎服。

5. 脾肾阳虚证

治则：温阳健脾，益气活血。

方药：炮附子、干姜、甘草各10g，桂枝、潞参、鹿角胶、茯苓、白术、水蛭各15g，黄芪50g，山药20g。每日1剂，水煎服。

七、预防与调护

大动脉炎是一种慢性进行性疾病，早期确诊与合理治疗是取得疗效的关键。影响预后的主要因素是高血压，有效控制高血压，改善心、脑、肾的血液供应，将可提高患者生命质量，延长其生命。

（1）多发性大动脉炎急性期或慢性炎症期再发活动期患者有头晕、头痛、晕厥、发热、身痛、无力等症状，应卧床休息，离床活动应有专人看护，以防止意外发生。此期女性患者不能生育，以免加重病情，对母婴不利。慢性缓解期轻者病情相对稳定时可生育。

（2）饮食应以温热性或温补性食物为主，少食生、冷、寒、凉性食物。根据个人喜好应多食姜、葱、牛肉、羊肉等，可兼服当归生姜羊肉汤（羊肉500g，生姜30g，当归30g，炖服）。怕冷患者应少食寒凉性食物。

（3）生活要规律，以适应四季变化。春、夏、秋天气暖和，宜早起到室外散步、做操、打太极拳等相对较缓和的运动，以调节气血运行，注意劳逸结合。冬季天气寒冷应注意保暖。

（4）愤怒、忧愁、焦虑、悲伤、惊吓等情绪均可引起病情变化，要保持健康的精神状态，乐观良好的稳定情绪，以提高抗病能力。适时地进行自我心理调整，树立战胜疾病的信心，积极配合治疗，使药物长期发挥最大效能。

（5）对有肢体缺血如无脉、发凉、麻木、酸困无力、间歇性跛行等症状的患者，有条件做正负压治疗，也可间歇扎止血带，以促进肢体血液循环，改善肢体缺血症状，逐渐增加活动量，同时注意缺血肢体保暖，根据天气变化增减衣服，晚睡前可用温热水浸泡手足。

（6）经常自我监测脉搏、血压，观察治疗效果。如有异常及时与医生取得联系，以便尽快诊治，及早康复，防止发生脑梗死、脑出血等并发症。

（7）出院后定期复查。在医生指导下用药，坚持合理治疗，防止病情迁延。

第五节　动脉硬化闭塞症

动脉硬化闭塞症（ASO）是全身动脉粥样硬化在四肢血管的局部表现，多见于45岁以上的中老年人。男性多于女性，常并发高血压、冠心病、脑血管病和糖尿病等。其病变为大中动脉管壁粥样斑块形成继发血栓形成导致动脉管腔硬化、狭窄、闭塞，使肢体出现发凉、麻木、疼痛、间歇性跛行、肢体营养障碍，甚至坏疽等慢性或急性缺血表现。

动脉硬化闭塞症属祖国医学“脉痹”、“脱疽”、“血瘀”范畴。《素问·平人气象论》称“脉涩曰痹”。《素问·痹论》指出“痹”“在于脉则血凝而不流”。对动脉硬化所形成的脱疽，在治疗上强调“疏其气血，令其条达”的治疗原则。《素问·调经论》认为“气血不和，百病乃变化而生”。《素问·阴阳应象大论》指出“审其阴阳，以别柔刚，阳病治阴，阴病治阳，定其气血，各守其乡，血实宜决之，气虚宜掣引之”，“坚者决之，客者除之……结者散之，留者攻之……”其后我国各时期外科著作多有“脉痹”、“脱疽”、“血瘀”的记载，《诸病源候论》、《千金翼方》、《外科发挥》、《医宗金鉴》等医学文献中，都对“脉痹”、“脱疽”、“血瘀”产生的病因病机、临床症状及治疗等方面进行了较系统的论述。

近年来，随着人们生活水平的提高饮食习惯和结构的变化及社会的老龄化，该病的发病率有不断增加的趋势。该病初期临床症状不十分明显，多不易引起注意，待发展到晚期，较难治愈，其致残率高、死亡率占四肢血管病首位，因此对动脉硬化闭塞症的预防与治疗已日益受到医学界的关注和重视。

一、病因病机

祖国医学历代文献中虽没有动脉硬化及动脉硬化闭塞症的名词记载，但有关的论述早有详细的描述。在血管形态上《灵枢·经水》载："若夫八尺之士，皮肉在此，外可度量切循而得之，其死可解剖而视之……脉之长短，血之清浊……皆可大数"，"经脉为里，支而横者为络，络之别者为孙"。早在春秋战国时期，中医学已对血管的形态，大体的解剖有了一定的认识。在血液、血管的功能上，《素问·五藏生成论》指出"诸血者皆属于心……故人卧血归于肝，目受血而能视，足受血而能步，掌受血而能握，指受血而能摄"。《灵枢·论疾诊尺》曰："诊血脉者，多赤多热，多青多痛，多黑为久痹，多赤多黑多青皆见者，寒热身痛而色微黄……"由此可见血运正常对于机体的正常功能的维持有着重要的意义。"脉者，血之府也"。《素问·脉要精微论》中指出"脉道不通，气不往来"。《素问·玉机真藏论》中提到"骨髓坚固，气血皆从"，"骨筋柔，气血以流，腠理以密"，人的健康长寿，必须气血调达，精气旺盛。否则，有"血脉凝泣"，"恶血"，"离血"，"衄血"，甚者"络脉闭塞，气血凝滞"的临床病象出现。由于气滞血凝的结果而发生"脱疽"，《灵枢·痈疽》篇对"脱疽"有详细的记述"发于足趾，名曰脱痈。其状赤黑，死不治。不赤黑，不死。不衰，急斩之，不则死矣"。对动脉硬化所形成的脱疽，《灵枢·营卫生会》指出"……老者气血衰，气道涩，易于瘀滞"是其主要的病机。

本病总因脉络闭塞，气血凝滞所致。中老年人脏腑机能渐衰，气血津液不足，血虚脉道不充，气亏推动乏力，加之肝失疏泄，则血流不畅，肺气不足，则气难敷布，脾失健运，精微不化，痰浊内生，肾气不足，脏腑无以温煦，寒湿中生，出现气阻血瘀，脉络闭塞之症。饮食不节，本病患者不乏肥胖之人，"肥者多痰"，"百病多由痰作祟"，尤其平素喜酒，嗜食肥甘者，更易招致痰湿内扰。《外科正宗·脱疽》曰："夫脱疽者，外腐而内坏也，此因平昔厚味膏粱，熏蒸脏腑，丹石补药，消烁肾水。"《疡科心得集》亦有"脱疽者……，此由膏粱厚味，醇酒炙煿积毒所致"的论述，故饮食不节，损伤脾胃，痰浊内生，气机不畅，气血失调，脉道受阻而患此疾。近年来诸多学者对闭塞性动脉硬化症病因的认识颇见差异，如奚九一认为，病因乃由老年脾胃之气渐衰，或甘脂厚味，痰湿内生，痰瘀凝滞脉络所致；潘建中认为，内因气虚乏力难以推动血流畅行于脉道，导致血流缓慢或凝结，外因寒邪侵袭经脉所致。唐祖宣认为，高龄正虚，禀赋不足为本病发病之根本，寒冷刺激为发病诱因，由于正气不足，导致脏腑功能失调，气血运行不畅，一旦寒邪侵入，"寒气入经而稽迟，泣而不行"，使血脉挛急，经络阻塞郁久为瘀，气血不通，四末失荣，诸症丛生，随着病情发展，郁久化热，伤及阴血，阳热之症相继产生，临床症情复杂，虚实互见，虚则正气虚，实则脉道实。《诸病源候论》记载："疽者，五脏不调所生也……若喜怒不测，饮食不节，阴阳不和，则五脏不调，营卫虚寒，腠理则开，寒客经络之间，经络为寒所折，则营卫稽留于脉……营血得寒则涩而不行，卫气从之与寒相搏，亦壅遏不通……故积聚成疽，发于足趾，名曰脱疽。"

二、临床表现

（一）疼痛

疼痛是临床最常见的症状之一，疼痛是一种主观感觉，是人体接受外来或内生刺激的主观知觉体验，是机体遭受到伤害性因子侵袭的信号，这种信号提示机体组织有损伤或损伤性威胁刺激。疼痛也往往是动脉硬化闭塞症患者的早期表现，是促使患者就诊的主要原因。由于动脉硬化可以影响到人体的各个部位，因此其疼痛表现也是多种多样的，任何部位的疼痛都应该考虑到有动脉硬化的可能性。

1. 肢体疼痛

肢体疼痛是动脉硬化闭塞症常见的临床症状，也是患者感觉的主要痛苦。肢体疼痛通常可分为间歇性疼痛和持续性疼痛两大类。

（1）间歇性疼痛：临床表现为疼痛有消失的时候，往往因某种因素而诱发，根据诱发因素的不同，临床又分为几个不同的类型。

1）运动性疼痛：运动性疼痛多见于下肢，因此临床上常称之为间歇性跛行。下肢间歇性跛行一般分三类，即足、小腿和臀股间歇性跛行。这三类跛行可以单独或以不同的组合形式出现。其中以发生于小腿的间歇性跛行症状最为典型。患者以一定的速度行走一段距离后即出现小腿的酸困疼痛，或觉肢体沉重难以举步，被迫止步不前，稍事休息后症状即可减轻或缓解，继续行走一段距离后症状重复出现。对于动脉硬化闭塞症的患者，也常表现为臀股间歇性跛行，即在行走一段距离后觉髋部或股部极度疲劳。在病变的早期有些患者在平地行走时无明显不适，但登高时感觉下肢酸困，此时患者多意识不到是病态，常以为是年老体弱的正常现象而不予重视。以后病情发展而有明显的间歇性跛行，初开始无痛性行走的距离可在1000m以上，以后行走距离越来越短，往往在行走距离在500m以下时才到医院就诊。

间歇性跛行是肢体缺血的早期表现，此期可长达数年，若在此阶段能明确诊断并施以正确的治疗，患者多可免除肢体溃烂坏死所带来的巨大痛苦。但在此阶段患者对病情了解不够，就诊者较少，即便患者到医院就诊，应诊的医生也多对此病的早期表现缺乏认识，不能在早期做出正确的诊断，使患者丧失了早期的治疗机会。以后病情进一步发展，将进入缺血性静止痛阶段。

2）体位性疼痛：在动脉硬化闭塞症肢体血管闭塞，肢体缺血已进入临界状态时，只要有轻微的体位变化，就可引起疼痛。患者多喜抱足而坐，或悬足于床前，以尽可能放低足的位置，以增加患肢的血液供应。如果经过治疗患者能平卧休息，说明肢体供血已有相当的改善。

3）温差性疼痛：患肢体动脉硬化闭塞症时，由于肢体缺血，寒冷的刺激可使外周血管收缩而使血供减少加重疼痛。另一方面，加热可促使组织代谢增强，使原来缺血的组织更缺血，因而也可使疼痛加剧。

（2）持续性疼痛：在动脉硬化造成严重的肢体缺血时，或动脉硬化的斑块脱落造成远端的动脉栓塞时，或在动脉硬化血管狭窄的基础上并发急性血栓形成时，都可因供血障碍引起缺血性神经炎而导致肢体持续性疼痛。动脉栓塞造成动脉急性闭塞时，疼痛常骤然发生，呈持续性剧烈疼痛，同时伴有肢体发凉、皮色苍白、远侧动脉搏动消失等。慢性动脉闭塞时，缺血程度加重到一定限度也可发生缺血性神经炎。疼痛以缓慢进展的方式出现。缺血性神经炎的症状特点是有典型的神经刺激征象。疼痛性质常为持续性钝痛伴有间歇性剧烈刺痛，从肢体近端向远端放射，同时伴有感觉异常。症状常于夜晚加重，常影响到患者的睡眠。在肢体缺血形成溃疡或坏疽时疼痛尤其剧烈，患者常抱足而坐，彻夜难眠，疼痛如汤泼火燃，使患者身心受到严重摧残，有些患者甚至产生轻生的念头。

2. 胸痛

胸痛的疼痛可由许多疾病引起，与血管有关的是缺血性心绞痛及动脉瘤所引起的疼痛，其表现特点不同。

（1）心绞痛：多由于动脉硬化所引起的冠心病，由于冠状动脉供血不足，使心肌暂时性缺血缺氧，心肌内代谢产物积聚，刺激心脏内感觉纤维产生痛觉。疼痛多发生于前胸部，可向左肩放射，也可放射至颈部、右肩、手臂、背和上腹部。疼痛程度不一，可由轻度的压迫感到剧烈的绞痛。典型表现者疼痛开始常较轻，后迅速变为剧痛，并多伴有压迫感或窒息感，有时有濒死感或恐惧感，致使患者停止任何活动。疼痛常于运动或情绪激动时发生。疼痛时间短暂，很少有持续在5分钟以上者。严重时可发生心肌梗死，其胸痛持续时间更长，疼痛更剧烈。并常伴有血压下降，末梢循环差和心悸、胸闷，并可有大汗淋漓等症状。

（2）胸主动脉瘤：多见于中老年人，往往有其他动脉硬化的表现，在病程的早期可无任何症状，常在X线检查时被发现。当瘤体压迫周围组织或器官时才出现疼痛和压迫两类症状。降主动脉瘤和升主动脉瘤的疼痛症状较晚出现；而弓部动脉瘤的压迫症状相应较早出现。

疼痛多为持续性钝痛，也有剧烈的撕裂痛或刺痛。升主动脉瘤和弓部动脉瘤的疼痛常位于前胸的上中部，而降主动脉瘤的疼痛多在后背肩胛间处。当降主动脉瘤和升主动脉瘤膨胀过大时，可侵蚀胸椎、胸骨或压迫肋间神经形成持续性疼痛。若原无症状而突然发生剧烈的疼痛，呈持续性，多为假性动脉瘤，或是真性动脉瘤破裂的先兆。

压迫症状随瘤体的部位而异。如弓部动脉瘤压迫总气管和（或）支气管，使管腔变窄或管壁塌陷就会出现咳嗽、气急、呼吸困难，甚至肺不张；如出现痰中带血或咯血，说明气管壁已受到严重侵蚀或已产生主动脉气管瘘，此乃危险征兆，患者可随时发生大出血而死亡。如瘤体压迫交感神经便可出现Horner综合征。弓部动脉瘤还可压迫左无名静脉，此时患者左上肢静脉压明显高于右上肢，且在坐位时左侧颈外静脉常有充盈或怒张。弓降部动脉瘤常压迫食管，造成吞咽困难；压迫左喉返神经可引起声音嘶哑。降主动脉瘤多向左突出，但有时也可通过纵隔向右胸突出，易被误诊为纵隔肿瘤。有些动脉瘤也可向体表突出，如降主动脉瘤可向背部突出于体表、升主动脉瘤可突出于前胸，在相应部位形成搏动性肿块。

3. 腹痛

腹痛是一个十分常见的临床表现，可由多种原因所引起，既可以因为内科疾病，也可能是需要外科处理的急腹症。而由于动脉硬化所引起者虽较少见，但后果往往较重，且早期不易明确诊断，因此应给予足够的重视。

动脉硬化所引起的腹痛主要表现在两个方面：一方面是腹主动脉本身的病变，以腹主动脉瘤为主；另一方面是肠系膜动脉狭窄或闭塞所引起肠缺血。

（1）腹主动脉瘤：以动脉硬化为主要原因，因此常见于60岁以上的老年人，男性多于女性。一般早期的表现是腹部搏动性肿块，腹痛多不明显，患者往往在无意中发现腹部的搏动性肿物或在体检时被发现。一旦患者出现腹痛，多为破裂的前兆，此时多为突然发生的腹部疼痛，常伴有腰痛。疼痛呈持续性，有人描述为胀裂性或撕裂性，可伴大汗淋漓。若发生破裂则迅速出现失血性休克，常危及生命，只有极少数人可能侥幸生还。

（2）肠缺血：由动脉硬化所引起的肠缺血主要是肠系膜上动脉狭窄或闭塞所致。肠系膜上动脉供应全部的小肠和右半结肠，因此肠系膜上动脉的病变可引起小肠或部分结肠的缺血而产生相应的临床症状。由动脉硬化所引起者又有急性和慢性之分。慢性肠缺血可由动脉硬化所引起的肠系膜上动脉狭窄所致，另一常见的原因是多发性大动脉炎所引起的肠系膜上动脉狭窄性病变。患者的表现缺乏特异性，主要表现为餐后腹痛，疼痛的程度不一，多为慢性疼痛，部分患者也可达到难以忍受的程度。虽称腹痛，事实上主要是一种不适感，部位在脐周或全腹，患者也常难以准确说出疼痛的位置。由于肠缺血，在餐后肠的蠕动增强，需要更多的血液，从而使症状加重。由于餐后的腹痛不适有时甚为严重，患者常因此而“恐食”，加之吸收功能受到一定影响，患者多伴有消瘦。因此将餐后腹痛、体重减轻和排便习惯的改变称为慢性肠缺血三联征。此类患者腹痛虽剧，但体征很少，有些患者在腹部可闻及血管杂音，无腹肌紧张及压痛，没有准确的定位，且餐后疼痛剧烈，以后可逐渐减轻或消失，反复发作，伴有体重减轻，注意到这些特点应该考虑到肠缺血的可能，明确诊断需要做超声检查，最可靠的依据是肠系膜动脉造影。

若动脉硬化斑块脱落阻塞了肠系膜上动脉，或在原来狭窄的基础上继发血栓形成，均可导致急性肠缺血，另外有器质性心脏病（主要是风心病伴心房颤动），血栓脱落也是常见的原因。这是一种严重的疾病，死亡率很高，应予注意。本病早期由于严重的肠缺血肠壁肌肉发生强烈痉挛而引起剧烈的脐周或上腹部绞痛，初为阵发性，以后可转为全腹痛，也可向背部放射，镇痛剂常无法缓解疼痛，同时伴有强烈的胃肠道排空症状（恶心、呕吐或腹泻），查体腹部体征少和剧烈的腹痛不相称。通常腹部仅有轻度压痛，肠鸣音正常或亢进。随着病情的进一步发展，一般在发病6～12小时以后，阵发性绞痛转为持续性，腹部逐渐胀满，肠鸣音减弱，并可因肠黏膜糜烂和溃疡形成而发生便血和呕吐咖啡色胃液，此时肠管的缺血尚处于可逆期。病变进一步发展，出现腹膜刺激征，明显腹胀，肠鸣音消失，伴有发热和脉率增快甚或休克，提示病变进入肠坏死的晚期阶段。此时腹腔穿刺抽出暗红色有臭味的液体是较可靠的依据。此时患者的生命已处在高度的危险之中，手术将坏死之肠管切除是唯一可能挽救生命的方法。此法虽可能挽救部分患者的生命，但其以后将可能因严重的吸收功能障碍而造成生存困难，有些患者需靠完全肠外营养来维持生命，这并非每个患者都能承受的。因此本病早期诊断至关重要，若能在病变的可逆期明确诊断即有可能免去肠切除。可逆期的长短取决于闭塞血管的大小、闭塞的程度、侧支循环情况、组织对缺血缺氧的耐受力、动脉硬化的程度和范围。

（二）麻木

麻木是动脉硬化闭塞症的一个常见症状，下肢多见，其形成的原因即可以因颈动脉硬化引起脑缺血所致，也可能是肢体的缺血导致神经失养所引起。

由于肢体缺血所引起的麻木多起于肢端，开始一个或数个足趾，第一趾多见，以后范围逐渐扩大并向近侧蔓延，可渐至全足。

由于动脉硬化闭塞症患者较多合并有糖尿病，此时肢体麻木的症状可较早出现，且多为双下肢，呈袜套型感觉减退，甚至感觉丧失。易并发神经炎是糖尿病合并动脉硬化闭塞症的临床特点，其并发率高达40%，10年以上病程者可高达90%。感觉、运动和自主神经均可受到损害（据我国上海市调查报告，糖尿病并发神经改变者近90%，其中周围神经病变85%）。神经病变是一种营养某一神经根或干的血管病变，导致该神经支配区域感觉障碍和运动减弱或消失以致肌肉萎缩，膝、腱反射减弱或消失。另一种是袜套型感觉迟钝和麻木，震颤感觉和精密的触觉有减低，形成比较多见的所谓“无痛足”。疼痛是人体的一种保护性反射，它可以告诉你哪里有危险而让你回避。而糖尿病合并动脉硬化闭塞症者由于肢体痛觉丧失，因此就不知道回避危险而招致正常人不能受到的伤害，用热水袋暖脚导致烫伤是一个比较典型的例子。患者还可能遭受其他形式的外伤而自己感觉不到。

肢体动脉栓塞或在动脉硬化的基础上继发血栓形成而导致急性的肢体缺血，肢体疼痛伴有麻木是其特点，在早期即可出现肢体的麻木及运动功能障碍，患肢远端呈袜套型感觉丧失区，这是由于周围神经缺血所引起的功能障碍。近端有感觉减退区，再近端可有感觉过敏区。感觉减退区平面低于动脉栓塞平面。患肢还可有针刺样感觉。肌力减弱，甚至麻痹。有感觉消失和麻痹时，常表示已或将出现肌肉坏死。在少数患者，发病后首先出现的症状是患肢麻木。

（三）发凉

正常情况下人体组织的温度与其血液供应呈正比关系，血供丰富其温度就高。因此肢体缺血性疾病，其早期表现即有肢体发凉，在寒冷的季节尤其明显。开始是较其他人怕冷，总比别人过早地穿上棉衣或棉鞋，夜晚睡觉时感觉脚凉甚至一夜也暖不热。肢体发凉怕冷也是肢体缺血的早期表现之一，唯其影响因素较多，不易区分是生理情况还是病态，患者也多不予重视。

如果在温暖的室温下肢体仍持续发凉，应首先考虑其肢体是缺血的，短期内发生的肢体冰冷加之剧烈的肢体疼痛常是肢体动脉栓塞的表现。缺血的肢体经治疗若肢体温度恢复也是病情好转的可靠依据。

在肢体严重缺血时，皮肤温度降低比较明显，降低的区域以肢体远段的部位最为明显，触之有冰冷的感觉，由趾（指）端向近侧检查，温度逐渐开始升高。观察皮肤温度改变时若与健侧对比差别更为显著。还应注意皮肤温度的改变断面比血管闭塞的平面要低很多，如腹主动脉末端栓塞者，皮肤温度的改变约在双侧大腿和臀部，髂总动脉栓塞者变温约在大腿上部，股总动脉闭塞变温带在大腿中部。对于慢性肢体缺血者，由于侧支循环的建立较为丰富，肢体变温带较血管闭塞的平面更低。

尤需注意的是，由于患者肢体发凉怕冷，不少患者采用局部加热的方法，这是不正确且危险的举动，有相当多的患者正是由于局部加热而导致肢体坏疽。其原因在于加热可促进局部的代谢，使组织耗氧量增加，从而使原本缺血的组织更加缺血缺氧导致坏死。

（四）皮色改变

皮肤颜色主要取决于皮肤的血流、毛细血管的舒缩状态及血色素的含量。周围血管病由于影响皮肤的血液供应及毛细血管的充盈情况，因此常有明显的皮肤颜色变化。皮肤颜色的改变受环境温度的影响较大，正常人皮肤呈淡红色，当温度高时皮肤血管扩张，皮肤颜色呈深红色。若外界温度低时小动脉收缩，皮肤颜色苍白。若小动脉和静脉同时收缩，毛细血管内血流停滞则呈暗紫色。在肢体有血管病变的情况下皮肤颜色有多种改变，常见有苍白、紫绀、潮红及色素沉着。

1. 苍白

苍白是肢体缺血的早期皮色改变。苍白的程度和范围常常与肢体缺血的程度相平行。查看下肢的皮肤颜色时，需令患者平卧于检查床上数分钟，采用自然光源，被检肢体对向光源，然后在约2m以外观察足底部的皮色变化。慢性肢体缺血性疾病的皮色苍白常限于一个或几个趾腹部，足底前部呈散在的片状苍白。若在平卧位超过半足以上的均匀的蜡样苍白，提示严重的肢体缺血。在平卧位观察足底的颜色若无明显异常，则需进行肢体抬高试验，或称为贝格（Buerger）试验。

2. 紫绀

皮肤紫绀提示血流减少，紫黑色提示血流接近停止或完全停止。在严重缺血的肢体，常在苍白的皮肤上出现片状的紫色斑，伴有皮温冰凉，此时常提示皮肤的坏死难以避免。若是急性肢体缺血，在供血改善后原紫绀的区域常起水疱然后结痂。如果坏死表浅则黑痂自行脱落而愈；若坏死层次较深则形成溃疡。

3. 发红

一般皮肤发红常是合并感染所致，但在血管病中却有着特殊的意义。

如果皮肤发红沿浅静脉的走行分布，呈索条状，有疼痛和压痛，即为血栓性浅静脉炎。血栓闭塞性脉管炎的患者40%合并血栓性浅静脉炎，并且经常反复发作。

对于动脉硬化闭塞症的患者，在平放下肢时有时足底皮色发红，皮肤干燥发亮，弹性差，抬高肢体时则变为苍白色。若合并糖尿病则此种表现更为多见。

对于血栓闭塞性脉管炎患者，在晚期常见足趾皮色发红或暗红，光薄发亮，肌肉萎缩而呈皮包骨状，足趾变细，关节僵硬。

在糖尿病患者，有时可见足趾皮色发红，温度升高，动脉搏动增强，患者喜凉怕热，遇热则感觉烧灼样疼痛，称为灼痛足。也有些患者虽觉灼热疼痛，但触之皮温反低，皮色发红，常是糖尿病合并缺血性神经炎的表现。

若在青少年出现肢体的皮色发红，多为对称性，局部皮温高，遇热疼痛剧烈，得凉则觉舒适，多为红斑性肢痛症。

4. 色素沉着

在外周血管病中常可见到皮肤有黑色的色素沉着。最多见于下肢静脉回流障碍性疾病，如深静脉血栓形成后遗症、大隐静脉曲张等。静脉性色素沉着多见于下肢远端，以内踝上方和足部最多见，中间呈片状色黑，周边色较淡，呈点片状，常伴瘙痒。在血栓闭塞性脉管炎患者，常由于反复发作的血栓性浅静脉炎而留下条索状的色素沉着，甚至呈树枝状。对于肢体缺血反复发生缺血性溃疡者，在溃疡周围也常有黑色的色素沉着。

如果皮色呈交替性的苍白-紫绀-潮红变化，则称为雷诺现象，或称雷诺病。多见于女性，青少年多见，常见于手指。一般在寒冷或情绪紧张时发生。典型的表现是在正常的皮肤上出现苍白的改变，以后可逐渐变为青紫色，然后变为潮红色，最后恢复正常。有些患者表现不典型，但苍白是必有的表现。此综合征多见于进行性系统性硬皮症的患者，有时在雷诺现象出现数年或更长时间后才出现硬皮症的表现，应予注意。另外也可见于血栓闭塞性脉管炎、动脉硬化闭塞症等疾病，但症状较轻。

（五）肌萎缩

肌萎缩是缺血性疾病常有的体征，尤其是慢性缺血者，肌萎缩几乎是必有的体征。临床还需注意肌萎缩的原因有多种，一般分为三类：神经源性、废用性和缺血性。神经源性肌萎缩是由于支配该区域的神经病变致肌肉张力减低，变得松弛。废用性肌萎缩是由于长时间的活动受限而肌肉松弛萎缩。缺血性肌萎缩则是由于营养障碍而肌肉萎缩。对于一个慢性肢体缺血的患者，常因缺血而产生疼痛，进而活动受限，最后患肢可发生严重的肌萎缩。

肌肉萎缩可发生于许多部位。对于下肢缺血者，常表现为足趾变细，足部瘦削如皮包骨状，小腿或大腿变细。发生于上肢者常表现为手指的变细，指端变尖，状如削竹。发生于颈部动脉的缺血性病变则面部肌肉萎缩而呈骷髅面容。

（六）汗毛和趾甲

1. 汗毛

毛发的生长与组织的血液供应有一定关系。在慢性缺血的肢体，常见汗毛稀疏或脱落，经治疗汗毛生长良好是血液供应好转的一个标志。对一个慢性缺血的肢体，若汗毛生长尚可，经治疗就有保住肢体的希望。对于一个严重缺血的肢体，若无汗毛生长，提示是慢性缺血，病史较长（但有时患者自己否认既往有肢体缺血病史，乃因慢性缺血过程症状轻微，患者未注意，若仔细询问多有间歇性跛行病史），常有较严重的动脉硬化，治疗困难。若汗毛生长良好而肢体严重缺血，则多为肢体动脉栓塞或急性动脉血栓形成，病史较短，治疗效果较好。

2. 趾甲

“甲为血之余”，在慢性肢体缺血时趾（指）甲生长缓慢或停止生长，趾甲常增厚，变形，失去光泽。经治疗根部有白色的新生趾甲出现常是供血好转的标志。

（七）动脉搏动减弱或消失

由于周围血管病变使主干动脉管腔狭窄或闭塞，血流通过减少，远端的动脉必然搏动减弱甚至消失。这是动脉硬化闭塞症必有的体征，若无动脉搏动的减弱，动脉硬化闭塞症的诊断就难以确立。

临床上可以根据动脉搏动消失的位置大致判断动脉病变的部位和范围。如为双侧股动脉搏动消失，说明双侧髂动脉闭塞，可能为腹主动脉骑跨栓塞或 Leriche 综合征。如果一侧股动脉搏动减弱或消失而另一侧股动脉搏动良好，提示为患侧髂动脉病变。

（八）肿胀

肿胀常是静脉回流障碍的表现，肢体缺血性疾病一般不出现肿胀。对于缺血肢体出现肿胀者，一般有以下几种情况。

在患者出现静止痛以后，由于肢体严重缺血，患者常将足悬垂于床前，企图通过放低足的位置而增加血供，或屈膝抱足而坐。长时间如此可使静脉回流受阻而出现肢体肿胀。此肿胀多位于足背及踝关节周围，放平肢体后可很快减轻或消失。由于组织肿胀后加重缺血及易于合并感染，因此应劝阻患者不要垂足于床前，也不要站立，应当卧床放平肢体。

若肢体肿胀位于溃疡或坏疽的周围，疼痛剧烈，局部发红发热，则是合并感染所引起。

在治疗的过程中，随着肢体供血的好转（或应用扩张血管的药物，如前列腺素），有时肢体也可出现轻度肿胀，此种肿胀无疼痛及其他不适，皮色无变化。

对于严重肢体缺血行取栓术后或转流术后，由于缺血再灌注损伤，也可出现肢体肿胀，且原来缺血程度越重、时间越长，肢体肿胀的程度也越重。此时需抬高患肢以利静脉回流。肿胀多在 10 天左右逐渐减轻。严重时形成筋膜高压综合征，需要切开减张。

（九）眼部表现

动脉硬化患者的眼部表现有特征性，可出现老年环加宽。一般人眼的巩膜颜色比较均匀，随着年龄的增大，在巩膜外周逐渐出现灰白色的变化，称为老年环，有时呈新月状，严重时呈环状。另外，对于肢体缺血性疾病，检查眼底也有重要意义。许多血管病可以通过视网膜的血管表现出来。

视网膜血管有动脉静脉之分，动脉较细，约等于视乳头直径的 1/12，静脉较粗，动脉和静脉的比例约为 2∶3 或 3∶4。动脉的管壁透明，色鲜红，其中央有鲜明的光反射约为管径的 1/3。其动脉硬化表现一般为动脉收缩变细，再者为管径不均匀和高度纡曲等。有时动脉走行较直，分支角度变锐。动脉硬化较重时则反光增强而变宽，外观呈金黄色，可称为铜丝状动脉，再进一步，管壁增厚看不到血柱反光时称为银丝状动脉。

静脉色紫红，较弯曲，管腔的光反射较暗。静脉的临床表现主要为扩张、纡曲等。严重时称为静脉怒张。在眼底后极部的静脉毛细血管网常可发生微血管瘤，糖尿病时较多见。

动脉和静脉交叉处具有共同的鞘膜，一般通过两者的血柱即可看到。动脉硬化性高血压动静脉交叉处常有典型的改变，如静脉被动脉所遮盖而发生隐匿现象；动静脉交叉由锐角变为近似垂直状态，发生偏位称为移位；静脉有时似陷入深部称为凹陷；静脉跨越动脉呈拱桥式称为隆起；静脉受压发生狭窄形似中断两端呈锥形时称为削尖；远心端血流受阻而扩张时称为堆积。

视网膜静脉搏动是正常现象，在眼球上稍加压力则更加明显。视网膜动脉搏动则为病理现象，常见于眼内压增高的青光眼、主动脉闭锁不全、主动脉瘤等。

视网膜新生血管也是一种病态表现，系因局部血流供应不足及组织缺氧所致。在视神经乳头、视网膜和玻璃体内均可看到。新生血管呈网状，相互交错，形态纡曲。

在动脉硬化时，由于中央动脉粥样硬化斑块的纤维化，产生纵行向心性收缩，血管变短，逐渐将视网膜上的动脉牵向乳头，因之动脉变直分支呈锐角，动静脉交叉处动脉后面的静脉看不清楚或难于窥见，且呈向心性偏斜，动脉管腔因内膜组织增殖不均而粗细不等，即一支动脉部分变细，正常，部分扩张，在早期这种改变以周边部血管较为显著，黄斑部小血管呈螺旋状。以后则管壁增厚、血柱狭窄，光反射加宽，红色的血柱透过半透明的管壁，使光反射增强，呈紫铜色，状如铜丝，称为铜丝状动脉。当管壁进一步硬化，部分或全部变为不透明时，管腔极度狭窄或闭塞则管壁呈光亮的白色线状，血柱细微甚至消失，则称为银丝状动脉。

由于动脉变细，动脉静脉管径之比由正常的2：3 变为1：2。此外，在动静脉交叉处出现压迫现象，即硬化的动脉压迫柔软的静脉，使静脉在动脉经过处发生走行与形状的改变，有时呈向心性偏斜而移位。由原来的锐角关系变为直角交叉，有时硬化动脉两侧之静脉收缩变细呈毛笔尖状，有时静脉被压向下陷至视网膜深层。当反位交叉静脉跨过动脉时可隆起呈拱桥状或管径变细难以辨认。随着血管硬化程度的增加，其壁的渗透性也逐渐增高，以致视网膜出现渗出和出血。出血的形状和数量很不一致，深层出血色较深，多呈圆形。浅层出血色鲜红，多呈火焰状、点状或梭状。也可发生视网膜前出血或玻璃状体内大出血。渗出物可分布在视神经周围或黄斑区域或在血管的附近。棉絮状斑，形状不规则，大小也不一致，色白边界模糊不清，位于视网膜浅层易于吸收，故其形状经常改变。渗出在黄斑部时，由于神经纤维排列关系呈现星芒状。类脂质和透明样变性物质沉着时，视网膜部出现黄白色点，边界清晰，有时发亮，不易吸收消失。

（十）溃疡和坏疽

1. 溃疡

在肢体缺血性疾病一旦出现溃疡病变即属后期，常由于动脉病变严重影响到皮肤的血流供应，使组织因缺氧而形成溃疡，此时患者常伴有剧烈的静止痛，生活质量将受到严重影响。溃疡可以自发，也可能由于轻微的外伤，如抓伤、烫伤或热敷等，导致皮肤溃烂而形成溃疡。这种溃疡常发生于肢体的远端，溃疡开始时不规则，呈锯齿状，基底部呈灰白色，肉芽组织生长缓慢，经久难愈。有时由于患者年老体衰，或肢体疼痛而不愿变换体位，可在足跟及内、外踝处形成压迫性溃疡。溃疡若不合并感染则分泌物少，若继发感染则分泌物增多，根据创面感染的菌种不同，脓液有不同的表现，需细心观察，必要时做脓液细菌培养及药物敏感试验，有助于抗生素的选择。

2. 坏疽

坏疽是肢体缺血的严重后果，常在缺血性静止痛的基础上发生，也可因局部加温、药物刺激、拔甲或损伤等原因诱发。缺血性自发坏疽常位于趾端，或起于甲旁，或起于趾间，皮色初为紫暗，以后逐渐发黑坏死。发生于足趾的坏疽多是逐渐脱水变为干性，呈炭黑色，如“木乃伊”状，此称为干性坏疽，坏死局限，边界清楚，病情发展缓慢。若坏疽的边缘继发感染而呈湿性坏疽，边界不清，病情发展较快。

动脉硬化闭塞症的临床表现取决于肢体动脉闭塞的速度与程度，以及侧支循环建立的幅度。动脉管腔逐渐缩小，阻塞速度比较缓慢，随之侧支循环也相继建立，临床缺血症状多比较轻微；相反，主干血管阻塞速度迅速，侧支循环不能及时、完善建立，临床缺血症状多比较严重。

动脉硬化闭塞症以中年以上男性多见，坏疽范围广泛。初期多发生于足趾及足跟部，随着病情继续发展，坏疽逐渐向上扩展，累及足部和小腿，超过膝关节者少见，本病常侵犯的血管如下。

（1）腹主动脉分叉处闭塞：此类患者发病年龄较轻，在55岁以下，男性较多见。发病后，有双侧间歇性跛行、双下肢乏力，在男性多有阴茎不能勃起。股动脉、腘动脉搏动减弱或消失。由于病程长，良好的侧支循环能够建立，皮肤的温度和足部皮色改变不明显；在疾病早期，多不出现皮肤营养改变，病程5～10年后，可发生下肢皮肤营养障碍及小腿皮肤发绀，最终发生坏疽。

（2）髂股动脉闭塞：闭塞的部位常见于髂总动脉起始处，临床主要症状为：间歇性跛行，疼痛部位在臀部大腿内侧及下腰背部，患侧股动脉搏动减弱或消失，足部皮肤温度降低。

（3）股腘动脉闭塞：股动脉为最常受累的部位，常开始于膝关节后面的内收肌管。当股动脉闭塞时，小腿部肌肉供血不足，可出现间歇性跛行、足部畏寒怕冷、腘动脉搏动减弱或消失。

（4）胫前和胫后动脉闭塞：单纯的其中一支动脉闭塞，通常不引起典型的临床症状，但长时期的胫后动脉闭塞，可引起足部，甚至小腿肌肉缺血，而发生间歇性跛行，胫后动脉、足背动脉搏动减弱或消失。

（5）足趾动脉闭塞：足趾皮肤呈苍白色、紫绀，足部缺血，后期出现皮肤营养障碍，静止痛和坏疽。

三、辅助检查

应做此病的基础检查，如血常规、尿常规、便常规、心电图、胸部X线或腹部X线、生化检查。

还应做血浆脂蛋白及其检测、血管内皮细胞功能检查、血小板数量和功能的检测、血凝抗凝及纤溶系统实验室检查、临床血液流变学及相关检查和周围血管病的无损伤检查。如阻抗血流图、光电容积血液图、连续多普勒超声法、经皮氧分压测定、微量元素检测、微循环检查、超声检查、放射性核素检查、磁共振成像检查、X线检查、数字减影血管造影检查、计算机体层摄影检查、血管造影术检查。

（一）基础检查

1. 血常规

在肢体缺血性疾病做血常规检查时，除一般意义以外，应注意血小板计数，因为对肢体缺血性疾病在治疗过程中有些药物可以降低血小板，如蛇毒类药物，在治疗过程中需监测血小板的变化。

2. 尿常规

检查尿常规可了解有无糖尿病及肾的情况。特别应注意急性肢体缺血的患者，动脉栓塞可出现肌红蛋白尿，此时常提示深部肌肉组织发生坏死。对急性肢体动脉栓塞的患者观察尿量也有重要意义，并可早发现可能出现的肾功能衰竭。

3. 便常规

应常规检查潜血。因在治疗的过程中常需应用抗凝溶纤的药物，如果有消化道的溃疡或出血则是用药的禁忌。

4. 心电图

动脉硬化闭塞症多发生于中老年人，患者常合并有心、脑血管病，因此，心电图应作为一项基本的检查。若发现有心肌缺血性改变，有助于动脉硬化闭塞症的诊断。同时了解心脏情况对于决定患者能否耐受手术治疗也是基本的检查方法。如果严重肢体缺血的患者，心电图显示有心房颤动，应当想到肢体动脉栓塞的可能性。

5. 胸部X线或腹部X线

动脉硬化的患者胸部X线常可见主动脉结突出，或心脏扩大。对动脉硬化闭塞症的患者也应腹部X线检查，有时可见动脉硬化斑块或动脉钙化影。X线也可初步判断有无动脉瘤样变。

6. 生化检查

肝肾功能、电解质检查对动脉硬化闭塞症患者诊断有重要意义，对肢体缺血患者有鉴别意义，应予注意。

（1）血尿酸：血尿酸增高常见于痛风患者。痛风属一种营养代谢性疾病，可引起痛风性关节炎。痛风性关节炎常见于中老年人，以肢体疼痛为主要表现，有时可误诊为肢体缺血性疾病，血尿酸增高有助于鉴别诊断。

（2）肌酸磷酸激酶：在肌肉组织坏死时肌酸磷酸激酶明显升高。因此在动脉栓塞时检查此酶有助于病情严重性的判断。此酶显著升高常提示肌肉发生坏死。但需注意，此酶早期即可明显升高，取栓治疗仍有治愈的可能，需综合考虑。

（3）血糖：由于动脉硬化闭塞症患者有一部分合并有糖尿病，因此应做常规检查血糖以了解有无糖尿病，对糖尿病患者更应检查血糖以决定治疗方案。

（4）血脂：高脂血症是动脉硬化发生的基础，检查血脂有助于动脉硬化闭塞症的诊断。但应注意血脂不高并不能排除动脉硬化闭塞症的诊断。

（二）血浆脂蛋白及其检测

血浆脂蛋白均属多聚分散体，在血浆中以假性微胶颗粒的形式存在。血浆脂蛋白这类水溶性多聚高分子复合物由三酰甘油（TG）、磷脂（PL）、游离胆固醇（FC）和胆固醇酯（CE）等脂类分子和载脂蛋白分子所组成，常被笼统地称为脂蛋白分子。血浆脂蛋白分子是血浆脂类的运输并参加代谢的基本形式，应用密度梯度超速离心技术可将血浆脂蛋白分离为乳糜微粒（CM）、VLDL、LDL、HDL四大类，且证明各类脂蛋白颗粒含有特定“量”和特定“比例”的蛋白质和脂类。血浆脂蛋白的代谢受其所含的载脂蛋白的调控，载脂蛋白主要有AⅠ、AⅡ、B、CⅠ、CⅡ、CⅢ等，其作用是：参与组织或细胞间脂类的运转和重分配及维持脂蛋白颗粒的结构；能与细胞膜上特异的受体结合，影响脂类的摄取。

（三）血管内皮细胞功能检查

内皮细胞（EC）是血管壁与血液之间的分界细胞，EC具有促栓和抗栓功能，EC的止血功能是通过其分泌的某些蛋白质来实现的。在这些蛋白质中，有的具有黏附蛋白的作用，使血管壁保持完整性，如黏连复合物；有的可使血管平滑肌收缩，如内皮素；有的可使血小板黏附和聚集，如VW因子；有的可激活血小板，如在某些因子刺激下EC所产生的血小板活化因子。此外，EC还可通过其所产生的促凝因子，如组织因子，促进血液凝固，形成血栓，或产生某些因子，如纤溶酶原活化剂抑制物（PAI）使已形成的血栓不被溶解，有利于血栓的形成。总之，EC的止血与促栓功能是多方面的。

（四）血小板数量和功能的检测

正常状态下的血小板呈两面微凸的圆盘状，平均直径2～3μm，平均体积8μm^3，血小板无细胞核，表面结构主要由细胞外衣与细胞膜组成。细胞外衣主要是各种糖蛋白（glycoprotein，GP）如GPⅠa、Ⅰb、Ⅱa、Ⅱb、Ⅲa、Ⅳ、Ⅴ与Ⅸ及这些糖蛋白的糖链部分组成。血小板膜内含颗粒，颗粒代表了膜类脂双分子层中的蛋白质，其中包括了多种酶及各种受体，如血栓烷受体、胶原受体、凝血酶受体、肾上腺素受体等。血小板在电子显微镜下，可见血小板有多种细胞器，其中最重要的是各种颗粒成分，如α颗粒、致密颗粒与溶酶体、颗粒体中的内容物对血小板功能起重要作用。

血小板的主要生理功能是参与血栓形成，并且在动脉粥样硬化、癌肿转移和炎症反应等过程中起重要作用。血小板的初期止血功能，当EC受损后，血小板在数秒内就开始黏附于破损血管壁，约10min时局部沉积的血小板达到最大值，形成白色血栓此即为血小板的黏附反应。血小板黏附于血管破损处或受活化剂作用，在钙离子的参与下，活化血小板的膜GPⅡb/Ⅲa暴露出纤维蛋白原受体，一个纤维蛋白原分子可以同时和至少两个GPⅡb/Ⅲa结合，因此血小板能通过各自表现的GPⅡb/Ⅲa纤维蛋白原结合而聚集成团，此即是血小板的聚集反应。血小板的释放反应是血小板在活化过程中将其颗粒内容物释放到细胞外称为释放反应。释放物如ADP、ATP、5-HT、血小板第Ⅳ因子（PF4）、β血小板球蛋白（β-TG）等。血小板的二期止血功能主要是血小板表面吸附有血浆纤维蛋白原、凝血酶原、因子Ⅶ、因子Ⅸ和因子Ⅹ等。血小板膜表面磷脂有促凝活性，血小板可通过其表面负电荷，使因子Ⅻ容易被激肽释放酶水解活化，这称为接触产物生成活性，以及胶原诱导的凝血活性。

（五）血凝抗凝及纤溶系统实验室检查

血液凝固简称凝血，是血液由液体状态转为凝胶状态的过程，它是哺乳动物止血功能的重要组成部分；凝血系统包括凝血和抗凝两个方面，两者间的动态平衡是正常机体维持体内血液流动状态和防止血液丢失的关键。

凝血是由一系列凝血因子参与的复杂的生理过程。已知的凝血因子有13个，包括由国际凝血因子命名委员会于20世纪60年代初根据发现的先后顺序分别以罗马数字命名的凝血因子11个（凝血因子Ⅰ～ⅩⅢ，其中凝血因子Ⅳ是钙离子、凝血因子Ⅵ已知是血清中活化的凝血因子Ⅴ，不再视为一独立的凝血因子，这些凝血因子的活化形式是以在它们名称的右下位置缀以英文字母a表示，如Ⅻa、Ⅺa等）及激肽生成系统中的前激肽释放酶和高分子量激肽原、凝血因子均为蛋白质，而且多数是蛋白酶（原），而除因子Ⅲ即组织因子外，其他因子均存在于新鲜血浆中，且多数在肝脏中合成，而其中因子Ⅱ、Ⅶ、Ⅸ、Ⅹ的生成需要维生素K参与，目前凝血因子的氨基酸组成及在凝血中的作用等主要特征基本上已经阐明。

凝血过程一般被分为内源性凝血途径和外源性凝血途径（其中包括凝血的共同途径）。两条凝血途径的主要区别在于启动方式及参加的凝血因子不同，结果形成两条不同的凝血因子Ⅹ激活通路。内源性凝血途径是指参加的凝血因子全部来自血液（内源性）。这一凝血途径通常是因血液与带负电荷的异物表面（如玻璃、白陶土、硫酸脂、胶原等）接触而启动（接触激活）。临床上常以凝血时间（CT）或活化部分凝血活酶时间（APTT）测定来反映体内内源性凝血途径的状况。外源性凝血途径是指参加的凝血因子并非全部存在于血液中，所需凝血因子还有来自血液以外的（外源性），即组织因子（凝血因子Ⅲ）。这一凝血途径是因组织因子暴露于血液而启动，因此又称为凝血的组织因子途径。临床上常以凝血酶原时间（PT）测定来反映体内外源性凝血途径的状况。在内源性凝血途径和外源性途径中，凝血因子Ⅹ分别被凝血因子Ⅸa、凝血因子Ⅷa复合物和凝血因子Ⅶa、组织因子复合物激活为凝血因子Ⅹa，而凝血因子Ⅹa生成以后的凝血过程是两条凝血途径所共同拥有的通路，因此称为凝血的共同途径。

抗凝功能可分为细胞和抗凝因子两部分。首先，正常血管的内皮细胞即具有抗栓功能，其次网状内皮细胞系统可以清除进入血循环的促凝物质。在抗凝功能中，发挥更重要作用的是血液中的抗凝因子，主要有三个体系：抗凝血酶-Ⅲ（AT-Ⅲ）、蛋白C系统和组织因子途径抑制物。抗凝血酶-Ⅲ是血浆生理性抑制物中最重要的抗凝物质，对凝血酶的抑制80%要靠它来实现。体内另一抗凝系是蛋白C系统，蛋白C受凝血酶激活成为活化蛋白C（APC），APC通过灭活凝血因子Ⅴ和凝血因子Ⅷ而发挥抗凝功效。此外，它还可阻止因子Ⅹa与血小板的结合并能促进纤溶酶原激活。蛋白C系统的另一成员是蛋白S（PS），人们发现缺乏PS血浆中，APC抗凝活性大大降低，因此认为PS是APC的辅因子。

纤维蛋白溶解系统，简称纤溶系统，其主要作用是将沉积在血管内外所产生的纤维蛋白溶解，纤溶系统的最基本核心成分是纤维蛋白溶解酶原（纤溶酶原），它在内外活化剂的作用下，激活为纤溶酶。除此之外，纤溶系统还包括一些活化剂的拮抗物质及灭活纤溶酶的成分，对纤溶系统的激活起调节作用，如组织型溶酶原活化剂（t-PA），可活化纤溶酶原，尿激酶型纤溶酶原活化剂（u-PA），抑制纤溶活化剂，纤溶酶原活化剂抑制物-1（PAI-1），抑制行溶活化剂等。

（六）临床血液流变学及相关检查

研究血液及其组成成分的流动与变形规律的学科称为血液流变学，它是生物流变学的一个分支。根据目前血液流变学的研究情况，可分为临床研究和基础研究两大部分。

临床部分，主要是研究各种疾病血液流变特性的变化规律，探讨在疾病的发生、发展、诊断、治疗、预后中血液流变指标的意义，从血液流变的角度研究疾病的发病机制、治疗措施等，监测病程的发展，评价药物疗效等。

基础部分，主要研究血液及血管的分子结构、胶体结构、组成成分的流动与变形规律，以及血液、血管的结构方程等。

（七）四肢血管病的无损伤检查

近年来，由于电子医学科学的迅速进展，大大发展了四肢血管病的无损伤检查技术，不仅减少了某些创伤性检查的痛苦和危险，而且弥补了某些其不能提供的血管功能状态的诊断依据。

无损伤检查的优点是无创无痛，患者易于接受而且检查快捷、重复性好、可靠性高，主要用于协助诊断有无四肢血管病变，推测病变的严重程度、侧支循环状况预后，判断手术或药物的疗效。常用的无损伤检查设备，有光电容积血流图仪，阻抗血流图仪，多普勒血流图仪及肢体体积描记血流图仪。

（八）微量元素检测

凡占人体总重量万分之一以下的元素称为微量元素。人体中可测出者约41种，共占人体总重量的0.05%左右，其中铁、铜、锌、钴、锰、铬、碘、镍、钼、钒、硒、硅等14种是人体必需微量元素，在人体生命过程中产生各种独特的生物学作用，与人体生长发育、内分泌、免疫、感染与修复及某些疾病的发生与转归密切相关。四肢血管病亦与微量元素有关，不同病种、疾病的不同阶段有其不同的变化规律，并以此可判断疾病的严重程度及预后，可针对性地调节体内微量元素水平，也是提高疗效的一个有效途径。

（九）微循环检查

微循环是指微动脉和微静脉之间的血液循环，其主要功能是直接参与体内组织细胞的物质交换，维持内环境的恒定，从而保证人体各组织器官生理活动的正常进行。因而是血液循环功能的体现场所。动脉硬化闭塞症主要累及肢体动脉血管，存在着不同程度的微循环障碍，尤其是患肢指、趾的甲皱微循环改变更为突出，因此对动脉硬化闭塞症的患者进行微循环的动态观察，可为疾病的诊断、鉴别、分型、病情与疗效追踪及用药导向和估计预后提供重要的信息。

（十）超声检查

随着超声诊断技术的进步和发展，超声检查在心血管病的诊治中取得了巨大的成功。近10年来，由于双功能超声扫描（duplex scanning）和彩色多普勒血流显像（CDFI）技术的应用，使无创血管诊断技术更趋于完善，这些技术不仅可以直接观察到血管病变的解剖结构上的改变，同时也能观察到血流动力学变化，不仅可以用于四肢血管的检查，同时也可以用于腹腔内的肠系膜动脉或肾动脉等内脏血管的检查。因此，超声无创诊断技术对动脉粥样硬化闭塞症的诊断和治疗起着重要的作用。现代超声诊断技术包括二维超声成像、超声双功仪及超声彩色血流成像仪三大类。三维成像提供人体某一切面上声阻抗参数及声衰减参数综合形成的大体形态声学图像，属形态学诊断；双功仪在二维图中以频谱多普勒法用取样线及取样门提取血流参数，系应用动目标产生回声频移的超声多普勒效应，为兼具形态学及血流动力学诊断分析的双重功能；超声彩色血流成像仪为在双功仪的基础上再以彩色编码显示血流流道，获得以黑、白二维图为底的血管分布彩色显示，并可在上述两种图形配合指示下用频谱多普勒法十分精确地提取各种有关血流参数，三种功能合一，应用方便、确切，为近10年来发展成熟的超声诊断新技术，在临床上被誉为“非创伤性血管造影”。

（十一）放射性核素检查

近年来，由于医学科学和核技术的迅速发展，特别是核电子学、电子计算机技术和分子生物学等现代科学技术的迅速发展和渗透，先进核医学仪器不断研制成功，利用放射性同位素来检查动脉和静脉的血流动力学变化，取得了很大进展。

放射性核素检查是利用放射性核素作为示踪剂，结合标记化合物在脏器中选择性的聚积，或参与生理、生化功能的特性，并用仪器控测其放出的射线来达到诊断疾病目的的检查方法。具有安全，简便，无创伤，可以重复进行的优点。对碘过敏不能行动脉造影者更为适宜，但对阻塞性动脉病变作定性诊断困难，常作为筛选方法使用。

放射性同位素动脉造影，分为颗粒性和非颗粒性两种。颗粒示踪剂如^{131}I、^{99m}Tc、^{113m}In标记MAA。非颗粒示踪剂又分为两种：非弥散性的和弥散性的。非弥散性有^{99m}Tc标记血清白蛋白、^{99m}Tc标记红细胞等；弥散性的属于气体者如^{133}Xe或金属性螯合溶液，如^{99m}Tc或^{113m}In等。应用这些示踪剂，可以检查和诊断主动脉瘤、动脉狭窄、动静脉畸形、动脉栓塞和阻塞性动脉疾病，并可应用于动脉重建术后，判断血管通畅程度及血流等。

分布在体内脏器中的放射核素是靠核脏器显像仪器进行探测、记录和显像的。核脏器显像仪器有闪烁扫描机、γ照相机和发射型计算机断层装置等。闪烁扫描机是通过控测器在体表依逐点探测，并同步作弓字形扫描记录，以显示放射性核素在体内脏器中分布的诊断仪器，虽然仪器有结构简单、价格较便宜、显示的脏器影像与真实大小近似等优点，但也有成像速度慢、不能作动态显像和分辨率低等缺点，因而使用范围有限，并已逐渐被γ照相机所取代。γ照相机主要有闪烁探测器、电子学线路及显示记录装置三个基本部分组成。20世纪70年代以后，借助电脑技术对γ照相机所获得的影像信息进行处理，使影像更清晰，分辨率更高，γ照相机的优点为灵敏度高，可一次成像，显像速度快，并可快速连续动态显像和计数，将形态和功能结合起来观察。缺点是价格较贵和影像太小。发射型计算机断层装置是一种能给出核素在体内各层面的分布及立体分布图像的显影技术。剖面图像不受邻近层面核素干扰，定位准确，空间分辨率高，能获得活体三维图像，并能定量计算脏器或病变部位的大小、体积及局部血液量等。

（十二）磁共振成像检查

磁共振成像（magnetic resonance imaging，MRI）是近年来应用于临床的先进影像学检查技术之一。其利用收集磁共振（magnetic resonance，MR）现象所产生的信号而重建图像，属于生物磁自旋成像技术，这一新技术的应用，使机体组织的显像从单纯的解剖显像提高到解剖学与组织生物化学和物理学特性变化相结合的高度，有利于疾病的早期诊断。目前，MRI 的临床应用日趋广泛，具有很大的发展潜力。而磁共振血管造影（magnetic resonance angrography，MRA）属于无创伤血管检查技术，不需要造影剂，不对人体造成任何损害。

（十三）X 线检查

X 线检查是最常用和简易的检查方法，临床上应根据病变的程度及其范围选择应用。

（十四）数字减影血管造影检查

数字减影血管造影（DSA）技术是继 CT 之后，20 世纪 80 年代应用于临床医学的新技术，它改进了传统的血管造影方法，是传统的 X 线心血管造影技术与现代计算机技术相结合的数字成像减影技术。通过减影清除与心血管重叠的骨骼与软组织阴影，从而获得“纯血管”影像，提供更多的血管生理病理信息以帮助诊断和治疗。随着 90 年代国际上兴起的介入放射学发展，以及新型医用材料的开发应用和相关检测手段的提高，以血管介入为主的新的血管外科技术以其简便安全、快速有效、损伤小、并发症少的优点而具有广阔的前景，已广泛地应用于临床。而 DSA 作为其中不可缺少的工具也处于不断地更新发展之中。

（十五）计算机体层摄影检查

计算机体层摄影（computed tomography，CT）于 1969 年由 Hounsfield 设计成功并于 1972 年公诸于世。它是计算机与 X 线检查技术相结合的横断体层摄影装置，其密度分辨力明显优于 X 线图像，为放射成像提供了一种十分可靠和用途广泛的检查方法，使疾病的诊断水平发生了深刻的变革，在动脉硬化闭塞症的诊断与治疗中也同样具有特殊的意义。

（十六）血管造影术

血管造影术是在透视控制下，把导管插入血管内注射造影剂，以 X 线快速连续摄影将在血管内流动的造影剂形态、分布及血液动力学情况显示出来。1953 年 Seldinger 发明了经皮穿刺股动脉，使用导丝引起导管插入的血管造影技术，为心血管造影和选择性动脉造影的蓬勃发展作出了重要贡献。由于造影设备、造影剂和造影技术的不断改进，血管造影检查方法和应用范围迅速发展，尤其是选择性动脉造影及介入放射学领域中诊断性血管造影与治疗相结合的血管造影技术，开拓了血管造影史上新的里程。目前先进的、大功率的 X 线机、数字减影及与之配套的高压注射器及快速换片装置，均由电子计算机控制摄片程序，使血管造影术更加完善、准确和安全。随着血管外科专业的发展，对于动脉硬化闭塞症的诊断方法日趋增多，但血管造影仍为主要的诊断手段，它对于了解病变血管的形态、范围、手术方式的选择、预后的评估等，均有着重要的意义。

四、诊　　断

（一）诊断标准

（1）发病年龄大多在40岁以上，男女之比为8.5：1.5。

（2）有慢性肢体动脉缺血表现：麻木、怕冷（或灼热）、间歇性跛行（瘀血、营养障碍），甚至发生溃疡或坏疽。常四肢发病，以下肢为重，有20%～25%发生急性动脉栓塞或动脉血栓形成。

（3）患肢近心端多有收缩期血管杂音。

（4）各种检查证明，有肢体动脉狭窄、闭塞性改变，下肢腘-股动脉以上病变多见（常累及肢体大中动脉）。

（5）常伴有高血压、冠心病、高脂血症、糖尿病、脑血管病和眼底动脉硬化等疾病。

（6）排除血栓闭塞性脉管炎、大动脉炎、雷诺病、冷损伤血管病等其他肢体缺血性疾病。

（7）动脉造影：①下肢动脉病变，腘-股动脉以上病变占60%以上；②动脉多为节段性闭塞，闭塞段之间的动脉和近心端动脉多呈纡曲、狭窄，因粥样斑块沉积，动脉呈虫蚀样缺损；③由于广泛肢体动脉硬化，侧支血管很少，而肠系膜下动脉、骶中动脉、髂内动脉和股深动脉等主要分支动脉就成为侧支血管，可发生纡曲、狭窄、闭塞。

（8）X线检查：主动脉弓、腹主动脉和下肢动脉有钙化阴影。

依据中国中西医结合学会四肢血管病专业委员会制定的动脉硬化闭塞症的诊断标准，可将本病概括为四条，即肢体缺血表现：间歇性跛行或持续性疼痛，伴有发凉怕冷，皮色苍白或发绀，或有组织营养障碍、缺血性溃疡及坏疽，动脉搏动减弱或消失；辅助检查支持肢体缺血并有动脉硬化特点：PPG显示重搏波消失，或B超显示有动脉硬化斑块，或X线显示有动脉壁钙化或有硬化斑块；血管造影显示动脉硬化的特征：动脉腔呈偏心性不规则狭窄或呈串珠样改变，或有斑块影，或管腔呈虫蚀样，或血管纡曲；有其他部位动脉硬化的表现，如冠状动脉粥样硬化、脑血管硬化、眼底动脉硬化及颞动脉硬化血管纡曲。

具备上述四条中的两条即可诊断为动脉硬化闭塞症，具备三条以上则为典型的动脉硬化闭塞症。

（二）临床分期

根据病情表现的轻重，临床将肢体缺血性疾病分为三期。

（1）第一期：局部缺血期，为疾病的初期阶段。因动脉病变尚轻，肢体组织缺血不明显，患者主观症状少且轻微，多表现为患肢远端的发凉怕冷，麻木感，或轻度胀痛和不适，出现间歇性跛行症状。随着病变不断发展，缺血程度逐渐加重，以上症状则表现得更加明显。但多数患者由于有较好的侧支循环建立，使组织缺血得以代偿，病情可以长时间保持稳定状态。皮肤颜色可正常或略苍白。肢体动脉搏动存在，但有减弱。也可能动脉搏动消失，这是动脉硬化闭塞症区别于血栓闭塞性脉管炎的一个特点：患者可能股动脉搏动消失而无明显的自觉症状或症状比较轻微。

（2）第二期：营养障碍期。在第一期病变的基础上继续发展，肢体缺血程度进一步加重，组织缺血较为严重，出现营养障碍性改变，表现为静止痛，夜间加重，肢体冰凉，皮色明显苍白或紫绀，或出现瘀点、瘀斑。动脉搏动多消失。同时患肢常有慢性肢体缺血所引起的组织改变，如趾（指）甲生长缓慢或停止生长，或增厚干燥，或形成嵌甲。皮肤薄而光亮，皮下脂肪组织消失。肌肉萎缩，足趾瘦削。此期若得不到正确的治疗，即可很快出现肢体的溃疡或坏疽而进入第三期。

（3）第三期：缺血坏死期。是肢体动脉硬化闭塞症的晚期表现。由于动脉闭塞，侧支循环建立不良，或在原来缺血的基础上继发血栓形成加重了供血不足，组织因严重缺血而发生坏疽。或因局部防护不当，如用热敷或热水烫洗等局部加热处理，或外用有腐蚀性的药物，致组织溃破，或继发感染而形成坏疽。缺血性坏疽多呈干性，常开始于一个或数个足趾，坏死发展较缓慢。若一发病即是全部的足趾甚至半足坏死，说明肢体在短期内发生了严重缺血，多为继发血栓形成或动脉栓塞。若合并感染而形成缺血感染性坏疽则坏疽发展迅速，坏疽呈湿性，可很快扩展到足踝甚至小腿部，患者多伴有发热、出汗、食欲减退等全身中毒症状。

根据坏疽和溃疡的部位可分三级：

Ⅰ级坏疽：溃疡只位于趾（指）部。

Ⅱ级坏疽：溃疡延及跖趾（掌指）关节或跖掌部。

Ⅲ级坏疽：溃疡延及全足背（掌背）或跟踝（腕）关节以上。

（三）发病类型

临床上根据发病的经过不同，可将本病分成三种类型。

（1）慢性阻塞，肢体缺血症状逐渐出现和加重。

（2）在慢性阻塞和动脉高位狭窄的基础上又有新的血栓形成，致使慢性缺血的肢体突然出现急性缺血症状和发生坏疽。

（3）急性阻塞，患者过去从无肢体缺血的症状表现，在动脉粥样斑块上形成急性血栓栓塞，致使肢体突然发生广泛严重的缺血和坏疽。

以上临床类型以第一种较为多见，由于病程缓慢进行，有一定的侧支循环建立以代偿部分组织血供，因此，发生坏死时间较晚。但此种类型由于病程长，血管阻塞的范围常较广泛，往往是长段的血管闭塞，血供仅靠侧支血管来维持，一旦出现严重的缺血，治疗常较困难，药物治疗需时长，疗效差；手术治疗由于远端缺乏满意的流出通道效果也不够理想，甚至无法手术。第二种和第三种类型由于在动脉硬化的基础上又发生急性动脉血栓形成，侧支循环来不及建立，造成肢体急性严重缺血，病情发展迅速，若得不到及时正确的治疗，常在短期内发生广泛的坏疽而不得不截肢甚至死亡。但若在早期能明确诊断，及时采取手术治疗，通过取栓或取栓加转流的方法，常能收到较好的效果。

（四）诊断分型

动脉硬化是一种广泛的疾病，可发生在主干动脉的各个部位，过去动脉硬化闭塞症就是指动脉硬化所引起的肢体缺血，近年来由于血管外科手术的进展及诊断方法的深入，对动脉硬化闭塞症又有了深入的认识，临床上常根据病变的不同部位而将本病分为三种类型。

（1）腹主动脉-股总动脉硬化性闭塞病：1940 年 Leriche 对主动脉分叉处动脉闭塞进行了描述，此后许多学者把腹主动脉在肾动脉以下包括两侧髂总动脉发生动脉硬化而引起的狭窄或闭塞性病变统称为 Leriche 综合征。

据 Servell 统计 5100 例动脉阻塞在下肢的位置是：腹主动脉-髂动脉段 14%，股动脉 49%，腘动脉 16% 和小腿动脉 21%。如前所述，股动脉是常发生狭窄的部位。

1）腹主动脉分叉处闭塞：此类患者发病年龄较轻，常在 55 岁以下，男性较多见，发病后有双侧间歇性跛行，在男性常有阳痿表现，下肢动脉搏动减弱或消失。由于病程长，良好的侧支循环能够建立，皮肤的温度和足部皮色改变可不明显，在疾病早期多无明显营养障碍改变。常在数年后出现下肢明显缺血。

2）髂股动脉闭塞：闭塞的部位常见于髂总动脉起始部，临床主要症状为间歇性跛行，疼痛部位在臀股部及下腰背部。股部及其以下动脉搏动消失或减弱、足趾部皮肤温度降低。

3）股动脉闭塞：股动脉为本病最常受累的部位，病变常开始于膝关节后面及内收肌口，当股动脉闭塞时，小腿部肌肉供血不足，可出现间歇性跛行、足部畏寒怕冷，股动脉及其以下动脉搏动消失。

（2）股动脉-腘动脉硬化性闭塞病：股动脉、腘动脉是肢体动脉硬化闭塞性疾病最常发生的部位。下肢动脉硬化病变的范围常较广泛，但也有节段性病变者。本病多见于股浅动脉，尤其是行经于股内收肌管内的一段，股浅动脉远端和腘动脉相连接处是形成动脉硬化的常见部位，而股深动脉则很少累及，有时整个股浅动脉已闭塞，而股深动脉尚维持畅通。肢体远端的血供常通过股深动脉的代偿而得以维持。

本病临床诊断并不困难。根据肢体缺血的表现及动脉搏动的减弱或消失，很容易想到本病的可能。若有肢体缺血性坏疽，本病的诊断则更易确立。超声多普勒、光电容积描记、肢体血流图等多种无损伤性检查有助于本病的诊断。血管造影是最可靠的诊断方法，术前应作为常规检查。

由于本病与血栓闭塞性脉管炎的临床表现很类似，但病理变化不同，治疗方案有很大的区别，需注意鉴别诊断。

（3）颈动脉硬化性闭塞病：在西方国家，由颈动脉分叉部动脉硬化所致的所谓颅外阻塞性脑血管病已相当普遍，部分则由椎动脉开口处动脉硬化所引起。1995 年 Mattos 报道美国一个社区医院治疗的病例就达 2243 例之多。在我国尽管由动脉硬化引起的颅外阻塞性脑血管病尚甚少见，但随着我国人民生活水平的迅速提高和饮食习惯与结构的改变，不难预测，此种病变的发病率将会不断升高。1905 年 Chiari 描述了颈动脉溃疡性斑块和由其碎片引起的脑卒中。1914 年 Nunt 再次提出颅外动脉阻塞在脑血管病发病中的重要性，并提出大脑性跛行（cerebral claudication）这一概念。以后 Fisher 观察到患者颈动脉分叉部病变严重而其远端动脉可完全正常，并预言总有一天血管外科会为此病打开治疗之门，但当时大多数医生仍认为中风主要是由颅内病变所致。直至 1954 年，Eastcott 首次成功地完成颈动脉血栓内膜切除术（thromboendarterectomy，TEA），此后，此术逐渐获广泛地开展而成为治疗本病的标准手术之一。椎动脉在本病发病中的重要性也引起了重视。1960 年 Contorni 报道了锁骨下动脉盗血综合征；1963 年 Powers 以椎动脉血栓内膜切除术治疗椎动脉系统的短暂性脑缺血；1965 年 Blackmore 报道了无名动脉盗血综合征。此后又出现了一系列胸腔外血管旁路移植术，较经胸手术更为安全。近年来由于血管造影的普遍应用，特别是经股动脉插管的选择性造影、数字减影动脉造影（DSA）、磁共振（MRI）及 CT 脑扫描的广泛应用，使人们认识到许多既往诊断为颅内脑血管病的疾病实际上是由颅外阻塞性血管病所引起。特别是近年来注意到短暂性脑缺血发作（transient ischemic attacks，TIA）、可逆性缺血性神经缺损（reveresal ischemic neurological deficit，RIND）不仅常与颅外阻塞性脑血管病有关，而且又是脑卒中的警告或先兆。TIA 指 24 小时内可恢复的颅神经损伤，一般多在数分钟、数小时内恢复；RIND 是指在 1 ~ 3 天内恢复的颅神经损伤，前者明显较后者为多。据国外统计，中风患者有 1/3 ~ 2/3 既往有 TIA 的发作；而有过 TIA 发作者在 1 ~ 5 年内至少有 1/3 ~ 2/3 可能发生脑栓塞。因此，积极预防 TIA 的发作在临床上具有重要意义。其中，积极治疗颅外阻塞性血管病是最重要的措施之一。

引起 TIA 的病因概括起来可分为栓塞性和非栓塞性两大类。非栓塞性者多数与动脉粥样硬化等血管本身病变引起的动脉管腔狭窄或阻塞有关。动脉粥样硬化在颈动脉系统的颅外部分主要见于：颈内动脉起始部，也即颈总动脉分叉部，病变常局限在分叉处上下 1 ~ 2cm。只有当狭窄超过血管管径 80%，残存血管直径窄于 2mm 时才出现症状，这主要由于其远端脑血流降低出现低血流现象，特别当侧支情况欠佳或颅底动脉环（willis 环）发育不全或功能障碍时，更易产生症状，特别是当发生低血压或心排血量减少时更易发病。但引起 TIA 更常见的原因属栓塞性病变：由于动脉内膜增生的不断加重，在内膜下发生变性、坏死出血和血肿，导致增生的内膜斑块破裂，而在病变的动脉内壁引起溃疡，脱落的碎片可引起脑栓塞，在粗糙或溃疡的内膜面上易引起血小板聚集，形成附壁血栓，此种血栓碎片或附壁血小板栓子等随时有脱落的危险，从而引起其远端动脉即大脑中动脉或其分支的栓塞。当栓子小，也即微栓塞时，引起 TIA；当栓子大时引起脑卒中。

如动脉粥样硬化等病变主要在主动脉弓及其大分支，则可出现椎动脉血逆流，称为锁骨下动脉盗血综合征和无名动脉盗血综合征。又由于动脉粥样硬化病变经常是多发性的，故可同时存在数处病变，也可同时存在颅外和颅内阻塞性血管病变。

颅外阻塞性脑血管病最常见的临床表现是 TIA 和 RIND。如果由于颈内动脉起始部或近端动脉粥样硬化引起不全梗阻者，临床上有两组常见症状：①一过性单眼黑矇；②一过性大脑半球症状。Fisher 指出栓子来源于颈内动脉起始部动脉粥样硬化狭窄或溃疡时所引起的动脉至动脉的栓子如果很小，可以很快通过颈内动脉分支，眼动脉，直至阻塞视网膜小动脉，表现为一过性黑矇，典型患者叙述为眼内有一过帘幕，从上而下或自下而上地展开，用视网膜镜可以看到胆固醇性发光体，即所谓 Hollenhurst 斑块。如果栓子较大，影响颅内较大动脉分支则可出现大脑半球症状。它的特点是反复发作的一过性的以对侧偏瘫或单瘫为主的临床表现。此外，在颈动脉分叉部常可听到血管杂音。

至于锁骨下动脉盗血综合征，除在锁骨下窝可闻及血管性收缩期杂音外，患侧上肢血压降低，桡动脉搏动减弱或不易扪及，同时可伴有椎基底动脉供血不全或颈动脉供血不全症状。无名动脉盗血综合征常同时具有大脑半球和椎基底动脉供血不全症状。

根据上述临床表现诊断大致可以成立。近年来出现的一系列无创伤检查方法，颈动脉音频分析仪和双功能颈动脉彩超扫描仪可观察颈动脉管腔狭窄和血流情况；双向 Dopplrt 血流仪可明确眶上动脉血流方向，以及电子计算机扫描仪、电子计算机血管诊断仪和数字减影血管造影等对诊断帮助颇大。但如要手术治疗，尚需行动脉造影以进一步明确病变部位、范围和侧支循环状况。当颈总动脉分叉及其邻近严重狭窄或虽无明显狭窄而有龛影或两者兼有之或颈总动脉阻塞及锁骨下动脉起始部或无名动脉阻塞时诊断可以成立。椎动脉血逆流可结合延期摄片加以肯定。

（五）诊断方法

动脉硬化闭塞症是一种中老年疾病，随着人类生活水平的提高及寿命的延长，动脉硬化的发生率越来越高，因此，动脉硬化闭塞症在四肢血管病中占据越来越重要的地位。由于动脉硬化闭塞症病变常是局限性的，且常位于大中动脉。如果诊断明确，及时采取正确的治疗方法，多可取得良好的治疗效果，因此早期诊断十分重要。另外，可以引起肢体缺血的疾病至少有 10 多种，治疗又有各自的特殊性，必须对每个患者进行认真的分析，做出明确的诊断，选择针对性的治疗方法。

现代医学发展至今，由于广泛吸收了现代科学的技术和方法，对疾病的辅助检查达到了较高的水平。对于血管病的诊断，由于某一组织器官有其特定的血液输入（动脉）和输出（静脉）管道，某一血管出现病变可以在相应的组织和器官出现较为明显的表现，因此，大部分血管外科疾病，可通过详细的询问病史及认真的体检就可初步做出定性、定位的诊断。因此了解其诊断方法极为重要。

1. 病史

（1）性别：在肢体缺血性疾病中，有明显的性别差异。动脉硬化闭塞症多发生于中老年男性，女性占 20% 左右。而糖尿病合并动脉硬化闭塞症女性所占比例明显升高。

血栓闭塞性脉管炎多发生于青壮年男性，女性少见。多发性大动脉炎、雷诺病等以女性多见。

（2）年龄：可以引起肢体缺血的疾病很多，大部分疾病有不同的发病年龄段。血栓闭塞性脉管炎多发于40岁之前，动脉硬化闭塞症多发于40岁以后，大动脉炎也多发于40岁之前。

（3）吸烟史：吸烟者易发生动脉硬化，因此，动脉硬化闭塞症患者也有较多的吸烟者。但相比之下血栓闭塞性脉管炎患者绝大部分是嗜烟者，且多开始吸烟的时间比较早。

凡缺血性疾病，都应该戒烟。动脉硬化闭塞症患者有一部分需要手术治疗，吸烟对肺功能的影响较大，相应增加了手术的风险。血栓闭塞性脉管炎患者更应该绝对戒烟，但让患者戒烟确非一件容易的事，需要临床工作者作长期艰苦的工作。

（4）受寒史：约半数的血栓闭塞性脉管炎患者肢体有寒冻史，而动脉硬化闭塞症患者的发病多与此无关。但寒冷可以明显地加重肢体缺血的症状。

（5）既往史：既往有高脂血症、高血压、冠心病、脑动脉硬化或脑血管意外、糖尿病等病史，有助于动脉硬化闭塞症的诊断。

若原有风湿性心脏病二尖瓣狭窄或心房颤动，或近期内发生过心肌梗死，然后在短期内迅速出现严重的肢体缺血，常提示为急性肢体动脉栓塞。

也有一些患者无心脏疾病病史而有糖尿病病史，突然出现严重的肢体缺血，经手术证实为急性动脉栓塞。栓子的来源可能是动脉硬化的内膜斑块。

了解有无糖尿病、高血压、冠心病及脑血管意外，对决定治疗方案也甚为重要。

既往有血栓闭塞性脉管炎病史的患者，随着年龄增大，发生动脉硬化的概率比正常人高。对过去有血栓闭塞性脉管炎病史者在中老年以后发生肢体缺血，也应考虑到有动脉硬化闭塞症的可能。

（6）发病经过：由于动脉硬化是一种慢性退行性病变，因此动脉硬化闭塞症是一个慢性的发病过程，病变进展缓慢，患者常有肢体发凉、间歇性跛行、肢体麻木等病史，并逐渐加重。一般经过数年才出现严重的临床症状。若在短期内病情迅速恶化，可能是在动脉硬化的基础上继发了血栓形成。如果发病突然，在数小时内即出现严重的缺血症状，首先考虑为急性肢体动脉栓塞。

（7）临床症状：早期最典型的表现是间歇性跛行，以后逐渐发展成为静止痛。其他常见症状还有肢体怕冷、沉重无力、麻木感、刺痛感，甚至烧灼感。出现缺血性静止痛时病变已进入晚期，常很快出现缺血性溃疡或坏疽，疼痛剧烈，至夜晚疼痛更为严重，患者常抱足而坐，彻夜难眠，痛苦不堪，常在很短时间内发生肢体的缺血性坏死。

在病变处于晚期时一般做出肢体缺血的诊断多无困难。但即使做出正确的诊断，由于已到疾病的晚期，治疗较为困难，患者可能要遭受长时期的痛苦折磨，因此早期诊断甚为重要，为此对间歇性跛行要有全面的了解。

间歇性跛行多见于下肢，主要为足部、小腿及臀股部。这三个部位可以单独出现，也可以联合出现。

发生于小腿的间歇性跛行症状最为典型，患者以一定的速度行走一定的距离后即在腓肠肌部出现酸困沉胀或痉挛性疼痛，迫使患者止步休息，休息数分钟后症状即可缓解，而继续行走后症状则重复出现。但也有个别患者在出现症状后继续行走症状可以减轻。对于动脉硬化闭塞症患者也常表现为臀-股间歇性跛行：主要表现为下肢酸胀和软弱，行走一段距离后感到髂或股部非常疲乏。行走时若负重，或速度快，或登高，症状则出现早，恢复的时间长；反之则症状出现晚，恢复快。重要一点是在间歇性跛行时患者的症状消失时间一般不超过5～10分钟，如果疼痛消失时间超过1小时，甚至休息一夜症状尚不能消失，很可能是由于非血管性疾病所引起。常见的是关节或神经病变。

关节病变：在髂或膝关节病变时也可引起下肢的酸胀、软弱和疼痛，而且也可发生在运动以后，休息一段时间后也能缓解。但疼痛的程度与活动量不一致，休息后疼痛并不能很快消失，需要经过一段时间后才能缓解。此外，髂或膝关节炎时症状易在气候变化时发生，而且没有血管受累的其他证据。

神经源性间歇性跛行，又称马尾性间歇性跛行，系由腰椎病变压迫马尾有关神经根所引起。但这种疾病所引起的疼痛或放射性疼痛、麻木、针刺感或运动不协调多见于下肢前外侧，如果长期站立或平卧时伸直背部能激发同样的疼痛，这种症状需要休息 20～30 分钟后逐渐消失，肢体远端动脉循环不受影响。还有一个特点：血管性间歇性跛行患者在上楼时症状加重，下楼时症状减轻；神经源性者则上楼时症状轻，下楼时症状重，这也有助于鉴别诊断。

2. 体格检查

（1）一般情况

1）体温：在肢体缺血性疾病，一般体温正常。若出现体温增高，除外其他因素，最多见的是缺血合并感染坏死，多为低热或中度发热，若出现高热则提示感染严重，预后较差。对于青少年，特别是女性，有肢体缺血的表现，在病史中有不明原因的发热，常提示为自体免疫性疾病，如大动脉炎、红斑狼疮合并的血管炎、类风湿性血管炎等。

2）脉搏：若脉率正常，节律整齐，说明一般情况尚可。若脉率增快，除外心脏本身的因素，常为肢体缺血坏疽合并感染所引起的中毒症状。若脉律绝对不齐，脉搏强弱不一，多为心房颤动，在急性肢体缺血患者首先考虑为动脉栓塞。

3）血压：血压的变化与病情轻重的关系在四肢血管病中尚有其特殊性。若血压高，提示动脉硬化闭塞症的可能性大。还需注意应测量四肢血压以便对比。正常情况下双上肢或双下肢之间血压相差不超过 15mmHg，若相差较大可以肯定是由于血管病变所引起，且较低的一侧多为病变的肢体。测量下肢血压时让患者俯卧，血压计袖带缠绕于大腿，将听诊器放在腘窝部进行测量。正常情况下下肢血压（收缩压）高于上肢 20mmHg 左右，若低于上肢提示下肢缺血。若下肢血压显著高于上肢则提示上肢缺血。大动脉炎患者常表现为病变远端的低血压和病变近侧的高血压。有时上肢血压消失而下肢血压增高。

（2）望诊

1）面容：由于血管病变很多都可以影响到面部，而面部的变化也可对血管病的诊断提供帮助，因此应当注意。

a. 痛苦面容：若患者表情痛苦，不能行走，甚至抱足呻吟，常是肢体缺血性疾病的第二或第三期。

b. 五官不正：多见于脑血管意外后遗症。若同时有下肢缺血，首先考虑为动脉硬化闭塞症，或是肢体动脉栓塞。也要注意检查颈动脉，也可能是颈动脉的硬化闭塞。

c. 骷髅面容：患者两颧高突，面颊及眼窝深陷，形似骷髅。乃因头面部缺血、肌肉萎缩所致，最多见于大动脉炎的头臂型，患者常同时伴有白内障或眼底病变致视力减退，甚至失明。

d. 模具面容：患者面部皮肤增厚，光亮，皱纹消失，皮肤失去弹性，状如石膏模具一般，故称模具面容。此面容见于硬皮病患者。

e. 二尖瓣面容：患者面部浮肿，两颧暗红，临床称之为二尖瓣面容。主要见于风湿性心脏病二尖瓣狭窄。若患者同时出现严重的肢体缺血，首先考虑为急性肢体动脉栓塞。

2）舌诊：是中医所特有的内容，在肢体缺血性疾病中，舌诊对于辨证治疗、判断病情的轻重及预后有重要的意义。舌诊包括望舌形、舌质、舌苔等内容。

a. 舌形：舌体胖大而色红者，中医辨证属热证，多见于肢体缺血坏疽继发感染。舌体有裂纹或生芒刺，多见于肢体坏疽继发感染热毒炽盛，阴液耗伤。舌体胖嫩而色淡红，舌边有齿痕，多为脾虚或气血两虚。若为舌体瘦而红绛，舌有瘀斑久不消退则多为阴虚热盛，瘀血凝滞，治疗不易，预后不佳。

b. 舌质

舌淡：舌质淡白多属虚寒证，常见于动脉硬化闭塞症早期或疾病的恢复期，属于阳虚型或气血两虚型的患者。

舌红：舌质红为热证。红而干燥为阴虚火旺；舌质红而起芒刺为热毒炽盛。舌质红而苔黄为实热证。舌尖红为肝胆积热。

舌绛：舌质红为热毒炽盛，常见于肢体缺血严重坏疽继发感染患者。中医辨证属热毒炽盛，热盛伤阴，阴液受到不同程度的耗伤，虚实兼杂，病情严重。舌质红绛而苔白为有瘀热，肢体缺血程度常较轻。舌质红绛而苔黄为实热证，苔黑为热毒炽盛，肢体坏疽严重，患者常伴有高热、神疲、脉数等中毒症状。舌质红绛而有瘀斑为血瘀证，常为严重缺血濒于坏死时的表现。

舌紫：舌色紫暗为瘀血表现，常见于肢体缺血较为严重，如出现静止痛的二期肢体缺血，一般为慢性缺血的表现。若舌质紫暗而干燥或起芒刺者为热证，舌质紫暗而滑润者多为寒证。

3）舌苔

a. 白苔：舌苔白多属表证，病情比较轻。在动脉硬化闭塞症早期一般多为白苔。随着病情的发展，舌苔也发生变化。苔薄白而润为寒湿，苔薄白而燥为伤津。舌苔白厚而干为实热证；舌苔白厚而腻为痰湿内停。如为白苔而中间带黄则为病情发展处于寒湿郁久化热的过程中。

b. 黄苔：舌苔黄多为里证、热证，为肢体缺血性疾病之寒湿郁久化热的初期阶段，肢体常有复发性游走性血栓性浅静脉炎，或肢体轻度坏疽继发感染，病情比较严重，患者常有较为严重的肢体疼痛，影响睡眠。舌苔薄黄为热轻，舌苔黄厚为热盛。舌苔黄腻为湿热蕴结，舌苔黄燥或起芒刺为热盛伤阴。如果舌苔黄而中间带黑则为病情发展加重。

c. 黑苔：舌苔发黑在临床上比较少见，一般在病情相当严重时才出现黑苔。多见于肢体缺血性疾病合并严重的感染坏疽，预后较差。黑苔当需细辨；若苔黑而燥，或舌质红绛，为热极伤阴，病情严重。若苔黑而润，或舌质淡紫，多为寒凝血瘀之象。

d. 无苔：舌质淡白无苔为气血两虚，舌质红而无苔为阴虚内热，舌质红绛而无苔则为热盛伤阴。

就临床所见，舌象的变化与病程的进展有一定的相关性，在病变早期，常舌质淡红，苔薄白，以后随着病情的进展，舌质逐渐转为紫暗或有瘀斑，若发生坏死或合并感染则舌质红而苔黄，若黄苔渐转为黑苔则病情加重，经治由黑苔转为黄苔和薄白苔则病情逐渐好转。

4）皮肤颜色：主要取决于皮肤的血流、毛细血管的舒缩状态及血色素的含量。在四肢血管病的诊断上，皮肤颜色是很重要的体征。皮肤颜色的改变受环境温度的影响较大，正常人皮肤呈淡红色，当温度高时皮肤血管扩张，皮肤颜色呈深红色。若外界温度低时小动脉收缩皮肤颜色苍白。若小动脉和静脉同时收缩，毛细血管内血流停滞则呈暗紫色。

在肢体有血管病变的情况下一般皮肤颜色有四种改变，即苍白、发绀、潮红、色素沉着。

a. 苍白：苍白是肢体缺血的早期皮色改变。苍白的程度和范围常常与肢体缺血的程度相平行。查看下肢的皮肤颜色时需要求患者平卧于检查床上数分钟，然后在自然光线下在约 2m 以外观察足底部的皮色。慢性肢体缺血性疾病的皮色苍白常限于一个或几个趾腹部，足底前部的苍白常呈岛屿状，即散在的片状苍白。若在平卧位超过半足以上的均匀的蜡样苍白，提示严重的肢体缺血。

静止时皮色正常而在运动后出现肢体远端皮色的变化，正常情况下局部乳头下静脉丛因受压而血液被挤入周围和深部组织，因而皮肤出现苍白色，解除压迫后从苍白的周围逐渐向中央皮色恢复正常。若皮色恢复时间超过5秒，提示有动脉缺血。如果局部皮色发绀，指压后无苍白，说明局部皮肤将发生坏死。

在平卧位观察足底的颜色若无明显异常，则需进行肢体抬高试验，或称为贝格（Buerger）试验。

b. 发绀：皮肤发绀提示血流减少，紫黑色提示血流接近停止或完全停止。在严重缺血的肢体，常在苍白的皮肤上出现片状的紫色斑，如大理石样，伴有皮温冰凉，此时常提示皮肤的坏死多难以避免。若是急性肢体缺血，在供血改善后原发绀的区域常起水泡然后结痂。如果坏死表浅则黑痂自行脱落而愈；若坏死层次较深则形成溃疡。

c. 发红：一般皮肤发红常是合并感染所致，但在血管病中却有着特殊的意义。如果皮肤发红沿浅静脉的走行分布，呈索条状，有疼痛和压痛，即为血栓性浅静脉炎。血栓闭塞性脉管炎的患者40%合并血栓性浅静脉炎，且常反复发作。

对于动脉硬化闭塞症的患者，在平放下肢时有时足底皮色发红，皮肤干燥发亮，弹性差，抬高肢体时则变为苍白色。若合并糖尿病则此种表现更为多见。

对于血栓闭塞性脉管炎患者，在晚期常见足趾皮色发红或暗红，光薄发亮，肌肉萎缩而呈皮包骨状，足趾变细，关节僵硬。

在糖尿病患者，有时可见足趾皮色发红，温度升高，动脉搏动增强，患者喜凉怕热，遇热则感觉烧灼样疼痛，称为灼痛足。也有些患者虽觉灼热疼痛，但触之皮温反低，皮色发红，常是糖尿病合并缺血性神经炎的表现。

若在青少年出现肢体的皮色发红，多为对称性，局部皮温高，遇热疼痛剧烈，得凉则觉舒适，多为红斑性肢痛症。

d. 色素沉着：在外周血管病中常可见到皮肤有黑色的色素沉着。最多见于下肢静脉回流障碍性疾病，如深静脉血栓形成后遗症、大隐静脉曲张等。静脉性色素沉着多见于下肢远端，以内踝上方和足部最多见，中间呈片状色黑，周边色较淡，呈点片状，常伴瘙痒。血栓闭塞性脉管炎患者，常由于反复发作的血栓性浅静脉炎而留下条索状的色素沉着，甚至呈树枝状。对于肢体缺血反复发生缺血性溃疡者，在溃疡周围也常有黑色的色素沉着。

如果皮色呈交替性的苍白–青紫–潮红变化，则称为雷诺现象，或称雷诺病。多见于女性，青少年多见，常见于手指，以第4、5指为多，拇指常幸免。一般在寒冷或情绪紧张时发生。典型的表现是在正常的皮肤上出现苍白的改变，以后可逐渐变为青紫色，然后变为潮红色，最后恢复正常。有些患者表现不典型，但苍白是必有的表现。此病多见于进行性系统性硬皮症的患者，有时在雷诺现象出现数年或更长时间后才出现硬皮症的表现，应予注意。另外也可见于血栓闭塞性脉管炎、动脉硬化闭塞症等疾病，但症状较轻。

5）汗毛和趾甲

a. 汗毛：毛发的生长与组织的血液供应有一定关系。慢性缺血的肢体，常见汗毛稀疏或脱落，经治疗汗毛生长良好是血供好转的一个标志。对一个慢性缺血的肢体，若汗毛生长尚可，经治疗就有保住肢体的希望。对于一个严重缺血的肢体，若无汗毛生长，提示是慢性缺血，病史较长（但有时患者自己否认既往有肢体缺血病史，乃因慢性缺血过程症状轻微，患者未注意，若仔细询问多有间歇性跛行病史），常有较严重的动脉硬化，治疗困难。若汗毛生长良好而肢体严重缺血，则多为肢体动脉栓塞或急性动脉血栓形成，病史较短，治疗效果较好。

b. 趾甲：观察趾甲的意义与汗毛相同。中医认为“甲为血之余”，在慢性肢体缺血时趾（指）甲生长缓慢或停止生长，趾甲常增厚，变形，失去光泽。经治疗根部有白色的新生趾甲出现常是供血好转的标志。

对于急性的严重的肢体缺血，注意查看趾甲也很有意义。若趾甲无改变，提示缺血时间短，常为急性动脉栓塞，取栓治疗效果较好。若趾甲增厚变形，提示有慢性缺血病史，多为动脉硬化闭塞症伴发急性血栓形成，取栓效果多不够理想，常需行转流术。

6）肌肉

a. 肌萎缩：肌萎缩是缺血性疾病常有的体征，尤其是慢性缺血者，肌萎缩几乎是必有的体征。临床还需注意肌萎缩的原因有多种，一般分为三类：神经源性、废用性和缺血性。神经源性是由于支配该区域的神经病变致肌肉张力减低，变得松弛。废用性肌萎缩是由于长时间的活动受限而肌肉松弛萎缩。缺血性则是由于营养障碍而肌肉萎缩。对于一个慢性肢体缺血的患者，常因缺血而产生疼痛，进而活动受限，最后患肢可发生严重的肌萎缩。

肌肉萎缩可发生于许多部位。对于下肢缺血者，常表现为足趾变细，足部瘦削如皮包骨状，小腿或大腿变细。发生于上肢者常表现为手指的变细，指端变尖，状如削竹。发生于颈部动脉的缺血性病变则面部肌肉萎缩而呈骷髅面容。

b. 肿胀：肿胀常是静脉回流障碍的表现，肢体缺血性疾病一般不出现肿胀。对于缺血肢体出现肿胀者，一般有以下几种情况。

在患者出现静止痛以后，由于肢体严重缺血，患者常将足悬垂于床前，企图通过放低足的位置而增加血供，或屈膝抱足而坐。长时间如此可使静脉回流受阻而出现肢体肿胀。此肿胀多位于足背及踝关节周围，放平肢体后可很快减轻或消失。由于组织肿胀后加重缺血及易于合并感染，因此应劝阻患者不要垂足于床前，也不要站立，应当卧床放平肢体。

若肢体肿胀位于溃疡或坏疽的周围，疼痛剧烈，局部发红发热，则是合并感染所引起。

在治疗的过程中，随着肢体供血的好转（或应用扩张血管的药物，如前列腺素），有时肢体也可出现轻度肿胀，此种肿胀无疼痛及其他不适，皮色无变化。

对于严重肢体缺血行取栓术后或转流术后，由于缺血再灌注损伤，也可出现肢体肿胀，且原来缺血程度越重、时间越长，肢体肿胀的程度也越重。此时需抬高患肢以利静脉回流。肿胀多在10天左右逐渐减轻。严重时形成筋膜高压综合征，需要切开减张。

7）溃疡：任何原因造成的皮肤、黏膜的连续性破坏，使组织缺损都可形成溃疡。溃疡的深浅不一，浅者仅限于皮肤或黏膜，深者可达皮下组织、肌肉，甚至骨骼。形成溃疡的原因很多，临床表现各有特点，治疗方法及预后各异，需仔细鉴别。常见的溃疡有以下几种。

a. 缺血性溃疡：由于动脉病变严重地影响到皮肤的血流供应，使组织因缺氧而形成溃疡。或由于轻微的外伤，如抓伤、烫伤或热敷等，导致皮肤溃烂而形成溃疡。这种溃疡常发生于肢体的远端和足跟部，溃疡开始时不规则，呈锯齿状，基底部呈灰白色，肉芽组织生长缓慢，经久难愈。在发生溃疡前常有慢性肢体缺血的表现，如间歇性跛行等，一旦形成溃疡则转为持续的静止痛，夜间尤其剧烈。

b. 静脉瘀滞性溃疡：又称为重力性溃疡或瘀积性溃疡。主要见于下肢静脉曲张或深静脉血栓形成后遗症。也可见于先天性动静脉瘘。由于静脉血回流障碍，静脉高压、静脉血液瘀积在皮肤及皮下组织中，使皮肤增厚、肿胀，失去弹性，可自发或外伤后形成溃疡。溃疡多位于内踝或外踝的上方，即所谓“足靴区”，面积一般较大，溃疡浅而不规则，底部常有湿润的肉芽组织覆盖，易出血。周边常有黑色素沉着，并常伴有肿胀和静脉曲张。

c. 神经性溃疡：此类溃疡常与神经损伤有关，如脊髓损伤、脊髓空洞症、糖尿病及腰交感神经节切除术后。溃疡常发生在受压点或胼胝处，深而易出血，边缘多呈锯齿状，常有片状感觉减退。溃疡疼痛多较轻甚至无痛。

d. 麻风性足底溃疡：麻风病患者常引起下肢神经损害形成麻风性神经炎，导致足底麻木，感觉迟钝，皮肤容易损伤而形成溃疡。多发生于结核型麻风患者，溃疡多见于足底部，特别是负重部位，如跖骨头处及足跟底部。溃疡不痛，深浅不一，底部肉芽呈灰暗或苍白色，周围皮肤角质增厚，长期不愈。

e. 压迫性溃疡：由于动脉硬化闭塞症患者多为中老年，且常合并心、脑血管病，或因为缺血性静止痛患者不愿变换体位，致使身体某一部位长期受压而形成溃疡。在下肢主要见于足跟及内、外踝部。初开始时受压部位皮肤发红变硬，以后皮肤可发黑，起水疱，疱破后形成溃疡。

8）坏疽：是肢体缺血的严重后果，可自行发生，也可因局部加温、药物刺激、拔甲或损伤等原因诱发。缺血性自发坏疽常位于趾端，或起于甲旁，或起于趾间，坏疽多为干性，以后继发感染而呈湿性。常见的细菌有金黄色葡萄球菌、溶血性链球菌、绿脓杆菌、大肠杆菌、变形杆菌及厌氧菌。其创面及脓液特点各不相同，临床认真观察，可初步做出病原菌的判断，对治疗有一定的指导意义。有条件做脓液细菌培养及药物敏感试验则更为准确。

金黄色葡萄球菌引起的感染周围界限较清楚，脓液黄色而黏稠，脓汁常呈颗粒状或形成凝块，周围常伴有红肿炎性浸润。溶血性链球菌感染形成的大多是扩散性炎症，周围界限不清楚，脓液稀薄而带有血性分泌物。该细菌常易与阴性杆菌及厌氧菌形成复合感染而导致严重的坏疽，发展迅速，预后差，应予高度重视。大肠杆菌引起的感染脓液多呈灰白色，脓汁稀薄，且可带有明显的粪臭味。变形杆菌引起的化脓性感染，创面常有棕绿色且带有恶臭气味的分泌物。绿脓杆菌感染的伤面脓液呈绿色，且有特殊的似生姜样的气味，脓液多黏而能拉成丝，创面肉芽组织呈灰黑色坏死。由于此种细菌对多种抗生素天然耐药，治疗困难，若与其他细菌联合，治疗更是不易，预后差。厌氧菌引起的外科感染已越来越受到人们的重视，其感染伤面有恶臭气味，并可有黑色的带血性的分泌物。

尤其应注意多种细菌协同致病所引起的坏死性筋膜炎而导致的严重坏疽，以合并糖尿病的患者更为多见。患者常因足部轻微的外伤后或无明显诱因出现足部皮肤发红，并很快向周围蔓延，初起表现类似丹毒，皮肤发红，状如涂丹，但进展非常迅速，常于2～3天后原红斑区中心皮肤呈灰白色，起水疱，疱破后流出淡红色液体，其下皮肤呈红色出血性坏死。有时皮下可产生气体，表现为局部剧烈疼痛，触诊有捻发音，切开后有恶臭的气体逸出。脓液多呈灰黑色，黏冻状，杂有脂肪颗粒，气味恶臭，属祖国医学“烂疔”的范畴。

当患肢有严重坏疽，继发感染时，可出现全身中毒反应，包括体温升高、脉率增速等。

9）眼底检查：眼底血管是人体唯一可以直接看到血管壁的血管，通过眼底检查可明确有无动脉硬化，对动脉硬化闭塞症的诊断有一定意义。可以用眼底镜检查，有条件最好做眼底摄片或视网膜荧光血管造影。其动脉硬化表现一般为动脉收缩变细，管径不均匀和高度纡曲等。有时动脉走行较直，分支角度变锐。动脉硬化较重时则反光增强而变宽，外观呈金黄色，可称为铜丝状动脉，再进一步，管壁增厚看不到血柱反光时称为银丝状动脉。动脉硬化性高血压动静脉交叉处常有典型的改变，如静脉被动脉所遮盖而发生隐匿现象；动静脉交叉由锐角变为近似垂直状态，发生偏位称为移位；静脉有时似陷入深部称为凹陷；静脉跨越动脉呈拱桥式称为隆起；静脉受压发生狭窄形似中断两端呈锥形时称为削尖；远心端血流受阻而扩张时称为堆积。由于动脉变细，动脉静脉管径之比由正常的2∶3变为1∶2。

（3）触诊

1）皮肤温度：正常情况下组织的温度与其血液供应呈正比例关系，血供丰富其温度就高，血供不足其温度就低。因此在肢体缺血性疾病，其早期表现即有肢体发凉。如果在温暖的室温下肢体持续发凉，可以肯定肢体是缺血的，短期内发生的肢体冰冷加之剧烈的肢体疼痛常是肢体动脉栓塞的表现。缺血的肢体经治疗若肢体温度恢复也是病情好转的可靠依据。

检查时用示指及中指的背面快速触及患肢皮肤，从肢体远端逐渐向近侧移动，可以感觉到皮肤温度的变化区域及变温带。在严重缺血时，皮肤温度降低比较明显，降低的区域以肢体远段的部位最为明显，触之有冰冷的感觉，由趾（指）端向近侧检查，温度逐渐开始升高。观察皮肤温度改变时若与健侧对比更有临床意义。还要注意皮肤温度的改变断面比血管闭塞的平面要低，如腹主动脉末端栓塞者，皮肤温度的改变约在双侧大腿和臀部，髂总动脉栓塞者变温约在大腿上部，股总动脉闭塞变温带在大腿中部。对于慢性肢体缺血者，由于侧支循环的建立较为丰富，肢体变温带较血管闭塞的平面更低。

2）动脉搏动情况：在肢体缺血性疾病的诊断过程中，应认真检查各个部位动脉搏动的情况。临床上根据肢体动脉搏动情况结合病史及其他体检可初步做出肢体是否缺血的判断，若肢体缺血还可大致判断出病变的部位和范围。一般将动脉搏动分为消失（-）、可疑（+-）、减弱（+）、正常（++）、增强（+++）。常用的动脉触诊部位如下。

a. 上肢动脉

桡动脉：在腕部屈面桡侧，桡骨茎突的内侧，即经常诊脉的寸口脉的位置。延伸向上，在前臂下 1/3 也可触及。如因解剖变异，有时可在拇指根部的伸面扪及搏动，称为反关脉。

尺动脉：在腕部屈面尺侧，尺侧腕曲内侧与扪触桡动脉的平面，加压深摸可触及。有时不易触到。

肱动脉：在上臂下 1/3 内侧，向肱骨方向扪压即可触及。

b. 下肢动脉

股动脉：在腹股沟韧带下方，髂前上棘与耻骨联合的内 1/3 交界处。正常时其搏动较四肢其他任何部位的动脉搏动为强。对于患动脉硬化闭塞症的患者，常可在股动脉处触及硬化呈索条状无搏动的动脉。

腘动脉：此动脉位于腘窝深部的脂肪组织中，略偏于内侧，在触诊时注意不论患者采取仰卧位、俯卧位或坐位，都要让患者适当屈膝以放松膝关节。患者若偏胖则不易触及。

足背动脉：在踝关节前方，内踝与外踝连线的中点与第 1、2 足趾基部交点之连线上，位置表浅，易于触及。但也有变异，有 3% ~13% 的先天缺如。

胫后动脉：在内踝的后下缘、跟腱的内侧。

c. 头颈部动脉

颈总动脉：患者头部取正中位，在胸锁乳突肌前缘可触及颈总动脉搏动。在甲状软骨上缘舌骨水平可扪及颈动脉分叉区。

颞动脉：位于耳的前方，位置较浅。属于颈外动脉的一个分支，若颈动脉闭塞，此动脉搏动消失。在动脉硬化的患者，可以看到此血管的纡曲扭张，硬度加大。这也是诊断动脉硬化闭塞症的依据之一。

3）检查动脉搏动时的注意事项：检查四肢所有的主要动脉，必须双侧对比检查，即使一侧有病也应如此。同时一定要定位准确，找到动脉搏动最强点，以便正确对比。

触摸时用力要适当，不要把自己手指动脉的搏动误认为是患者动脉的搏动，同时也要注意不要把肌腱的收缩误为动脉搏动。

注意环境温度和检查者手指的温度。寒冷刺激会造成动脉痉挛而影响动脉搏动。

单侧动脉搏动减弱或消失，提示该动脉的狭窄或闭塞。必要时可结合其他的无损伤性检查。

（4）听诊：在检查所有的主干动脉时，都要听听有无血管杂音。如有杂音可以提示近侧动脉有不同程度的病变，多见于血管的狭窄，由于血流通过狭窄的血管段时产生压力阶差，血流增速而产生杂音。杂音在收缩期前半段逐渐增强，后半段降低。如果在静止时听到收缩期杂音延伸到舒张期，说明狭窄严重且侧支循环不足。另外还需注意血管杂音的程度与病变的严重性并不一致。有杂音不一定病变重，无杂音也不一定病变就轻。在治疗的过程中杂音由无到有，或由弱变强并不一定是病情恶化，而杂音由强变弱或消失并不标志病情的好转。道理很简单，血管狭窄时产生血管杂音，管腔复原后固然杂音消失，而血管闭塞、血流中断后杂音也会消失。

根据声音传导的规律，在远端动脉通畅的情况下，杂音自狭窄处向远侧传导。颈动脉分叉处有杂音，提示颈总动脉病变，但还要鉴别是否是主动脉瓣病变引起的传导性杂音。颈根部锁骨上下区的收缩期杂音，常提示主动脉弓及其分支狭窄。肋下腹主动脉偏左或偏右杂音常提示肾动脉狭窄。下腹部或腹股沟区杂音常提示髂总动脉或其分叉处狭窄。股动脉搏动减弱而在下腹部又能听到血管杂音提示髂外或髂总动脉狭窄。股动脉搏动消失，同时在相应的下腹部髂动脉搏动部位听不到杂音，常提示髂总动脉或其分支完全闭塞。

在血管扩张时，血流通过时产生涡流而出现杂音，常可触及搏动性肿块或扪及震颤。多见于动脉瘤或血管畸形、动静脉瘘等。

（5）检查肢体供血情况常用试验

1）肢体位置试验：患者平卧检查床上，显露双足至踝关节上，让患者直腿抬高 45°以上持续 1 分钟，然后观察皮色的变化。若皮肤颜色无苍白改变，说明肢体无明显缺血。若一个或数个足趾皮色变为苍白色，提示轻度缺血。若超过半足以上的苍白，提示严重缺血。

检查上肢时可让患者取坐位，双臂伸直垂直上举，注意手指略屈曲以免用力，持续 30 秒左右，观察手掌皮肤颜色的变化。若举高后皮色无变化，可让患者做两手握拳放松的快速运动 5～6 次。若运动后出现手指苍白，提示局部缺血。

在抬高肢体发生皮色苍白改变以后，还要继续观察肢体平放后的皮色返红时间。在正常人抬高下肢后也可能出现皮色轻度苍白改变，但放平后可在 10 秒内恢复正常。若超过 20 秒不能恢复则提示缺血性改变；若超过 60 秒不能恢复则提示缺血严重濒于坏死。

2）艾伦（Allen）试验：上肢远端可以触及的主干动脉有桡动脉和尺动脉，桡动脉搏动较强而尺动脉搏动较弱，有些正常人也不易触及尺动脉搏动，因此出现了艾伦试验，这种试验主要检查尺动脉是否通畅，因此又称尺动脉通畅试验。检查方法：抬高受检上肢，在手腕处用指压法阻断桡动脉，嘱患者进行握拳和松手交替动作若干次，促使静脉血液排空，然后将手放至与心脏同一水平，将手放松，手指不要完全伸直，以防手掌皮肤绷紧而造成苍白的假象。观察手指和手掌的皮肤颜色改变。正常供血情况下皮色无苍白，即使有苍白也应在 20 秒内转红，如苍白持续时间超过 20 秒提示尺动脉狭窄或闭塞。在临床上也可以应用更简单的方法：患者取坐位，手与心脏呈水平位，嘱患者握紧拳头后医者用指压阻断其桡动脉，然后松开手，观察手掌与手指颜色恢复情况。供血正常情况下应在 10 秒内皮色转红，若苍白持续超过 10 秒说明尺动脉有狭窄或闭塞，苍白持续时间越长说明尺动脉闭塞程度越重。

3）跛行试验：主要观察跛行的时间及跛行的距离。试验时嘱患者以一定的速度行走，直到下肢出现疼痛不适或不能行走，此时与开始行走的所用时间即为跛行时间，无症状时行走的距离即为跛行距离。然后让患者静止站立，记录患者肢体疼痛消失所需的时间。一般来说，动脉供血越差，跛行时间和跛行距离越短。在治疗的过程中进行观察也是判断治疗效果的有效指标。

4）静脉充盈试验：此试验的意义与肢体抬高试验相同。试验时患者取平卧位，先将患肢抬高数分钟，使浅静脉排空、静脉瘪陷后迅速放下患肢，观察足背浅静脉充盈情况。在正常情况下足背浅静脉应在 5～10 秒充盈，如果充盈时间超过 10 秒则提示肢体供血不足。静脉充盈时间越长动脉闭塞程度越严重。此试验也可间接观察侧支循环情况：在动脉闭塞后此试验多呈阳性反应，经过治疗或病情稳定后，侧支循环建立可部分代偿，静脉充盈时间可较原来缩短甚至正常。另外还需注意此试验受环境温度、静脉疾病等影响，应予注意。

五、辨　　证

1. 阳虚瘀阻型

患肢发凉、麻木、酸胀、疼痛、感觉障碍、间歇性跛行，皮色苍白无泽，汗毛稀疏，创伤后不易愈合，舌质紫，苔淡白，足背、胫后动脉搏动减弱。

2. 气虚血瘀型

患肢发凉、肢端持续固定性疼痛，夜间尤甚，遇寒更甚、得热则舒，间歇性跛行。患肢皮肤紫黯或肢端有瘀斑、瘀点，肢端皮肤营养障碍，可有趾（指）甲增厚不长，汗毛稀疏，肌肉萎缩，皮肤干燥，脱屑，光薄无泽。舌黯或有瘀点，苔白润，脉弦涩或弦细。

3. 热毒型

患肢酸胀麻木、烧灼疼痛，遇热痛甚，得凉痛减，剧痛难忍，局部皮肤紫黑、溃破，红肿热痛，脓多味臭，腐肉不鲜，或伴舌质红绛，紫暗，苔黄燥，脉数。

4. 阴阳两虚型

患病日久，气血耗伤，肢体发凉，怕冷，创面肉芽淡白，全身畏寒，腰膝酸软，神疲乏力，食少纳呆，大便溏薄，小便清长，舌质淡，苔白，脉沉细迟。

六、治　　疗

（一）辨证施治

1. 阳虚瘀阻型

治则：温阳益气，活血化瘀。

方药：炮附片（先煎）、黄芪各30g，蜈蚣3条，水蛭、麦冬、丹参、当归各15g，细辛、五味子、人参、红花、当归、甘草各10g。

2. 气虚血瘀证

治则：益气通络，活血化瘀。

方药：黄芪45g，当归、潞参、丹参各30g，川牛膝、赤芍、麦冬、水蛭各15g，地龙12g，红花、五味子、甘草各10g。

3. 热毒证

治则：清热解毒，活血化瘀。

方药：金银花60g，玄参、黄芪、蒲公英各30g，当归、石斛、黄柏、麦冬各15g，知母、甘草、大黄、五味子、人参各12g。

4. 阴阳两虚型

治则：益气温阳，活血化瘀。

方药：麦冬、炮附片、桂枝、人参、丹参、水蛭、当归各 15g，五味子 12g，黄芪、石斛各 30g，桃仁、红花、甘草各 10g。

（二）外治

1. 熏洗疗法

熏洗疗法是将药物煎汤，温度适宜时在皮肤或患处进行熏蒸、淋洗或浸浴的一种治疗方法。

中药具有活血化瘀、温阳益气、清热解毒的功能，根据病情的不同阶段，可以采用不同的熏洗疗法。患肢怕冷、发凉、麻木、胀痛、间歇性跛行，或伤面虽已愈合，肢体仍发凉、怕冷、麻木，呈现阳虚瘀阻症状时，可用温阳益气、活血通络之剂进行熏洗。方药：川芎、红花、乳香、没药各 15g，炮附片、当归各 30g，桂枝 20g，伸筋草 45g，加水 3000ml，煮沸后冷却到适宜温度，每日熏洗1 ~2次，每次 30 分钟。

坏疽已形成且局限，坏死组织尚未清创，疮面脓性分泌物较多的热毒型患者，可采用清热解毒的药物进行熏洗。如大黄、黄连、黄柏各 15g，蒲公英、苦参、金银花、地肤子各 30g，加水 3000ml，煮沸后冷却至适当温度熏洗患处。

患肢形成慢性溃疡，伤面长期不愈合者及气虚血瘀或阴阳俱虚的患者，应用益气通络、活血化瘀药：桂枝、炮附片、黄芪、伸筋草各 30g，地龙、乳香、没药、川芎、红花、赤芍、刘寄奴各 15g，加水 2000ml 煮沸后冷却至适当温度后熏洗。

应用中药熏洗可以清热解毒、温阳化瘀、祛腐生肌、改善肢体血液循环，可使肢体发热疼痛减轻，肿胀消退、皮肤色泽改善或恢复，并有清洁伤面、局部消炎收敛、促进伤口愈合的功能。

禁忌证：

（1）肢体严重缺血，侧支循环尚未建立，坏疽处于发展阶段，病情尚未稳定者。

（2）肢体干性坏疽，坏死组织局限者。

（3）熏洗 1 ~2 次后伤口疼痛加剧，肉芽组织生长不良者。

2. 涂擦法

采用具有温阳、活血、化瘀的中药加乙醇浸泡后，制备成药液，涂擦患肢局部，具有活血化瘀，温经通络的功能。

红灵酒：生当归（切片）、肉桂（捣碎）各 60g，花椒、红花、干姜（切片）各 30g，细辛、樟脑各 15g。取 95% 乙醇 1000ml，将以上药物浸泡在乙醇内 7 日后，过滤药液，用棉棍蘸红灵酒涂擦发凉皮肤，每天 2 ~3 次，每次 20 分钟。适用于阳虚瘀阻型、气虚血瘀及阴阳俱虚型。

注意事项：开放伤口切勿涂擦药液。

（三）手术治疗

手术治疗适用于伴有严重静止痛、症状呈进行性加剧，有产生溃疡或坏疽可能者。可根据动脉阻塞位置、程度和范围，采用人造血管或自体大隐静脉旁路移植，或剥脱血栓内膜以疏通流向患肢的动脉血流。

1. 干性坏疽

坏死组织完全变干，且与健康组织分界清楚，称为干性坏疽。疮面局部可用 75% 的乙醇消毒后用乙醇纱布或无菌纱布包扎，保持伤面干燥；也可应用黄马合剂：马钱子（打碎）、黄连各 30g 浸泡于 75% 的乙醇内，1 周后备用，涂擦患处，每天数次，具有消炎止痛、通经活络的作用。当坏死组织与健康组织分界清楚时，可用硝酸银溶液进行溶脱：配制0.5%的硝酸银溶液，伤面局部清洁消毒后，用硝酸银溶液纱布包裹在患指（趾）部，外用塑料套将硝酸银纱布封裹，再用无菌纱布包严避光，48小时后患处坏死组织变软，与健康组织自行解脱，将坏死的组织清除，裸露的残骨咬短，伤面则自行愈合。应用0.5%的硝酸银密封闭光溶脱，方法简单、可靠，无痛苦，无需麻醉。

缺血坏死的肢体，若坏死组织局限干燥，且侧支循环已显著丰富后，也可行指（趾）端切除一期缝合术。

行指（趾）端切除一期缝合术，必须在侧支循环已经建立，局部炎症已控制，坏死组织与健康组织分界已清楚后，才能行此手术。手术时切口应位于坏死组织与健康组织分界处上沿1～2cm处健康部位上，设计左右或前后皮瓣，切开皮肤、皮下组织、骨骼，缝合时行减张缝合术，术后伤口趾要放置引流条。这种手术适用于指（趾）远端坏死治疗，其优点是能促进伤口愈合，缩短疗程，减轻疼痛。缺点是截除了一段健康的指（趾）。同时，医生患者要有耐心等待手术指征成熟，由于这种手术是在缺血的肢体上操作，伤口易裂开，甚则加重感染，反而延误伤口愈合的时间。

由于机体有自行修补的能力，干性坏死组织也可听其自然、自行解脱，这种任其自然解脱的方法适用于坏死仅局限于指（趾）部，又无手术清创条件的患者，或者全身情况较差的老年体弱患者。为促其坏死组织尽快干瘪、解脱，可采用75%的乙醇浸泡坏死指（趾），每天浸泡10分钟。

2. 湿性坏疽

坏疽合并感染有脓性分泌物者称为湿性坏疽。对湿性坏疽患者感染情况严重者可采用抗生素和中药进行抗感染治疗。局部坏死组织应用1：3000高锰酸钾或抗生素溶液湿敷，疮面脓液细菌培养后选用对细菌敏感的抗生素。一般可根据伤面脓液大体上区分出感染细菌的种属：脓液稠厚呈黄白色者为葡萄球菌感染；脓液稀薄呈乳白色者或淡红色者为链球菌感染；脓液黏稠有粪臭味者为大肠杆菌感染；脓液呈蓝绿色，疮面肉芽有出血坏死者，为绿脓杆菌感染。对葡萄球菌、链球菌或大肠杆菌感染可用氯霉素、杆菌肽、新霉素、庆大霉素、四环素等一种或数种抗生素局部湿敷。绿脓杆菌感染者可选用黏菌素（多黏菌素）、阿米卡星（丁胺卡那霉素）、庆大霉素等局部湿敷，也可采用食醋涂抹，1%的明矾溶液浸泡。抗生素局部湿敷，极易产生细菌耐药，为防止细菌产生耐药，可采用几种抗生素交替使用。

当疮面感染控制后，对已形成的坏死组织可采用“鲸吞”与“蚕食”的方法将其清除。

所谓“鲸吞”，即在腰麻或者硬外麻下将坏死组织由健康组织分界处进行清创。在清创时要掌握以下原则。

炎症急性期不清除或少清除，慢性炎变期适当清除，在肉芽组织出现后可大量清除，在好坏界限分清后彻底清除。清除时要依下列顺序进行处理：肢体远端的坏死组织先清除，近端的坏死组织后清除；疏松的坏死组织先清除，黏着牢固的坏死组织后清除；无血无痛的坏死组织先清除，有血有痛的坏死组织后清除；露出的骨残端先清除，埋藏在肉芽下的骨残端后清除。

清除坏死组织时，腐骨清除至关重要，清除腐骨时要注意以下几个问题：局部炎症已完全控制，健康组织的红肿消退，疼痛显著减轻，浅表静脉炎、淋巴管炎已完全控制；组织水肿已完全消退，无论是炎变的水肿或非炎变的水肿，都完全消失；创面干净，脓性分泌物减少，肉芽组织鲜红，疮面易出血，骨残端有血液供应，疮面上坏死的肌腱、韧带都已基本清除，但在清除死骨时还要注意骨血液循环的情况。

在清除腐骨前，要做X线检查，根据底片骨残端情况，确定清除腐骨范围：死骨部分如果距离近端关节很远，可将死骨部位咬去，直至见到有血液流出为止；如果死骨部分距离近端关节很近，可将死骨与近端关节一同清除；当关节离断时，必须将近端骨节的关节面软骨咬去，以便新鲜的肉芽覆盖。在骨残端的外围与附近的软组织分离的情况下，可将骨残端的骨缘一点点咬去，直至骨残端平滑为止，这样做可避免骨块遗留，形成异物，影响伤面愈合。咬骨的多少要视伤面具体情况而定，一般以骨残端有血液流出为准，但也要根据创口附近的组织而定。如果残端附近是健康组织，咬骨则以皮肤能缝合为准；如果残骨附近是瘢痕组织，咬骨则不可过少，否则伤面难以愈合，一般来讲，骨残端要咬至伤面下1cm以内，才利于伤面愈合。

所谓“蚕食”，就是对手术后尚未完全清除的坏死组织在每次换药时视其具体情况逐次地将能清除的尽量清除。“蚕食”坏死组织时也可应用中药红升丹或一定比例的白降丹，这些药物应用得当能起到祛腐生新的作用。

不论“鲸吞”或“蚕食”，在操作时对于裸露的肌腱不可拉至伤口外切断，以免肌腱回缩引起深层感染，对裸露在外的神经，应及时在浸润麻醉下用利刀将其切断，令其自由回缩，这样可以减轻患者痛苦。清换敷料时应将伤口外的脓血痂、脱落的皮肤及伤面内的脓液清洗干净。若有脓腔，应放置引流条，由于放置引流条时会刺激伤口引起疼痛，对此且不可姑息迁就，应耐心说服患者，争得配合，施术者应细心轻柔，减轻患者痛苦。

坏疽形成的溃疡伤面较一般伤面难以愈合，主要原因如下。

（1）主干血管闭塞，血流量减少。

（2）病程长，伤面感染细菌菌种复杂。

（3）伤面大，瘢痕组织形成较多，上皮组织不易爬行。

（4）创面换药不当，用药不科学。

（5）创面内遗留有坏死组织、死骨或异物。

（6）肉芽组织过度增生、水肿，致使内芽组织高出伤面，影响上皮爬行。

（7）坏疽指（趾）脱落，或手术切除后可能发生残骨性骨髓炎，有这种现象时伤口不易愈合，或者形成假性结痂愈合，反复溃破，X线检查显示指（趾）残端骨髓炎。

（8）沿腱鞘上行感染，这种现象临床较多见，感染时沿腱鞘皮肤发红、疼痛，可以发生腱鞘坏死或脓肿。

遇到以上情况时可以按下列原则处理：注意观察创面，发现问题及时处理；配合应用活血化瘀，改善循环的药物进行治疗；清除异物，清洁伤面，控制感染；创面内分泌物多时可每天换药1～2次，分泌物少时可视其情况隔天或数天换药1次，减少换药刺激以利伤面愈合；视伤面不同情况选择外用药物，若伤面周围红肿、渗液、糜烂及有急性湿疹或皮炎存在时，以6～8层脱脂纱布浸湿药液，药液不可过热，纱布以不滴水为度贴敷患部。每隔数分钟取下，重复浸湿药液，继续敷贴。也可将药液频频滴于纱布上，使伤面保持一定湿度，如急性炎症消退、渗液减少，可改为间歇湿敷，即应用3～4次/天，每次1～2小时。药物可选用2%～3%的硼酸水，2%～3%的醋酸铅溶液，复方硫酸铜溶液，雷锁锌溶液，以及金银花60g、五倍子15g、诃子15g，加水2000ml煮沸后湿敷患处。为减少伤面刺激，伤面上覆盖软膏。软膏即适当的治疗药物与油脂类基质混合的膏体，这种膏体有较强的持续性渗入作用，适用于有炎变的伤口，同时还可以保护肉芽组织，促使肉芽组织生长，上皮修复，防止皮肤干燥、皲裂，同时使鳞屑、痂皮易于除去。如大黄油纱条、全竭膏、生肌玉红膏等。

七、预防与调护

情绪好坏直接影响人的生命活动。《素问・上古天真论》指出“恬淡虚无，真气从之，精神内守，病安从来”，是以闲志而少欲，心安而不惧。清除各种烦恼，可永葆健康。情绪是人类对外界刺激而产生的适应反应，是人体的一种防卫本能。情绪可分为积极情绪和消极情绪。积极情绪包括喜悦、欢乐、愉快、喜爱、满意、舒畅等。消极情绪包括忧愁、愤怒、悲伤、惊恐、痛苦、委屈、惊惶失措、不满、不安、嫉妒等。在动脉硬化闭塞症的发病过程，情绪有着至关重要的作用。

自古以来中医学都十分重视情绪对机体的影响，视七情变化为主要的致病因素。

医学研究证明，社会紧张刺激、长时间过度紧张、人与人之间的矛盾、家庭严重纠纷、过度兴奋等，对高血压、冠心病、外周血管病都有很大影响。

长时期的情绪波动，如生气、惊吓、忧愁、疑虑、相思、愤恨会促使机体丘脑-垂体-肾上腺轴系统发生变化，外周血管长时期处于收缩紧张状态。

因此，要保持乐观的情绪、井然有序的工作方法、坚韧不拔的工作作风、知足常乐且意和气畅的心态。吸烟对人体的危害在动脉硬化的病因内已经论述，应力争戒烟，少量饮酒，增加体育运动。

第六节　雷诺病与雷诺征

雷诺病与雷诺征是由于血管神经功能紊乱，交感神经功能亢进所引起的阵发性末梢动脉痉挛性疾病，又称肢端动脉痉挛症。中医学中虽没有雷诺病与雷诺征（雷诺现象）的病名。但与其类似的临床表现，文献中则多有记载，《灵枢·五藏生成》篇曰：“卧出而风吹之，血凝于肤者为痹。”《伤寒明理论·卷二》曰：“伤寒厥者，何以明之，厥者，冷也，甚于四逆也。经曰：厥者，阴阳气不相顺接，便为厥。厥者，手足逆冷是也，谓阳气内陷，热气逆伏，而手足为之冷也。”《伤寒杂病论》中亦记载：“手足厥寒，脉细欲绝者，当归四逆汤主之。若其人内有久寒者，加吴茱萸、生姜汤主之”，“血痹，阴阳俱微，寸口关上微，尺中小紧，外证身体不仁，如风痹状，黄芪桂枝五物汤主之”。清代《医宗金鉴》论述：“脉痹、脉中血不和而色变也。”本病应属中医“手足厥寒”的范畴。多因素体血虚、寒邪乘隙而入，气血运行不畅，四末失于温养所致。

现代医学认为，本病是由于寒冷刺激、情绪激动及其他因素影响而导致的阵发性末梢动脉痉挛引起的手足皮肤颜色间歇性变化，即苍白—紫绀—潮红—正常，提出了指动脉痉挛是其发病机理，此后称雷诺病。

一、病因病机

本病由素体血虚、阳气不足、复感寒邪、寒邪凝阻而致营卫不和，气血运行不畅，四末失于温养而发。或情志刺激，郁怒伤肝，肝气郁结，气机阻滞，脏腑功能紊乱，脉络血瘀，瘀血阻络而诱发本病。气虚血瘀、阳虚阴盛为发病的主要因素，情志刺激、寒邪内袭为发病的重要条件。气为血之帅，气行则血行，气虚血行不畅则发生瘀滞，《冯氏锦囊》曰：“郁思有伤肝脾……气血难四达。”《诸病源候论·虚劳四肢过冷候》曰：“经脉所行，皆起于手足，虚劳则气血衰损，不得温其四肢，故四肢逆冷也。”王清任亦提出：“元气既虚，必不能达于血管，血管无气，必停留而瘀。”寒为阴邪，《素问·举痛论》曰：“寒气入经而稽迟；泣而不行。”寒邪外淫经络，令血凝涩而不流。内外合邪，则络脉气血瘀阻而发病。

现代医学认为，雷诺病是由于寒冷刺激、情绪激动、精神紧张和内分泌功能紊乱所诱发。

而雷诺征为一些疾病并发的雷诺现象，出现率远高于雷诺病，应注意两者之鉴别诊断，这关系到治疗方法、治疗效果及预后。

雷诺征多由结缔组织病、振动综合征、血管系统疾病、神经系统疾病、化学药物中毒及其他疾病所引起。

本病早期，指（趾）动脉为功能性痉挛，后期出现动脉内膜增厚，弹性纤维断裂及中层增厚，导致动脉腔狭窄和血流量减少，少数病例，可继发血栓形成，管腔闭塞，局部组织发生营养障碍性改变，指（趾）端溃疡或坏死。

二、临床表现

本病多发生在20～30岁的年轻女性，男性少见，多发生在寒冷地区，冬季多见，患者常因受寒或手指接触低温后发作，亦有情绪激动，精神紧张诱发者。其基本特征为动脉痉挛而出现手指或全手苍白，伴有不同程度的神经系统症状，并有发凉、疼痛、麻木、感觉障碍，甚至关节畸形、骨质疏松等症状。

1. 典型发作过程

当寒冷刺激或情绪激动及精神紧张时，手指皮肤出现苍白和紫绀，手指末梢有麻木、发凉和疼痛感，经保暖后，皮色变潮红，则有热胀感，继而皮色恢复正常，症状随之消失。疾病早期，上述变化在寒冷季节频繁发作，症状明显，持续时间长，而在温热季节发作明显减少，症状也较轻。如果病情较重，即使在夏季阴雨天气也经常发作。

2. 皮色变化常有规律性、对称性

受累手指常呈对称性，皮色变化先从末节开始逐渐向上发展，但很少超过腕部，双手发病者较多，足趾发病者少见，耳廓、鼻尖、唇皮肤苍白或紫绀者偶见。有些患者缺乏典型的间歇性皮色变化，特别是晚期患者，在发作时仅有苍白或紫绀。

3. 严重病例指端皮肤出现营养障碍

如皮肤干燥、肌肉萎缩、指甲脆裂、甲周感染等，当指动脉狭窄或闭塞后，指端出现浅在性溃疡和小面积坏疽，且伴有剧烈疼痛，溃疡愈合后遗留点状皮肤瘢痕。

4. 全身表现

患者多有植物神经功能紊乱症状，如易兴奋、感情易冲动、多疑郁闷、失眠多梦等。雷诺病无其他全身症状，雷诺现象可同时伴有原发病之临床表现。

三、辅助检查

激发试验、反应性充血试验、指动脉压力测定、手指温度恢复时间测定、手指光电容积脉波描记、动脉造影、甲皱微循环检查、血液流变学检查、X线检查、血流图检查等。

1. 激发试验

（1）冷水试验：将手指（足趾）浸入4℃左右的冷水中1分钟，可出现雷诺现象，诱发率在70%以上。

（2）握拳试验：令患者握拳1分钟后，在屈曲状态下松开手指，亦可诱发症状出现。

2. 反应性充血试验

本试验的目的是区别雷诺病和雷诺现象。其方法是在受检的手指基部缠绕一指血压带，在指尖部置一光电体积描记的探头做手指的波形描记，将血压带充气至200mmHg，维持3～5分钟，放气后如手指的波形较充气前增高，大于1∶1.6为正常，说明指动脉无器质性病变，可诊断为雷诺病。

3. 指动脉压力测定

用光电容积描记法测定指动脉压力，如指动脉压力低于肱动脉压40mmHg，应考虑有动脉阻塞性病变。亦可作冷水试验后测定动脉压，压力降低>20%为阳性。

4. 手指温度恢复时间测定

患者坐在室温24±2℃的房间内20～30分钟，用热敏电阻探头测定手指温度后，将手指（足趾）浸入4℃冷水中2分钟，予以擦干，然后再每分钟测量手指温度一次，直至温度恢复到原来水平，95%正常人手指温度恢复时间在15分钟内，而大多数雷诺病患者则超过20分钟。温度恢复到测试前时间>30分钟为阳性。

5. 手指光电容积脉波描记

图形显示指动脉波幅低平，弹力波和重搏波不明显或消失，将双手浸入30℃左右温水中，然后描记图形可恢复正常。表明是指动脉痉挛的典型表现。如果指动脉已有狭窄或闭塞，低平或平直的波幅在加热后也不会有明显改变。

6. 动脉造影

动脉造影可以了解指动脉及其近端动脉的情况，本病可见指动脉管腔细小、迂曲，晚期病例有指动脉内膜不规则、狭窄或阻塞。

7. 甲皱微循环检查

轻症患者甲皱微循环改变不明显，仅见管袢数目减少，畸形管袢增多，偶见轻微的颗粒样血细胞聚集；重者可见管袢轮廓不清，大部分管袢畸形扩张，毛细血管周围有散在红细胞渗出，偶见小出血点，管袢内血流缓慢瘀滞，患指（趾）血液量减少，当典型的雷诺现象发作时，随着指（趾）部出现皮肤苍白、发绀和潮红三色变化的同时，甲皱微循环也出现相应的变化，指（趾）皮肤颜色变白时，可见管袢痉挛变细，管袢内红细胞数减少，血色淡而不易看到；指（趾）部皮肤变紫时，则可见到管袢扩张瘀血、血流停滞，血色暗红；当皮肤转为潮红时，管袢扩张充血、血流加快，血色鲜红。如为结缔组织病引起的雷诺现象，可见袢顶显著膨大或微血管口径极度扩张形成“巨型管袢”，管袢周围有成层排列的出血点。

8. 血液流变学检查

血液流变学检查可表现为血浆黏度升高，红细胞聚集性增高，红细胞变形性降低。

9. X线检查

指（趾）动脉造影显示手部或足部动脉痉挛，即可明确雷诺病的诊断，又可与其他动脉阻塞性疾病相鉴别。

10. 血流图检查

气温降低时，可见电阻抗血流图显示主峰角变钝，波幅降低，每分钟波幅量减少。光电末梢微循环显示波形低平似土丘状。

11. 其他

为积极寻找继发性雷诺征的原发病，应做相关实验室检查和其他辅助检查。如疑及自身免疫性结缔组织病者，应查血液抗核抗体（ANA）、抗 as DNA 抗体（SLE 的特异性抗体）、抗着丝点抗体（CREST 综合征的特异性抗体）、抗 Scl-70 抗体（PSS 的特异性抗体）、类风湿因子、免疫球蛋白、补体、冷球蛋白测定、Coombs 试验、抗 RNP 抗体（对混合性结缔组织病的诊断有特异性）等；手部 X 线检查有利于类风湿关节炎诊断，食管钡透有利于硬皮病诊断，测定上肢神经传导速度有助于发现腕管综合征等。

四、诊断要点

（1）具有典型雷诺征发作：即在寒冷刺激或情绪激动时，肢端皮肤出现有规律性的颜色变化，由苍白→发绀→潮红→正常。

（2）多呈对称性，好发于青年女性。

（3）桡尺动脉、胫后及足背动脉搏动正常。

（4）严重患者指（趾）发生皮肤营养障碍，皮肤弹性降低，可见浅表性溃疡。

（5）雷诺病患者体检时一般无异常所见；雷诺征则同时伴有某种原发病的临床表现。可进一步做相关的实验室检查与辅助检查以确立原发病。

（6）对缺少典型发作的患者，可采用辅助检查中的 1～2 项以确定诊断。

五、辨　证

1. 阳虚瘀阻型

症见肢端发凉，畏寒喜暖，受寒冷或情绪刺激，皮色迅速苍白，青紫，继而潮红，得温则症状缓解，轻者伴有麻木，重则疼痛，部分患者在劳累后发作频繁，刺痛明显。冬季加重，夏季缓解。并可兼见面色㿠白，口淡不渴，大便溏薄，小便清利，舌质淡，苔白，脉沉迟无力等。

2. 气虚血瘀型

间歇性发作，遇冷或情绪改变可明显诱发，手指（趾）苍白发冷，渐转青紫且青紫时间较长，伴轻度肿胀，麻木刺痛，得温缓解。女子可有月经失调，脘闷胁胀，少腹疼痛。日久患肢皮肤干燥、脱屑、萎缩或增厚，指甲呈纵向变曲、畸形，舌质淡红、边有瘀斑，苔薄白，脉沉细涩。

3. 热毒型

患病日久或久治不愈，患肢皮色常呈青紫，血瘀日久，寒邪从阳化热，则见指趾发热、红肿疼痛，热盛肉腐，故手指或足趾发生浅表溃疡，严重者可发生局部坏疽，舌质红，苔黄腻，脉弦数或滑数。

六、治　　疗

（一）辨证施治

1. 阳虚瘀阻型

治则：温阳散寒，养血通脉。

方药：炮附片、潞参、桂枝、当归、白芍各15g，干姜、红花、甘草各10g，云苓、黄芪各30g，细辛5g。

2. 气虚血瘀型

治则：益气养阴，活血通络。

方药：黄芪30g，潞参、丹参、白芍、当归、地龙、川芎、水蛭各15g，桂枝12g，生姜10g，大枣5枚。

若指趾瘀肿，舌质紫暗有瘀斑者加乳香、没药各10g。

3. 热毒型

治则：清热凉血，活血化瘀。

方药：银花、公英、黄芪各30g，当归、玄参、苍术、黄柏、连翘、地龙、丹皮、赤芍各15g，甘草、红花各10g。

（二）外治

外治法是利用中药煎汤，趁热在皮肤或患部进行熏蒸和浸浴的一种治疗方法，可增加患肢血流量，改善血流循环，并可清洁创口，抑制细菌，促进创口愈合，消肿止痛。《外科启玄》谓："如已溃洗之，令疮净而无脓。"

下列情况不宜应用熏洗疗法：急性活动期，肢体坏疽呈进行性发展，分界线不清楚，而未局限稳定者；熏洗引起肢体创口疼痛者；对外洗药过敏者。

熏洗的方法及注意事项：将药物装在纱布袋内缝好或扎好，放在砂锅内加水煎煮30分钟，然后把煎好的药汤倒入盆内，将患肢架于盆上，用布单将患肢及盆口围盖严密，进行熏蒸。待药汤温热不烫人时，将患足及小腿浸于药汤中泡洗，每天1次，每次30～50分钟，药液变凉后，应加热后再洗。一副洗药可用2天，第二天使用时加温后即可应用。熏洗时应注意：初次外洗不易过久，外洗范围不宜过大；感染溃烂的创口，外洗时应滤去药渣，药液温度适宜时用消毒纱布蘸药液淋洗患处，并用镊子持纱球拭去创口脓液及坏死组织，反复淋洗使创口干净后再根据创口情况进行常规换药。

1. 阳虚瘀阻、气虚血瘀型

方药：川椒、川芎、红花、乳香、没药各15g，刘寄奴、炮附片、伸筋草、透骨草各30g。

2. 热毒型

方药：透骨草、地肤子、黄连、大黄各30g，金银花、苦参、黄柏各60g。

七、预防与调护

（1）戒烟：严格戒烟以减少因烟碱刺激而使病情反复的情况。

（2）保暖：减少寒冷刺激引起的小动脉痉挛。发作时，可将患手（足）浸泡于温水中，温度以36℃为宜，冬季应穿戴宽松柔软的棉手套，不宜戴有弹性的分指手套。

（3）适应性锻炼：可从夏季开始进行低温适应性锻炼，即从夏季开始接触凉水并同时揉擦患肢远端。在进行适应性锻炼过程中，因季节变化，接触凉水后引起疾病发作者，应及时终止。

（4）避免情绪激动，皮肤要保持清洁，避免创伤。室内保持温暖，定期消毒。若患处有溃疡或坏疽时，应注意皮肤的清洁，必要时配合药物熏洗和外敷。若兼见发热、恶寒、身痛等全身症状时，应及时控制感染和对症治疗。

第七节　红斑性肢痛症

红斑性肢痛症是一种阵发性肢端血管扩张性疾病，多发于四肢末端，临床特征为肢端皮肤红、肿、痛、热或活动后疼痛加重等特征，以青壮年居多。分为原发性、继发性和特发性三种。

一、病因病机

素体阳热偏盛，恣食辛辣、膏粱厚味，使脾运失健，湿热内生，或情志不畅，五志化火；外受风寒湿及热毒之邪侵袭，营卫不和，寒湿入里化热，湿热蕴蒸。热瘀脉络，气血瘀滞，郁结于足，以致脉络痹阻，气血周流失畅，气血不荣四末而发病。

现代医学认为，红斑性肢痛症的病因病机尚未明确，一般认为应分原发性红斑性肢痛症、继发性红斑性肢痛症和特发性红斑性肢痛症三种。

本病常无严重的病理解剖变化，早期病理变化主要是发作时皮肤血管迅速高度扩张流血，局部皮温升高，细胞液外渗，组织水肿，足背和胫后动脉搏动增强，久治不愈或患病时间较长时皮肤血管内皮细胞肿胀，管壁增厚及小动脉炎症改变明显，多数小血管内有血栓形成，部分管腔闭塞。

二、临床表现

（1）原发性红斑性肢痛症：多发于年轻男性，手足均可发病，以双足为重，多为对称性。典型特征是手足皮肤血管扩张和血流量增加而出现局部红、肿、热、痛，严重者呈灼热感或针刺样疼痛，局部皮肤温度明显升高，喜凉怕热，用凉风吹拂或将双足放入冷水中方能缓解症状，用一般止痛药难以奏效，一般无全身症状，肢体活动或下垂时，症状加重，患肢动脉搏动增强，患肢无营养障碍，久病后可有肢端感觉减退，趾甲弯曲增厚，甚至肌萎缩，不发生溃疡与坏疽。

（2）继发性红斑性肢痛症：肢端红、肿、热、痛四大特征性症状较轻，而且四大症状并非同时存在，多以热痛为主，夜间较重；患者喜凉怕热，部分患者既畏热又畏寒，或伴有失眠，手足感觉过敏，感觉迟钝等，同时伴有原发病的临床表现。

（3）特发性红斑肢痛症：有流行性发病的特点，尤其在气温突然变化时有流行发生，每年二三月间居多，多发于青春期学生及青年女性。唐祖宣报道治疗的166例患者，多为温度突然变化而发，疼痛以热痛为主，并伴刺痛或胀痛，活动时加重，休息后减轻，昼轻夜重，手足均可发病，以双足发病者居多，也可见单手或单足发病，部分患者局部充血性肿胀、潮红、烧灼感或有关节痛。

三、辅助检查

辅助检查包括血液检查、甲皱微循环检查、皮肤临界温度试验等。

1. 血液检查

血液中 5-HT 含量增高。

2. 甲皱微循环检查

毛细血管管袢轮廓模糊不清，动静脉口径扩张，压力增高，热刺激后更为严重，异形管袢增多，部分患者血液出现泥流状，血管运动计数呈节律性开放，运动次数增多，频率加快，肢体阻抗血流图呈高血容量型异常。

3. 皮肤临界温度试验

将手或足浸泡在 30～36℃水中，若有症状出现或加重，即为阳性。

四、诊　断

1. 诊断

根据肢端阵发性皮肤发红，肤温升高、疼痛等，本病的诊断并不困难，观察一次发作或激发试验阳性，即可确诊。另外，如口服阿司匹林后疼痛缓解，可作为辅助诊断的参考条件。

（1）原发性红斑肢痛症的诊断要点（参考“四肢血管病中西医诊疗学”）

1）任何年龄均可发病，但以青壮年多见，多在气温突然下降、受寒或长途行走后急性发病。

2）主要侵犯手足部，尤以两足最常见。

3）发作时表现为一侧或两侧肢体远端（手、足）的烧灼样疼痛，局部皮肤发红、皮温升高，肿胀，出汗。

4）表现为阵发性发作，可持续数分钟或数小时，甚至数日。每次发作大都在晚间。

5）局部受热、运动、长久站立或肢体下垂，均可诱发或加剧疼痛；休息，冷敷，将患肢抬高，可使症状减轻以至消失。

6）患肢动脉搏动增强。久病后可有肢端感觉减退，趾甲弯曲增厚，甚至肌萎缩。

（2）继发性红斑性肢痛症：具有原发性疾病的部分临床表现，一般以热痛为主，晚间较重，常喜将足伸在被外，用冷水浸泡可使疼痛减轻。

（3）特发性红斑肢痛症：本病有流行性发病的特点。绝大多数患者的症状轻微，疼痛以热痛为主。静止时疼痛减轻，活动时加重。昼轻夜重，发病部位不一，双手、双足、单手、单足、一侧手足及单指（趾）或是数指（趾）均可发生。局部充血性肿胀或潮红者占 1/3～1/2。少数患者有灼热感，约有 1/3 患者有关节痛、心悸和头痛等症。

2. 疗效判定标准

（1）治愈：临床症状和体征基本消失，遇热后亦不犯病。

（2）好转：肢体疼痛减轻，发作次数减少，体征改善。
（3）无效：肢体仍疼痛，阵发性发作，遇热后更明显。

五、辨　　证

1. 风热阻络型

起病较急，突然剧烈疼痛，阵发性加剧，多呈对称性发作。局部肌肤红肿，灼热感明显，触之发热，皮肤潮红，或见红斑，伴恶风、患肢多汗、口渴、唇干、舌红苔黄、脉数。

2. 湿热瘀阻型

病变反复发作，局部皮肤灼热疼痛，遇冷则轻，疼痛部位固定不移，皮肤发红肿胀，昼轻夜重，肌肤干燥，麻木酸困，舌质晦暗或有瘀斑，舌苔薄黄或薄白，脉沉涩或弦数。

六、治　　疗

（一）辨证施治

1. 风热阻络型

治则：疏风清热，化瘀通络。
方药：荆芥、地龙、白芷、当归各12g，防风、赤芍各15g，金银花、玄参各30g，桂枝、川芎各10g，生地20g。

2. 湿热瘀阻型

治则：清热解毒，活血化瘀。
方药：乳香、没药、桃仁、红花、川芎各10g，黄芪、金银花、薏苡仁各30g，赤芍、当归各12g，黄柏、苍术各15g，白芍20g。

（二）中药熏洗

1. 风热阻络型

寒水石、桑枝、刘寄奴、蒲公英各30g，黄柏、苏木各15g，加水适量，煎煮30分钟，待水温适宜后，局部外洗。

2. 湿热瘀阻型

当归30g，乳香、没药、红花各15g，加水适量，煎煮30分钟，水温适宜后，浸泡患处。

七、预防与调护

（1）尽量不要将肢体暴露于温热环境，以避免诱发皮肤温度升高。发病时患肢抬高，局部冷敷，以减轻症状。

(2) 寒冷季节注意肢体保暖，不宜久站或久坐，要经常活动肢体或改变体位，以促进肢体气血流畅。

(3) 避免过久接触湿热刺激，穿棉织透气性良好的鞋袜，保持局部干燥，使两足处于凉爽环境，可防止发作。

(4) 发病时肢体放置冰袋虽可使烧灼感暂时缓解，但不宜久用，以免损坏血管和周围神经。

(5) 帮助患者进行适应性锻炼，先将患肢（双足或双手）放入冷水中以暂时缓解疼痛，然后逐渐提高水温，以增加皮温对温热的适应能力。

(6) 做好身心护理，解除患者思想顾虑，树立战胜疾病的信心。原发性红斑性肢痛症虽然起病较急，但对中医或西医疗法均反应较好，一般转归良好。继发性红斑性肢痛症预后取决于原发病。

第八节　血栓性浅静脉炎

血栓性浅静脉炎可发生于身体的各个不同部位，是临床常见病和多发病。其表现为沿浅静脉走行部位红、肿、热、痛等。红、肿、热、痛消退后，局部可触及条索状物或硬结节，且伴有色素沉着，微热或轻度疼痛。本病多发于下肢。可发生于大隐静脉、小隐静脉及其属支，以及上肢的头静脉、贵要静脉；在胸腹壁，可发生于胸腹壁浅静脉。

血栓性浅静脉炎属于中医学的“恶脉”、“膈病”、“赤脉”、“脉痹”、“黄鳅痈”、“青蛇便”等范畴。本证在《素问·痹论》中已有记载，“在于脉则血凝而不流”，“脉痹不已，复感于邪，内舍于心”。晋代葛洪《肘后备急方》有明确记载：“恶脉病，身中忽有赤络脉起如蚓状”，“皮肉卒肿起，狭长赤痛名膈”。隋代巢元方《诸病源候论·恶脉候》指出：由“春冬受恶风，入络脉中，其血瘀结所生”，“久不瘥，缘脉结而成瘘”。隋代巢元方在《诸病源候论·恶脉》和《膈病候》中对两病的证候进行了清晰的论述：“恶脉者，身里忽有赤络，脉起先发，聚如死蚯蚓状，看如似有水在脉中，长短皆逐其络脉所生是也”，“其状赤脉，起如编绳，急痛状热，其发于脚者，喜从鼠蹼起至踝，赤如编绳，故谓膈病也，发于臂者，喜腋下起，至手也”，“久不瘥，缘脉结而成瘘”。

唐代孙思邈在《备急千金要方》中改“恶脉”为“赤脉。”明代王肯堂在《证治准绳》中提出了“青蛇便”病名，“或向足肚之下结块二、三寸许，寒热大作，饮食不进，何如？曰：此名青蛇便……青蛇便生小膀上下，头生望上攻，走入腹者，不可治；头生向下，尾在上即为顺可治也”。

《医宗金鉴·外科心法要诀》对青蛇便进一步论述：“青蛇毒，此证又名青蛇便，生于小腿肚之下，形长二、三寸，结肿，紫块，僵硬。憎寒壮热，大痛不食。由肾经素虚，湿热下注而成。”唐代孙思邈引用时将该病改称“赤脉病。”宋代赵佶《圣济总录·恶脉》载有“治恶脉肿毒，毒气攻脉中，卒肿痛作结核，或似痈似疖。而非时使人头痛寒热气急者，数日不除”。清代吴谦等在《医宗金鉴》称为“黄鳅痈”：此证“生于小腿肚里侧，疼痛硬肿，长有数寸，形如泥鳅，其色微红，由肝脾二经湿热凝结而成”。对本病的认识和治疗积累了丰富的经验。

一、病因病机

《肘后备急方》认为四肢血栓性浅静脉炎系“由春冬恶风入络脉之中，其血瘀所作”。《备急千金要方》在谈及“膈病”病因病机时认为“皆因久劳，热气盛为湿凉所折，气结筋中，成此病也”。《诸病源候论》在谈及“恶脉”病因病机亦认为“春冬受恶风入络脉中，其血瘀结所生。”《医宗金鉴·外科心法要诀》在谈及“青蛇便”成因时认为“由肾经素虚，湿热下注而成”。《医宗金鉴》又有“产后闪挫，瘀血肿胀者，瘀血久滞于脉络，忽发为木硬不仁，微热”。以上论述较准确地描述了本病的发病特点和病因。

本病由湿热之邪外侵，导致气血运行不畅，气滞血瘀，脉道阻塞而发病。

1. 湿热蕴结

饮食不节，恣食膏粱厚味，辛辣之品，脾胃受损，运化失司，以致水湿内停，湿热蕴结，下注脉中。

2. 外感寒邪，寒湿内侵

寒湿内侵，阻于经脉，郁久化热，湿热之邪留滞于脉络。

3. 外伤

跌打损伤、外科手术及刀割针刺等，均可致血脉受损，脉络瘀滞，致生本病。

二、临床表现

肢体血栓性浅静脉炎往往具有近期静脉输液注药史或静脉损伤病史，多见于青壮年人，或见于有多年下肢静脉曲张病史的患者，近期因劳累或外伤引起局部浅静脉红肿、疼痛者。

肢体血栓性浅静脉炎的临床症状明显，往往沿肢体表浅静脉突然呈柱状、网状的红肿索状物，局部皮温升高，扪及有热感，触痛和压痛明显，索条状物的质地较软，肢体活动受限，全身反应常较轻，仅有低热和白细胞轻度升高。经休息或治疗，红热肿胀逐渐消退，遗有暗褐色或暗红色色素沉着，表浅静脉条索的硬度增加，通常2～3周触痛可完全消失。

若因静脉曲张引起，或在明显外伤情况下，逐渐出现上述症状，静脉条索状物、硬结节长时间不能消退。若因肢体静脉留置管道引起，患者常先有寒战，进而放置导管的静脉红、肿、热、痛或仅有弥漫性肿胀区，拔出导管时，常引带出脓汁或脓血，此型患者临床全身症状较局部为重。

肢体血栓性浅静脉炎在下肢发生于大隐静脉或小隐静脉及其分支。临床所见主要是单独侵犯一条浅静脉。当浅静脉周围出现大片状炎症反应时，则为静脉炎及其周围炎。可伴有发热等全身症状。患处炎症吸收消退后，局部皮肤遗留色素沉着和硬性索状物；这种血栓静脉纤维性变化，往往遗留有微痛感觉，需3个月之后才能逐渐消失。

化学性血栓性浅静脉炎受累范围较为广泛，往往包括输液的整条浅静脉，终止于近远段浅静脉与深静脉汇合处。在间隔相当长时间后，受累静脉又可再通。

瘀滞性血栓性浅静脉炎还具有以下临床特点：有长期下肢静脉曲张病史，因静脉瘀血和皮肤营养性变化，常合并瘀滞性皮炎、小腿慢性溃疡及丹毒等；起病比较缓慢，病程长，往往多次反复发作；病变大多局限，部分病例血栓蔓延可达隐静脉汇合处，有累及深静脉和并发肺栓塞的可能。

化脓性血栓性浅静脉炎是静脉插管输液的严重并发症，好发于烧伤和重危患者及免疫受到抑制者，病变多见于大隐静脉。化脓性病灶常在导管顶端留在静脉内的位置处，有的在整个受累静脉内。其临床表现为：一般在插管输液后1周内发病，最迟可在拔管后1个月发病；有原因不明的败血症；病变虽然位于浅静脉，但多无血栓性浅静脉炎表现；极少患者可直接发生脓毒性栓塞或急性细菌性心内膜炎，在追查原因时，才发现是由化脓性血栓性浅静脉炎所引起。

不同病因引起的肢体血栓性浅静脉炎其转归与预后也不同。化学性血栓性浅静脉炎，当袪除其诱因，即停止输液或静脉穿刺后经适当治疗、休息，症状可在短期内消退且不易复发。瘀滞性血栓性浅静脉炎时，治疗疗程较长且易复发。当病变位于易活动关节处者，治疗效果一般不佳。血栓性浅静脉炎一般不累及深静脉，因而不致引起肢体静脉血液回流障碍。浅静脉内血栓形成以激发血管壁炎症为主，与血管壁紧密黏着，因而不致脱落而酿成肺栓塞。化脓性血栓性浅静脉炎并发脓毒败血症或急性细菌性心内膜炎时，常危及患者生命，误诊误治常预后不佳。

三、辅助检查

辅助检查包括实验室检查、多普勒检查、血液流变学检查等。

1. 实验室检查

主要查血常规，化脓性浅静脉炎白细胞计数可达 $20\times10^9/L$。

2. 多普勒检查

用多普勒超声检查，诊断血栓性浅静脉炎比较容易和简便。其结果可提示浅静脉是否通畅，可将多普勒探头置于局部浅静脉上，倾听其自然静脉血流声的有无，并挤压远端肢体观察静脉血流增强声是否减弱或消失，可确定局部浅静脉是否已有血栓形成。

3. 血液流变学检查

血液流变学检查可表现为全血黏度及血浆黏度升高，红细胞变形性降低，纤维蛋白原升高。

四、诊　　断

（一）诊断

根据多年临床经验，在“脉络疏通颗粒剂”治疗血栓性浅静脉炎的国家三类新药研究中制定出血栓性浅静脉炎的诊断及疗效标准，国家新药审评委员会经评审，同意该标准用于临床实验。

（1）本病可因外伤、手术、注射药物刺激、静脉曲张、血液瘀滞等引起。

（2）多发生于单下肢，浅表静脉于大隐静脉或小隐静脉的属支，特别是迂曲扭张的静脉部位。

（3）病损血管位在皮下皮肌膜外呈柱状或束支柱，病变部位疼痛、肿胀，皮下有索状物、有压痛，损伤血管周围组织充血发红。

（二）症状分级及疗效判定标准

1. 症状分级

（1）肿胀：正常为0分，有时肿胀为2分，持续轻微肿胀为3分，持续明显肿胀为4分。

（2）疼痛：正常为0分，有时自发疼痛为2分，持续疼痛为3分，疼痛难忍为4分。

（3）局部皮温：正常为0分，有时发热为1分，持续发热为2分，灼热为3分。

（4）皮色异常：正常为0分，暗红为1分，微红为2分，鲜红为3分。

（5）索条状物（长度）：正常为0分，6cm以下为2分，7～12cm为3分，12cm以上为4分，

(数条者以病变血管长度之和计算)。

(6) 硬结节（面积)：正常为0分，1cm×1cm以下为2分，2cm×2cm以下为3分，2cm×2cm以上为4分。

(7) 舌质暗或红为1分，苔黄或黄腻为1分，脉滑数为1分。

2. 病情轻重分级

(1) 轻：积分≤12分。

(2) 中：积分13～21分。

(3) 重：积分≥22分。

3. 疗效判定

(1) 临床治愈：症状体征消失。

(2) 显效：症状体征明显改善，积分减少70%以上。

(3) 有效：症状体征有所改善，积分减少30%～69%。

(4) 无效：症状体征无改善或恶化，积分减少30%。

五、辨　　证

1. 湿热蕴毒型

沿浅静脉走向或静脉曲张团突发肿胀、灼热、疼痛、色红，可触及硬性索条状物，压痛明显，伴发热，口渴不欲饮，舌质红，苔黄腻，脉滑数。

2. 湿热瘀阻型

沿浅静脉走向呈硬性索条状，皮肤有色素沉着，患处呈针刺样疼痛，触痛及牵拉痛明显，无明显全身症状，舌质紫有瘀斑，舌苔白腻，脉缓涩迟兼见。

六、临床治疗

(一) 辨证论治

血栓性浅静脉炎是血管外科中的一个常见病，可分为湿热蕴毒型（急性期）和湿热瘀阻型（慢性期)，急性期宜用清热解毒、活血化瘀的药物，慢性期宜用清热利湿、化瘀通络的药物。临床用药既遵循以上治疗规律，又应灵活多变，且内治、外治同用，可收到较好疗效。

1. 湿热蕴毒型

治则：清热解毒，活血化瘀。

方药：黄柏、玄参、金银花各60g，当归、苍术、连翘各15g，桃仁、甘草各10g，黄芪、板蓝根、薏苡仁、蒲公英各30g，蜈蚣3条。

2. 湿热瘀阻型

治则：清热利湿，化瘀通络。

方药：蜈蚣3条，丹参、苍术、水蛭、黄柏、黄芪、薏苡仁、金银花、当归、玄参、赤芍各15g，全蝎、红花、甘草各10g。

（二）中医外治

1. 熏洗疗法

应用熏洗疗法可改善患肢血液循环，本病应运用清热解毒药物，以清热解毒，消肿止痛。方药：金银花、蒲公英、板蓝根、连翘、黄柏各30g，甘草15g，煎汤熏洗患处，2次/天。

熏洗方法：将药物装在纱布袋内缝好或扎好，放在砂锅内加水煎煮30分钟，然后把煎好的药汤倒入盆内，将患肢架于盆上，用布单将患肢及盆口围盖严密，进行熏蒸。待药汤温热不烫人时，将患足及小腿浸于药汤中泡洗，每天1次，每次30～50分钟，药液变凉后，应加热后再洗。1副洗药可用2天，第2天应用时加温后即可应用。

熏洗时应注意：初次外洗不易过久，外洗范围不宜过大；感染溃烂的创口，外洗时应滤去药渣，药液温度适宜时用消毒纱布蘸药液淋洗患处，并用镊子持纱球拭去创口脓液及坏死组织，反复淋洗使创口干净后再根据创口情况进行常规换药。

2. 贴敷疗法

黄柏、水蛭各30g，黄连、生大黄、乳香、没药各15g，共研为细末。另用鲜地龙30g捣烂，用凡士林调成糊状，外敷患处。

七、预防及护理

（1）患者应卧床休息，抬高患肢15cm，卵圆窝处有血栓时，更应卧床休息，以免患者活动后导致血栓脱落，产生肺栓塞。

（2）病变部位用湿热敷，可起到消除炎症，促使索状物吸收的作用。或用中药熏洗患处都可有效地配合治疗。

（3）严格戒烟限酒，按医嘱穿弹力袜，加速静脉回流，以促使早日康复。

（4）注意饮食宜忌，减少高血脂的发生，以免因血流滞缓及血液高凝状态而引发血栓性浅静脉炎的发生。

（5）减少静脉损伤及化学性药物对血管壁的刺激。

（6）积极处理好皮肤感染及皮肤溃疡。

（7）保持精神愉快，防止寒冻，潮湿及外伤。

（8）积极治疗容易并发血栓性浅静脉炎的疾病，如下肢静脉曲张、血栓闭塞性脉管炎及恶性肿瘤等。

第九节　深静脉血栓形成

深静脉血栓形成是临床常见的四肢血管病，多发生在下肢及盆腔深静脉，主要表现为肢体肿胀疼痛，沿静脉血管走行压痛和局部温度增高等，其发病率约占四肢血管病的40%。近年来，本病的发病率有逐年增加的趋势。因其可有严重的后遗症和有发生肺栓塞的危险，不但影响患者的生活质量甚至可危及生命，对该病的研究越来越受到人们的重视。

深静脉血栓形成属中医学“股肿”、“脉痹”、“肿胀”、“血瘀”、“瘀血流注”等病范畴。中医学对深静脉血栓形成认识久远，《素问·痹论》即有“以夏遇此者、为脉痹。痹，在于脉则血凝而不流”。《素问·平人气象论》中亦有“脉涩为痹”。《内经》所提到的“恶血”、“留血”亦即今日的静脉血栓形成。巢元方所撰的《诸病源候论》中有“血为阴、邪入于血而痹，故为血痹也”。《足檀候》曰：“病者，自膝已下至踝及趾、俱仲直是也”。《诸病源候论·游肿候》亦有“游肿之候，青、黄、赤、白、无复定色、游走皮肤之间，肉上微光是也”。此描写多似后世医学文献所描述的“股青肿”、“股白肿”和同时合并浅静脉炎及皮下出血所遗留下的色素沉着。孙思邈所著的《备急千金要方》有“久劳、热气盛，为湿热所折，气结筋中”，“气血瘀滞则痛、脉道阻塞则肿、久瘀而生热”。王肯堂在他《证治准绳》中观察到妇女产后所致的深静脉血栓形成“腰间肿两腿尤甚、此瘀血滞于经络……”，“瘀血流注四肢或注股内、痛如锥刺或两股肿痛”。张景岳在他的《景岳全书》中记载了深静脉血栓形成的病机：“产后瘀血流注……气凝血聚为患也”，而且他提出了“血有蓄而结者，宜破之逐之”并提出了用桃仁、红花、苏木、延胡索、三棱、莪术、五灵脂、大黄、芒硝等药治之的基本治疗方法。唐容川在他的《血证论》中，对深静脉血栓形成的证候及治则的描述更加清晰。在证候方面如“瘀血流注，四肢疼痛肿胀”，在治则上提出“宜化去瘀血、消利肿胀”，“有瘀血肿痛者、宜消瘀血”，“瘀血消散、则痛肿自除”。中医学在长期的临床实践中，逐渐认识了深静脉血栓的临床证候、治则治法，为我们临床研究治疗深静脉血栓打下了坚实的基础。

现代医学认为，血液高凝状态、血流滞缓、血管壁损伤是静脉血栓形成的三大因素，并认为静脉血栓形成是在某种情况下，血液于静脉腔内凝结并阻塞静脉腔，导致静脉回流障碍，血栓远端静脉高压，从而引起肢体肿胀、疼痛及浅静脉扩张和曲张等症状。本病好发于下肢，常见的有髂股静脉血栓形成，小腿深静脉血栓形成和小腿肌肉丛静脉血栓形成。

一、病因病机

深静脉血栓形成是由创伤、手术、妊娠、分娩、恶性肿瘤或因慢性感染及其他长期卧床等因素，导致久坐久卧，伤气所致，气伤则运行不畅，气为血帅，气不畅则血行缓慢，以致瘀血阻于脉道，致经脉壅遏不通或因风寒湿邪、损伤经脉而脉痹血凝、阻塞脉道而致脉络不通，或因嗜食膏粱厚味，致使湿热内生，水湿壅滞，流于皮肉，则肌肤肿胀，停滞肌肤遂生肿痛诸症。盖脉道阻塞则肿，气血瘀滞则痛。《素问·调经论》曰：“血气不和、百病乃变化而生。”《灵枢·痈疽》篇亦有“营卫稽留于经脉中，则血泣而不行、不行则卫气从之而不通、壅遏不得行……”《素问·痹论》篇曰：“痹……在于脉则血凝而不流。”公元601年，巢元方在他的《诸病源候论》中谈及类似于现今深静脉血栓病的病因病机时说：“皆由血气虚弱、风邪伤之，经络否涩而成也。”孙思邈在他的《备急千金要方》中也认为静脉血栓形成的病因，是由“久劳、热气盛、为湿热所折、气结筋中”。

现代医学认为，深静脉血栓形成患者的病因为创伤、手术、妊娠、分娩、恶性肿瘤或因其他疾病长期卧床致使人体血液成分、比例、内容等发生变化。外因、内因共同为此病的发生创造了条件。

静脉血栓形成是一个复杂的过程。血流缓慢、静脉壁损伤及血液高凝状态三大发病因素往往会同时存在，其中某一因素能起主导作用。任何原因所致的血液成分改变，促凝物质增多或抗凝物质减少，血液高凝状态，均可使血液流速减慢。血液流速减慢，又可导致血流瘀滞，血小板聚集，血细胞及纤维蛋白沉积。各种凝血因子的增高，又可加重血液的凝固度，“血脉凝滞”、“热结蓄血”、“血道壅涩”、“血凝不流”而发生血栓形成，阻塞静脉管腔。当血管壁损伤，内皮细胞脱落，而导致血管内膜下的基膜和胶原裸露，血管壁丧失了正常的抗栓作用，首先在损伤的静脉内膜出现血小板黏附、聚集，而血小板同时又释放某些活性物质，而使血小板进一步聚集，既影响了血液的流速，也增加了血液的凝固度。随着病情发展，血小板堆积增多，形成许多珊瑚状血小板小梁，使血液流速更加缓慢，被激活的凝血因子逐渐增多，以致大量白细胞和红细胞聚集，纤维蛋白沉积，最终静脉血栓形成。血栓形成早期，只有起源处附着于血管壁，几乎是漂浮状态，很容易脱落。继而血栓收缩，挤出血清，血栓变为相对干燥、坚实的结构。开始血栓仅是通过纤维蛋白附着于血管壁上，但内膜的内皮纤维细胞迅速入侵，使血栓固定、机化。因为由血栓挤出的血清中有激活的凝血因子及凝血酶，所以在一定条件下，很容易有新鲜的血液凝块沉积于正在机化，甚至已经机化的血栓上，使血栓不断的扩展延伸，最终堵塞静脉管腔。血栓也可逆行扩展，而导致全下肢深静脉主干血栓形成。血栓的蔓延、滋长，可以在任何时候终止，也可以不断的顺行或逆行发展。

血栓形成后，向近侧扩展和远侧繁衍的继发血栓，逐渐与血管壁粘连，激发静脉壁和静脉周围炎症反应，然后停止扩展，繁衍，并发生纤维形成性机化。新生的肉芽组织由血管壁向血栓内生长，将纤维蛋白和组织碎片等血栓成分逐渐溶解，吸收，最终被机化的结缔组织取而代之。一般形成后1～2天即开始机化，3～4天就可较牢固地黏附于血管壁上。较大的血栓，一般需要2周以后方可完全机化。机化的血栓与血管壁紧密的融合，此时不再有脱落的危险。堵塞静脉的血栓，有较强的再管化能力。在血栓机化过程中，血栓发生收缩，使血栓与血管壁之间出现空隙或血栓本身自溶出现裂隙，这些裂隙被长入的内皮细胞逐渐覆盖，而形成两端与血管相通的一个或数个管腔，从而使部分血流得以重新回流，即再管化。静脉血栓形成后5～12周可发生广泛性再管化，在机化和再管化过程中，静脉瓣膜遭破坏而丧失正常功能，导致血液逆流。

二、临床表现

深部静脉血栓形成多发生于下肢，在上肢可累及腋静脉及锁骨下静脉。下腔静脉血栓形成，往往是一侧的髂-股静脉血栓形成上行繁衍的结果。其临床表现以患肢肿胀，疼痛，浅静脉曲张为主症，在血栓机化和再通的过程中，深静脉瓣膜遭受损伤而丧失正常功能，导致血液倒流。血液回流障碍的程度与血栓发生的部位、范围有密切关系，不同部位的深静脉血栓形成，临床表现也各不相同。

1. 小腿肌肉静脉丛血栓形成

本病是指小腿肌肉静脉丛血栓形成和腘静脉血栓形成。小腿肌肉静脉丛血栓形成，常局限于小腿屈肌静脉窦内，患者仅觉小腿后肌群有胀满沉重感，检查小腿肌群有深压痛，Homan征阳性。小腿深静脉血栓形成，是指小腿部位的深静脉主要干支血栓形成，症状为小腿突然出现疼痛，行走时疼痛加重。患肢足部不能平踏着地，踝部浮肿（若伴有腘静脉栓塞，则小腿肿胀更明显，腘窝部位压痛），全身其他症状不明显。

小腿肌肉静脉丛血栓形成是血栓局限于屈肌静脉窦内。通常小腿肌肉静脉窦的血液向心回流，主要依靠小腿肌肉的“泵”的作用，在小腿肌肉活动明显减少时，血液流速变慢，肌肉静脉窦血液瘀滞，易成血栓。另外，小腿直接钝性外伤也是造成本病的常见原因之一。由于未波及主干静脉，故不至于影响血液回流，其临床表现如下。

（1）疼痛：以小腿部胀痛为其特征，活动后疼痛明显，疼痛呈胀痛，局部有压痛。

（2）肿胀：肿胀部位限于小腿下部和足、踝部，活动后加重，休息减轻。

（3）Homan征阳性（膝关节自然弯曲，使患足前曲时疼痛）、Neuhof征阳性（腓肠肌压痛）。

（4）体征：患肢肤温增高，皮肤颜色早期无明显改变，病变后期可有小腿内侧皮肤颜色加深、呈褐色点状或片状改变。小腿处有瘙痒、色素沉着、脱屑、湿疹和溃疡等营养障碍性改变。病变多局限于患肢足靴区。肢体动脉搏动正常。小腿下部至足踝部可有轻度凹陷性水肿。病变后期，患肢可有足靴区溃疡，一般无坏死、坏疽改变。

2. 髂–股静脉血栓形成

髂–股静脉血栓形成指髂总静脉、髂外静脉、髂内静脉及股总静脉的血栓形成，是指起源于髂–股静脉的血栓形成（中央型），是深静脉血栓形成疾病最有代表性的类型，因其血栓阻塞了下肢静脉血液回流唯一主干通道，故发病急剧。下肢腹股沟以下组织迅速广泛肿胀、疼痛，肢体周径增粗，皮色暗红或青紫色，浅表静脉怒张，毛细血管亦扩张，皮温升高，全身发热。左下腹盆腔区有压痛，腹股沟至股内侧有触痛或触及条索状肿物，小腿腓肠肌僵直，Neuhof 征阳性（腓肠肌压痛），Homan 征阳性（膝关节自然屈曲，使患足背曲时疼痛）。临床上可分为原发性和继发性两种。

（1）原发性髂–股静脉血栓形成：血栓形成位于髂股静脉，发病率低于小腿肌肉丛静脉血栓形成，以左侧多见，本病起病急骤，临床表现如下。

1）疼痛和压痛：疼痛由两种因素造成。①血栓在髂–股静脉内激发炎症反应，产生局部持续性疼痛；②远侧静脉血液回流障碍，因瘀血所引起的胀痛，程度不一，站立时加重。压痛位于髂–股静脉的体表部位，以股三角区最明显，体格瘦弱者，尚可扪到股静脉充满血栓所形成的条索状物。

2）肿胀：患肢肿胀，腹股沟区明显肿胀，随后腹股沟以下迅速出现肢体广泛性肿胀，可伴有发热。

3）浅静脉曲张：浅静脉扩张属于代偿性，以增加髂–股静脉阻塞平面远侧的静脉血回流，随着肿胀程度减轻而日益明显，在受累侧下腹部和髋部都可看到浅静脉曲张。全身反应较轻。

4）体征：髂–股静脉血栓形成的体征可见整个患病肢体，肤色可表现为暗红色，如为急性血栓形成并广泛的使髂–股静脉闭塞则可出现患肢皮色的广泛青紫，称为股青肿，是下肢深静脉血栓形成的最严重类型。髂–股静脉血栓形成的营养性改变主要表现在患肢小腿的足靴区部位，呈脱屑、瘙痒、色素沉着、湿疹和溃疡等。Homan 征阳性，肢体动脉搏动一般正常、股青肿患者的患肢因动脉受压致动脉搏动减弱。本病后期均可发生小腿足靴区溃疡，且愈合困难，并可出现静脉性坏疽。

（2）继发性髂–股静脉血栓形成：此型是由于从上至下（髂股静脉蔓延至周围静脉）或由下至上（由周围静脉向髂股静脉蔓延）的全下肢静脉血栓形成，是全下肢深静脉血栓形成（混合型）的严重类型。由于全下肢静脉血栓形成，整个深静脉系统广泛血栓形成而完全阻塞，造成严重下肢深静脉回流障碍，发病急骤。患肢剧烈胀痛，广泛性严重水肿。颜色苍白或青白色，全身反应严重，皮温高，发热在39℃以上，小腿指压痕明显；股三角、腘窝、小腿均有明显压痛。股青肿患者的患肢因动脉受压致动脉搏动减弱，由于大量的血浆，组织液贮留在患肢，引起低血容性休克，严重者可发生静脉性肢体坏疽，继发性髂–股静脉血栓形成。血栓起源于小腿肌肉静脉丛，通过顺行性扩展，累及下肢整个髂–股静脉系统，形成与原发性逆行扩展到整个下肢相同的混合型病变。是临床上较常见的类型，而继发性髂–股静脉血栓形成又是形成混合型的主要原因。

3. 上肢深静脉血栓形成

上肢深静脉（腋静脉–锁骨下静脉）血栓形成包括腋静脉血栓形成，腋–锁骨下静脉汇合部的血栓形成，造成上肢静脉回流障碍，形成的症状和体征多数都是在患肢进行不习惯活动或上肢直接受击后，骤然发病。本病多发生在体格健康的年轻男子。主要临床表现是患侧上肢肿胀、疼痛、发绀和静脉曲张。

体征可见：患侧上肢肤温升高；患肢呈紫红色斑片或发绀，以前臂和手部较为明显。一般无营养障碍性改变。动脉搏动一般不受影响，个别患者可因严重痉挛而使动脉搏动减弱。整个患肢均有明显的凹陷性水肿，近侧较远侧重，甚至可累及胸壁和肩部。一般不出现溃疡、坏死和坏疽性改变。

深部静脉血栓形成多发生于下肢，在上肢可累及腋静脉及锁骨下静脉，下腔静脉血栓形成，往往是一侧的髂股静脉血栓形成上行繁衍的结果。由于肢体深静脉血栓形成，使其血液回流发生障碍，进而引起肢体肿胀、疼痛，浅静脉怒张等。由于患肢血管内血栓形成部位不同，进而所产生的临床症状亦有所不同。

4. 上-下腔静脉血栓形成

上腔静脉血栓形成，临床较少见。多数是起因于纵隔、气管或肺部恶性肿瘤等压迫所致。其临床表现除了上肢静脉回流障碍引起的一系列症状外，还可见面、颈部肿胀，面部尤其是球结膜充血水肿，眼睑肿胀、颈部浅静脉扩张，前胸壁及肩部浅静脉广泛性扩张，并向对侧延伸，胸壁扩张浅静脉的血流方向向下。患者常伴有头胀、头痛及其他神经系统症状。

下腔静脉血栓形成，多是由于下肢深静脉和盆腔静脉血栓形成向上蔓延造成。由于阻塞平面多位于肾静脉平面的远侧，所以其临床表现主要为双下肢肿胀、沉重、张力大，浅静脉迂曲或扩张，活动后上述症状加重。同时伴有外生殖器及盆腔部位疼痛、坠胀感及外生殖器部位的浅静脉曲张；若血栓累及肾静脉以上平面，则出现腰痛，肾肿大及肾功损害；若血栓在肝静脉以上平面，则可出现布-加氏征的临床症状。

临床中根据发病时间及治疗、临床症状改善等情况，又常分为急性期深静脉血栓形成、迁延期和深静脉血栓形成的后遗症期。急性期一般在发病20～30日。此期由于血栓本身的病理生理特性和外、内因素作用，血栓容易脱落而造成栓塞，此时应特别注意观察患者有否肺栓塞表现，以及时救治；迁延期是指急性期至后遗症期的中间病期。深静脉血栓后遗症，是静脉血栓经治疗再通后，由于静脉瓣膜的破坏，所产生的肢体远端静脉高压、血液瘀滞等。临床表现为下肢浅静脉怒张，色素沉着，溃疡，活动后下肢肿胀，疼痛，平卧休息后症状减轻等。

三、辅助检查

辅助检查包括凝血酶调节蛋白检测、血小板激活后标志物测定、反映纤溶系统的指标、分子标志物质的测定、血液流变学检测、静脉造影术、彩色超声多普勒检查、超声多普勒流速检查、放射性核素检查、体积描记法检查、Duplex Scanning 双显性扫描检查、CT 检查、磁共振成像检查与应用及静脉测压等。

1. 实验室检查

由于血液高凝是深静脉血栓形成的发病因素，因此血液学检查是重要的检查手段，可以监测血液黏稠度、血液凝固性、纤溶活性等，在急性期，常有白细胞总数和中性粒细胞轻度增加，血液生化学检查可有乳酸脱氢酶等的增高。由于血管内皮细胞受损或被刺激，血小板被激活或功能亢进，凝血因子浓度升高及抗凝和纤溶活性减低等因素引起体内的病理状态，这种病理状态可以是遗传性，或获得性的，可以由单一因素引起，也可由综合因素所致，监测出凝血时间，凝血酶原时间等变化。这类诊断方法均需通过血液检查才能诊断或预示血栓形成。

2. 静脉造影术

下肢静脉造影术在下肢深静脉血栓形成的诊断中具有重要地位，是最确切和最实用的方法。在下肢深静脉血栓形成的造影检查中，主要应用顺行性造影术，顺血流生理途径充盈下肢静脉，能使静脉直接显像，以判断有无血栓，血栓的位置、范围、形态和侧支循环；而且可以鉴定其他检测方法的诊断价值。

3. 彩色超声多普勒检查

彩色超声多普勒检查既可获得血管壁、血管腔和管周结构的二维图像，又可动态观察血流状态和侧支循环情况，判断血栓部位，确定病变范围，了解管腔阻塞程度，客观评价疗效，并可弥补 X 线造影的某些不足。因此，彩色多普勒超声检查已作为常规检查深静脉血栓形成越来越受到人们的重视，尤其对有高危因素，缺乏典型临床表现的患者。同时早期发现深静脉血栓形成，对早期发现肺栓塞有重要意义。

彩色超声多普勒检查是一种无创性检查方法，有快速、安全、准确、可重复等优点，操作简单，便于临床推广应用。

4. 超声多普勒流速检查

Sotomura 首先应用多普勒超声波流量检查，是将电压检能器做成探头，其中包含两个压电晶体，一个司发射，一个接收不同频率的反射信号。检查原理是：当一束超声波传入人体，射入超声波受红细胞反射，转变为可被检测的频率；频率的变化，与流速成正比。这种变化，可用音频分析或用模拟记录。检查静脉时，可将探头放在髂-股、股浅或胫后静脉的体表位置上，多普勒讯号将随呼吸而变化，正常下肢静脉血的回流发生在呼气期，当回流被血栓阻断时，就不再有这种周期性的变化。对急性深静脉血栓形成具有诊断意义的发现，包括：①出现的信号变为单音和低频率，听到连续的“隆隆音”，记录上没有血流的呼吸性波动；②Valsalva 技术不能产生增强的信号，或比健肢减弱，在上述情形下，如果探头是放在股总静脉部位，可以确定诊断为髂-股或股总静脉血栓形成。同样地，如果放在腘静脉部位，则强烈地提示为髂、股浅或腘静脉血栓形成，压迫的手法，也可增强血液流速效应。如果将探头放在静脉血栓的近侧，在血栓远侧加压而不能反映出增强的信号，说明在两者之间有阻塞。如压迫腓肠肌而不能在腘静脉部位检测到静脉血液流速增强的信号，强烈地提示小腿部较粗的静脉内有血栓形成。

5. 体积描记法检查

应用体积描记法作血液循环生理研究已有悠久历史，20 世纪 70 年代开始，才发展成为诊断静脉血栓形成的重要工具。现在已经具备的方法，有电阻抗体积描记（IPG）、空气（PVR）、应变（SPC）、静脉血流描记（PRG）、应变计量器技术（容量体积描记）和光电体积描记法（PPG）等。其中以电阻抗体积描记法应用时间最长、积累经验较多，使用比较普遍。

6. Duplex Scanning 双显性扫描检查

一种非创伤性检查，是目前快速、精确地证实动脉、静脉闭塞的有价值的方法，本方法能精确地识别动静脉血栓的解剖部位，还能测定静脉返流血量（ml/s），资料研究证明当静脉返流量低于 10ml/s 时，则不发生皮肤变化和溃疡形成。对血管造影剂有过敏而不能进行血管造影者，尤为适用。

7. CT 检查

CT 主要用于诊断腔静脉及肢体近侧大静脉（髂-股静脉）的血栓形成。如怀疑髂-股静脉血栓形成为周围病变压迫及侵犯所致时可作 CT 检查。

8. 磁共振成像检查与应用

双侧髂股静脉及下腔静脉血栓形成均可由 MRI 或 MRV 显示，尤其是腔静脉及盆腔静脉系统各种先天性畸形和血栓形成及下腔静脉阻塞综合征为主要适应证。

9. 静脉测压

静脉造影完毕，常可利用足背静脉的穿刺，衔接压力传感器或有刻度的透明塑料导管，盛满肝素及生理盐水溶液，测量静脉压。患者站立，使腓肠肌处于松弛状态，正常压力相当于受测点与心脏之间的距离，一般为 130cmH_2O，做踝关节伸屈活动时，腓肠肌收缩，压力明显下降，一般为 60cmH_2O；停止活动后，压力回升，回升时间超过 20 秒。主干静脉有血栓形成堵塞者，无论静止或活动时的压力，均明显升高。回升时间增速，一般不超过 12 秒。

四、诊断与诊断标准

（一）诊断

详细询问病史，了解发病原因，认真体格检查，根据临床表现，进一步进行下肢深静脉顺行和逆行造影和超声多普勒检查，可以做出下肢深静脉血栓形成的诊断，并可明确病变的类型，对临床治疗方法的选择具有一定的意义。临床诊断时，应注意：

1. 发病原因

手术后、外伤、妇女分娩后长期卧床及下肢感染等，容易发生下肢深静脉血栓形成。恶性肿瘤，癌细胞释放血液高凝物质，使血液处于高凝状态，以及腹腔肿瘤的压迫和侵蚀，很容易继发下肢深静脉血栓形成。也可为无任何原因，而突然发病者。

2. 左下肢多见

下肢深静脉血栓形成以左下肢发病最多见，主要发生于髂静脉和小腿深静脉。

3. 肢体疼痛

下肢深静脉血栓形成肢体疼痛的部位与血栓形成部位相关。如患者有髂腰部或股三角区疼痛，则是髂股静脉血栓形成。小腿深静脉血栓形成发病大多隐匿，仅有小腿轻度胀痛。

4. 肢体肿胀

下肢深静脉血栓形成肢体肿胀的范围与血栓部位有关。小腿深静脉血栓形成，仅有小腿肿胀和压痛。下肢广泛性肿胀，同时伴有广泛性浅静脉怒张，可以诊断髂股静脉血栓形成。

5. 慢性溃疡

下肢深静脉血栓形成后期遗留静脉功能不全，由于深静脉瓣膜、交通支静脉瓣膜破坏，血液由深静脉倒流入浅静脉，最后出现下肢静脉瘀血综合征——小腿营养障碍性改变，色素沉着，发生小腿慢性溃疡。

（二）诊断标准

（1）急性期

1）发病急骤，患肢胀痛或剧痛，股三角区或小腿区有明显压痛。

2）患肢广泛性肿胀。

3）患肢皮肤呈暗红色、温度升高。

4）患肢广泛性浅静脉怒张。

5）Homan 征阳性。

（2）慢性期（深静脉血栓形成后综合征）：慢性期具有下肢静脉回流障碍和后期静脉血流逆流，浅静脉怒张或曲张，活动后肢体凹陷性肿胀、胀痛，出现营养障碍改变；皮肤色素沉着、瘀血性皮炎、瘀血性溃疡等。

（3）排除急性动脉栓塞，急性淋巴管炎，丹毒，原发性盆腔肿瘤，小腿损伤性血肿，小腿纤维组织炎等病。

（4）超声多普勒、静脉血流图和静脉造影等可以确诊。静脉造影：静脉充盈缺损，全下肢（或节段）管壁毛糙，管腔不规则狭窄，瓣膜阴影消失，侧支循环形成，呈扩张扭曲状。

（三）疗效判定标准

1. 临床治愈

（1）站立 20～30 分钟，行走 1500m 后，无明显肿胀疼痛、沉重感、压痛。

（2）下肢浮肿明显消退或完全消退（以平面周长对比，大腿以髌骨上缘 15cm 点以上，小腿以胫骨粗隆以下 10 cm 点上缘测周长 2cm）同健侧相比，周径差小于 2cm。

（3）静脉阻抗式血流图应变计测定或超声血管显像图，静脉最大排出量（MVO）比治疗前改善 2/3 血流量（正常值 34. 95±7. 85ml/100ml 组织/分）；2 秒静脉排出容量百分比（VO）比治疗前改善 1/2（正常值 30%～80%），超声血管显像图可显示瓣膜影。

2. 显效

（1）站立 15～20 分钟，行走 1000m 后，肿胀比治疗前明显好转。

（2）下肢浮肿明显减轻，平面周长同健侧相比不大于 3cm。

（3）静脉阻抗式血流图应变计测定或超声血管显像图，静脉最大排出量（MVO）比治疗前改善 1/3 血流量；2 秒静脉排出容积百分比（VO）比治疗前改善 1/3，超声血管显像图瓣显现不清。

3. 进步

（1）站立 10 分钟以内，行走 500m 后，疼痛肿胀比治疗前有所改善。

（2）下肢浮肿减轻，平面周长同健侧相比较治疗前稍有好转。

（3）静脉阻抗式血流图应变计测定或超声血管显像图，静脉最大排出量（MVO）比治疗前有所改善 1/4 血流量，2 秒静脉排出容积百分比（VO）比治疗前改善 1/4，超声血管显像图瓣膜不显。

4. 无效

治疗后症状与体征均无改善，或患肢水肿加剧，并发肺栓塞者。

五、辨　　证

1. 湿热蕴毒型

发病突然，患肢肿胀严重，皮肤温度升高，皮色暗红，发热恶寒，热多寒少，体温在38～39℃，肢体疼痛，或行走加重，患肢扪之发凉，但内觉灼热，小脉络扩张，指按凹痕。大便干或不畅，小便短赤。舌质多红绛，舌苔黄腻或黄燥，脉滑数或弦数。

2. 湿热瘀阻型

患肢肿胀，多无寒热，患肢胀痛，扪之尤甚，活动加重。皮色青紫或紫暗。舌质暗紫或有瘀斑瘀点，舌苔白腻或黄腻，脉缓迟涩兼见。

3. 阴虚瘀阻型

患肢肿胀，沉重，扪之疼痛。皮色暗紫，遇热加重，形体瘦弱，肌肤不荣，或下肢浅表脉络迂曲，显现或皮溃肉烂，脓水清稀，口渴不喜饮。舌体瘦，兼见紫斑，少津无苔，脉细涩数。

六、治　　疗

（一）中西医结合治疗深静脉血栓形成的原则

下肢深静脉血栓形成是常见的下肢深静脉阻塞性疾病。发病早期，由于深静脉血栓阻塞，发生静脉血流回流障碍。后期虽然深静脉血栓可以机化再通，但静脉壁失去弹性，瓣膜被破坏，深静脉主干形成僵化的、直通的管道，以及交通支静脉瓣膜破坏，发生深静脉血液倒流，出现下肢深静脉血栓形成综合征（下肢静脉功能不全），使肢体处于病废状态。因此，下肢深静脉血栓形成的早期诊断、早期中西医结合治疗是取得疗效的关键。中西医结合治疗下肢深静脉血栓形成，主要有临床辨证论治、溶栓疗法、降纤疗法、抗凝疗法、解聚疗法、药物动脉注射疗法、外治疗法、手术治疗和现代医学的其他治疗方法等。总的原则如下。

1. 促使血栓消溶，控制病情发展

急性下肢深静脉血栓形成发病7天以内，以中药清热解毒、活血通络为主治疗，以及使用溶栓疗法与降纤疗法、解聚疗法，迅速促使血栓消溶吸收，控制血栓伸延、扩张，恢复静脉回流。

2. 促进侧支循环，消除下肢瘀血状态

对下肢深静脉血栓形成综合征，以中药清热利湿、活血通络法为主治疗，并使用降纤疗法、解聚疗法、扩张血管药物，以及与外治疗法配合应用，促进侧支循环建立，改善血液循环，消除下肢瘀血状态。

3. 保护患肢，防止并发症

下肢深静脉血栓形成，肢体常处于瘀血状态，应尽量减少长时间站立和行走，抬高患肢，穿弹性袜，使用熏洗疗法，促进静脉血液回流，减轻下肢瘀血。同时，防止患肢外伤感染和发生下肢慢性溃疡。

（二）中医辨证施治

1. 湿热蕴毒型

治则：清热解毒，化湿行痹。

方药：黄芪、板蓝根、薏苡仁、玄参、当归各30g，金银花60g，苍术、黄柏、连翘、水蛭各15g，甘草12g。

用法：水煎服，每日1剂。

2. 湿热瘀阻型

治则：清热祛湿，活瘀通络。

方药：红花、甘草各12g，金银花、黄芪各30g，丹参、黄柏、苍术、赤芍、当归、玄参、水蛭各15g，蜈蚣3条，全蝎10g。

用法：水煎服，每日1剂。

3. 阴虚瘀阻型

治则：清热养阴，益气活血。

方药：黄芪45g，白芍、当归、丹皮、生地、水蛭各15g，蜈蚣3条，红花、全蝎各10g，水牛角、金银花各30g。

（三）中医外治

（1）溻渍疗法：通过汤液热敷患部的机械和物理作用，以促进血液循环，起到疏通络脉，调节气血，促进经脉通畅的作用。

适应证：用于深静脉血栓形成各期。

方药：红花、延胡索、川椒、苍术、金银花、赤芍、黄柏、羌活、牛膝、白芷、土茯苓各20g。

用法：纱布包裹上药，水煎至药性入汁，以布巾蘸药液溻渍患处20分钟，每日2次。

注意：药液以40～50℃为好，以防烫伤。

（2）熏洗疗法：可活血化瘀，去腐生新；消除肿胀，祛除病邪。

适应证：适用于上下肢深静脉血栓形成各期。

方药：丹参、红花、桑皮、独活、川芎、赤芍、鸡血藤、桑寄生、桂枝、当归各50g，加水2000ml煎沸。

用法：将患肢置于药盆上方，边用药气熏、边用巾布沾药液洗患肢，每日1次。

注意：药液洗患肢时温度要适宜防止烫伤。

（四）西医治疗

西医治疗的抗凝疗法、溶栓疗法、解聚疗法、降黏疗法及其他辅助治疗，也可根据不同时期的不同症状选择运用。

七、预防与调护

1. 急性期护理

首先要让患者绝对卧床，急性期患者应绝对卧床14～21天，患肢抬高，高于心脏水平20～30cm，并注意保暖。床上活动时避免动作过大。严格禁止按摩患肢，以防血栓脱落造成肺动脉栓塞。注意保持大便通畅，多饮水，以稀释血液。

注意观察患肢皮肤温度变化，每日测量并记录患肢不同平面的周径，并与以前记录和健侧周径相比较，以判断治疗效果。抗凝或溶栓治疗期间，每日按时检查凝血指标，观察有无出血倾向。经静脉使用抗凝、祛聚或溶栓药物时，最好选择患肢远端的静脉。注意有无过敏症状。

高度警惕肺动脉栓塞的可能。若出现胸痛、呼吸困难、咳血、血压下降等异常情况，应立即平卧，避免做深呼吸、咳嗽、剧烈翻动，同时给予高浓度氧气吸入。

戒烟，进食低脂且富含纤维素的饮食。下床活动后，正确使用减压袜。鼓励恢复期患者逐渐增加行走距离和下肢肌肉的活动量，以促进下肢深静脉再通和侧支循环的建立。

手术治疗者，应按相应的规范进行护理。

2. 慢性期的功能锻炼

深静脉血栓形成的患者，在急性期过后，应积极进行锻炼。锻炼的目的是增加小腿肌肉运动，加强小腿肌肉对静脉的挤压作用，从而促进静脉血液的回流。应重视静脉泵的作用。静脉泵由骨骼肌、肌肉内的静脉窦及浅、深静脉组成。当骨骼肌收缩时，肌肉内和周围静脉中的血流被挤向心脏。由于静脉泵的作用，下肢相应区域的静脉内压降低，静脉充血缓解，水肿减轻。

腓肠肌内的静脉泵最发达，相应部位的深静脉窦是巨大的泵室。腓肠肌的收缩可以产生>200mmHg的压力，这足以在直立时排挤出肌肉内的静脉血。不同的肌肉交替作用，将血液泵向心脏。因此深静脉血栓的患者进行锻炼要重点进行小腿肌肉的锻炼。如足趾关节的运动，下蹲，向后踢腿等运动。

3. 正确使用减压袜

深静脉血栓形成后，或因静脉回流障碍，或因静脉瓣膜破坏都会引起静脉高压。而静脉高压则会进一步引起多种并发症，如静脉曲张、色素沉着，甚至溃疡。使用减压袜的目的是：以外部压力抵消各种原因所导致的静脉压力增高，防止深静脉血液经交通支逆流入浅静脉，促进静脉血回流，达到控制和延缓病情发展、改善局部皮肤营养不良、减轻水肿、预防溃疡形成，或促进溃疡愈合的目的。

减压袜的选择包括压力的选择和大小、长短的选择。在压力方面，应起到能支持静脉抵消增加的静脉压，又不能压力过大限制静脉回流或动脉血供。在大小方面，应仔细测量患肢情况，按照患肢的实际需要选择大小长短。

4. 深静脉血栓形成的预防

对高危人群的监测是重点。长期以来，临床均采用抬高患肢和术后早期活动作为预防下肢深静脉血栓形成的方法。

长期卧床的患者是下肢深静脉血栓形成的高发人群，故凡各种术后、骨折需卧床者及产后妇女，应采取积极的预防措施，以降低其发病率。卧床期间应定时变化体位，鼓励患者进行深呼吸及咳嗽。卧床期间应定时做下肢的主动或被动运动。如膝、踝及趾关节的伸屈活动、举腿等活动，尽早下床活动。应用气压式循环驱动治疗仪进行空气加压治疗，可以减少静脉血栓的形成。需长期输液或经静脉途径给药者，应避免在同一部位、同一静脉反复穿刺，使用对静脉有刺激性的药物时，尤应注意，防止静脉壁损伤。若患者站立后有下肢沉重、胀痛感，应警惕有下肢深静脉血栓形成的可能，及早就诊。

第三章　唐祖宣治疗四肢血管病的经验

第一节　血栓闭塞性脉管炎

一、局部缺血期（阳虚瘀阻型）

❖ 治验 1

孙某，男，40 岁，干部。于 1966 年 8 月 16 日入院治疗。

主诉　双下肢发凉麻木、变色、疼痛已 8 年。

现病史　1957 年，原因不明自觉走路时腿肚酸痛，间歇性破行，下延至踝部。1962 年又因涉水，下肢麻木疼痛，仅能行走数十步，初以“风湿性关节炎”治疗无效。由于右足中趾溃破，剧烈疼痛，经检查确诊为“血栓闭塞性脉管炎”。1964 年于某医院作双侧腰交感神经节切除术，病情有所好转。但 3 个月后，又开始麻木疼痛，服中药 150 余剂疗效不佳。由于病情发展，剧烈疼痛，故入院治疗。

1951 年在福建右腿被蛇咬伤，全腿肿胀，住院治愈；饮酒；有 17 年吸烟史，每天 10 支以上。

检查　形体消瘦，面色青黑。舌白、有津，脉沉细无力，双尺动脉均消失；双下肢发凉、麻木、疼痛，间歇性跛行，扪之冰冷。踝关节以下色暗紫，双足背、胫后腘动脉搏动均消失。趾甲生长缓慢，腿肚肌肉萎缩。两上肢高举苍白，下垂则发紫。

中医诊断　脱疽。

西医诊断　血栓闭塞性脉管炎。

辨证　寒湿内侵，阳气虚衰，气血凝滞，发为脱疽。

治则　温经散寒，和营通络。

首选苓桂术甘汤加当归、川芎无效。改服：党参、白芍、黄芪、甘草各 30g，草石斛 60g，当归、炮附子各 45g。服药 6 剂后，效果不著，上方去草石斛，加赤芍、桂枝、干姜各 15g，细辛、通草各 9g。继服 60 剂后，静止疼痛完全消失，间歇跛行减轻，行走 1500m 以上无任何感觉，趾甲开始生长，下肢有汗出，肌肉明显恢复，色变红润。先后共服药 70 剂，临床治愈。

按　患病既久，阳气虚衰，寒湿内侵，阻滞经络，形成气滞血瘀。治宜温阳通经，补营益气，开始用苓桂术甘汤无效，原因在于忽视了肾阳虚衰这一关键；但改用方剂后仍疗效不显，仅头晕减轻，原因又在于忽视了寒凝脉络这一主要病机。后遵仲景当归四逆汤、真武汤以通经散寒、温阳破瘀，找出了主要矛盾，投方则效如桴鼓。

❖ 治验 2

胡某，男，55岁。于1980年4月30日住院治疗。

主诉　双下肢麻木、跛行已半年。

现病史　1968年因被殴打受伤。1969年冬季受寒冷刺激，诱发左下肢麻木、发凉、疼痛，出现间歇性跛行。在某医院确诊为“血栓闭塞性脉管炎”，服毛冬青、脉通等中西药物治疗无效。后住院治疗8个月病愈出院。1980年在东北工作，受寒冷气候刺激，旧病复发，双下肢麻木、发凉、疼痛，服药无效，再次入院治疗。

有胃及十二指肠溃疡及颈椎骨质增生病史；无吸烟嗜好。

检查　形体消瘦、面色苍白、表情痛苦、舌质淡、脉沉细迟。心率60次/分。患肢无汗，汗毛脱落，趾甲增厚，生长缓慢，肤色苍白。双下肢足背、胫后动脉搏动消失，右下肢腘动脉微能触及。局部温度检查，室温26℃，左侧足趾31℃，足背32℃，胫骨中段31℃，右下肢足趾32.5℃，足背33℃，胫骨中段32℃。

诊断　脱疽（血栓闭塞性脉管炎）。

辨证　阳气亏损，寒邪郁于血脉，血气失于温煦。

治则　温阳益气，活瘀通络。

处方　白芍30g，白术、炮附片、当归、水蛭各15g，茯苓20g，黄芪60g，红花、党参、甘草各10g。

服药15剂后，皮肤苍白色好转，疼痛减轻，但左下肢肿胀，并伴失眠。舌质红、苔黄，脉数。改服益气养阴、清热活瘀药30剂后，症状好转。继则出现纳呆、泄泻、舌质淡等症状，仍守真武汤加益气化瘀药物。共服75剂，疼痛止，趾甲开始生长，跛行消失，色转红润，舌正脉平。足背、胫后动脉恢复搏动，腘动脉微能触及。皮肤测温计检查：双侧温度基本恢复正常。临床治愈出院。

❖ 治验 3

桂某，男，29岁。于1982年7月2日诊治。

主诉　双下肢发凉、麻木疼痛已9个月。

现病史　1981年9月，原因不明发现右下肢发凉、麻木、酸胀，小腿痉挛，行走时疼痛。10月左下肢亦感发凉、麻木、跛行疼痛。用活血化瘀药物治疗，症状不减。

有10年的吸烟史，每天1包以上。

检查　形体消瘦、面色青黑、表情痛苦。虽盛夏之日，足穿棉靴仍不觉热。舌质淡、苔薄黄，脉弦数。心率96次/分。双下肢发凉、麻木、疼痛、跛行，腿肚酸胀痉挛，色呈尸体样苍白。趾甲不长，汗毛脱落，患肢无汗，遇冷疼痛加重，双下肢肌肉萎缩。双足背、右足胫后动脉均不能触及，左足胫后动脉搏动微弱。

实验室检查　血白细胞计数$15.8\times10^9/L$，中性粒细胞0.78，淋巴细胞0.21，单核细胞0.01，血红蛋白160g/L，红细胞计数$4.5\times10^{12}/L$，血小板计数$94\times10^9/L$。红细胞沉降率2mm/h，血压115/70mmHg。

甲皱微循环检查　甲皱血管轮廓尚清，排列紊乱。血管管袢6根，其中畸形4根、正常2根，管袢口径短，袢顶宽40μm，血色暗红。血液流态呈虚线，血流速度186μm/s。血管运动计数16次/s。

诊断 脱疽（血栓闭塞性脉管炎）。

辨证 寒湿郁于脉络，郁久成瘀，发为脱疽。

治则 温阳益气，活血兼清郁热。

处方 茯苓、白术、白芍、丹参、当归、板蓝根、黄芪各30g，炮附片25g，甘草、红花、白芷、干姜各10g，金银花、玄参各45g。

服药15剂，双下肢疼痛减轻，跛行距离延长。服59剂后，左足背、胫后动脉恢复。上方去干姜，加细辛10g。服药129剂后，疼痛完全消失，色转红润，酸困、麻木之感已除，温度升高，趾甲、汗毛开始生长，可连续行走5000m无不适，恢复原来工作，临床治愈。

实验室检查 中性粒细胞0.64，淋巴细胞0.31，单核细胞0.02，嗜酸粒细胞0.03，血红蛋白130g/L，红细胞计数5.2×10^{12}/L，血小板计数94×10^{9}/L，红细胞沉降率1mm/h。

甲皱微循环检查 甲皱血管管袢轮廓由尚清改变为清晰，排列整齐。血管管袢10根，其中畸形2根，正常8根，袢顶宽30μm，血色淡红。血液流态呈虚线。血流速度467μm/s。血管运动计数12次/秒。

按 患者初诊即有舌苔黄、脉数、白细胞计数偏高之象。唐祖宣虑其内有热象，准备用清热化湿之剂，但仔细分析全部症状，虚寒之证亦很明显。尤其是盛暑之日，患者足穿棉靴仍不觉热。处方用药时，便遵照“治病求本”之旨，大剂量运用温阳益气药物，同时加入了清热之品，使症状很快得到改善，微循环检查，也有明显的进步。药证相符，故可收效。

❖ 治验4

桂某，男，32岁，工人。1998年7月12日初诊。

主诉 双下肢发凉、麻木、疼痛7个月。

现病史 1998年1月5日，普降大雪，天气寒冷，患者在雪地行走两个多小时，晚上即感右下肢发凉、麻木、酸胀，小腿痉挛，行走时疼痛。第2天左下肢亦感发凉、麻木，疼痛。行走500m，即感双下肢麻木、疼痛，迫止行走，稍事休息后可缓解。当时以为是受寒所致，未及时治疗。1周后症状加重，到某中医院就诊，按“气血不和”治疗，服用活血化瘀药物半个月，症状不减。其后虽屡经治疗，获效不佳。患病以来，不能参加正常工作。双下肢发凉、麻木、疼痛、夜间或遇冷疼痛加重。行走时腿肚酸胀痉挛，间歇性跛行，跛行距离300m左右。有10年吸烟史。

检查 形体瘦弱，表情痛苦，双下肢触及冰凉，足部皮肤色泽苍白，小腿肌肉弹性差，双足背、右足胫后动脉搏动微弱。舌质淡、苔薄白，脉沉。心率96次/分。

白细胞计数9.8×10^{9}/L，中性粒细胞0.78，淋巴细胞0.21，单核细胞0.01，血红蛋白160g/L，红细胞计数4.5×10^{12}/L，血小板计数94×10^{9}/L。红细胞沉降率2mm/h。

甲皱微循环检查 血管轮廓尚清，排列紊乱。血管管袢6根，其中畸形4根，正常2根，管袢口径短，袢顶宽40μm，血色暗红。血液流态呈虚线，血流速度186μm/s。血管运动计数16次/秒。

中医诊断 脱疽。证候属阳虚瘀阻。

西医诊断 血栓闭塞性脉管炎（Ⅰ期）。

治则 温阳益气，活血通络。

处方 茯苓、丹参、当归、黄芪各30g，白术、白芍各15g，炮附片25g，红花、干姜、甘草各10g。

医嘱 肢体保暖，卧床，禁烟酒，中药每日1剂，水煎服，日3次温服。

二诊　7月23日，患者精神好转，述双下肢疼痛显著减轻，发凉、麻木症状好转，夜间疼痛减轻，跛行距离延长，余症同前。减少原方用量，处方：炮附片、茯苓、白术、白芍各15g，丹参、当归、黄芪各30g，红花、干姜、甘草各10g。

三诊　8月8日，双下肢诸症较7月23日复诊时又有好转，处方：炮附片、茯苓、白术、白芍各15g，丹参、当归、黄芪各30g，红花、细辛、甘草各10g。

四至六诊　8月23日、9月1日、9月15日，患者前来复诊，症状日渐好转。疼痛消失，酸困、麻木感缓解，患肢温度基本正常，可连续行走5000m无不适，恢复原来工作。

实验室检查　中性粒细胞0.74，淋巴细胞0.21，单核细胞0.02，嗜酸粒细胞0.03，血红蛋白130g/L，红细胞计数5.2×10^{12}/L，血小板计数94×10^{9}/L。

甲皱微循环检查　管袢轮廓由模糊改变为清晰，排列整齐。血管管袢10根，其中畸形2根、正常8根，袢顶宽30μm，血色淡红，血液流态呈虚线，血流速度467μm/s，血管运动计数12次/秒。临床近期治愈。2000年随访，病情稳定，未复发。

按　处方用药时，遵照“治病求本”之旨，大剂量运用温阳益气药物，同时加入了清热之品，使症状很快得到改善，微循环检查，也有明显的进步。药证相符，故可收效。

❖ 治验5

赵某，男，26岁，农民。1990年11月10日初诊。

主诉　双下肢发凉、麻木、疼痛1年，加重半个月。

现病史　1988年春，患者于田间插秧后即感双下肢发凉、趾端刺痛，夜间加重，不能入睡，当时未服药治疗。后症状日渐加重，并出现间歇性跛行，只能走500m。在某医院检查，未明确诊断，服用中西药物1个月而无明显疗效，未坚持治疗。半个月前，因气候渐冷，症状加重，双下肢发凉、麻木酸困，活动受限，趾端昼夜呈针刺样疼痛，趾部皮肤色泽苍白，不能胜任劳动，痛苦不堪，遂来就诊。现症见：面色苍白，痛苦面容，呻吟不止，畏寒喜暖。

检查　形体消瘦，双下肢发凉，皮温相似，比正常手指皮温低2～3℃。双下肢麻木、疼痛、皮色苍白，尤其以两足趾为甚，下肢抬高3分钟后，麻木、疼痛及皮色苍白加重，下垂未见紫红。皮下乳头层静脉充盈试验超过3秒。足背动脉、胫后动脉搏动微弱。心率80次/分，血压110/60mmHg。舌质淡，苔薄白，脉细弱。

血液流变学检查　红细胞压积0.64，全血黏度8.2，全血还原黏度20.5，血浆黏度2.25，红细胞电泳时间19.5秒，红细胞沉降率方程K值60，血浆纤维蛋白原定量测定7.2g/L。

甲皱微循环检查　患趾呈现慢性血供不足的表现，视野下管袢轮廓模糊尚清，排列紊乱。管袢总数10根，其中畸形7根，正常3根，动脉口径细短。

中医诊断　脱疽。证候属阳虚寒凝。

西医诊断　血栓闭塞性脉管炎（Ⅰ期）。

治则　温经散寒，活血化瘀。

处方　炮附片、白术、牛膝各15g，党参、茯苓、当归、丹参、鸡血藤各30g，干姜10g。

医嘱　肢体保暖，忌外伤，禁烟酒，中药每日1剂，水煎服，日3次。

外洗中药　透骨草、伸筋草、独活、桃仁、红花、花椒各30g，桂枝15g，熟附片25g。上药装入纱布袋中，加水2000ml煎30分钟，煎好后乘热先熏，待温后再用药液浸洗下肢，双足浸泡30～60分钟，水温保持在40℃左右。

二诊　11月21日，患者双下肢及足部发凉、麻木症状显著减轻，跛行距离延长。患者觉泡脚后舒适，夜间疼痛减轻，能睡眠5个小时左右。

三诊 12月6日，坚持熏洗下肢及足部，感觉患肢明显有发热感，疼痛发作次数减少，跛行距离延长，皮肤色泽好转。方药投症，效不更方。

四诊 12月16日，患肢疼痛基本消失，睡眠良好，跛距延长。停用内服中药，继续用中药熏洗患肢及足部以巩固疗效。嘱患者加强活动，锻炼身体。

五诊 1991年1月17日，患肢发凉、麻木、疼痛症状消失，皮肤色泽红润，皮温恢复如常。双足背、胫后动脉搏动可触及，能参加正常农事劳动。

血液流变学检查 红细胞压积0.49，全血黏度5.8，全血还原黏度14.2，血浆黏度1.65，红细胞电泳时间17.0秒，红细胞沉降率方程*K*值47，血浆纤维蛋白原定量测定4.5g/L。

甲皱微循环检查 视野下管袢轮廓清晰，排列规则。管袢总数10根，其中畸形7根，正常3根，动脉口径较前增粗。1994年随访，患者病情稳定，一直未复发。

按 本案在运用温经散寒，活血化瘀中药内服的同时，运用具温经散寒，通络行痹功效的中药熏洗，辨证论治，内外结合，配伍得当，使血脉通畅，诸症好转。

熏洗疗法是利用中药煎汤，趁热在皮肤或患部进行熏洗和浸浴的一种治疗方法。熏洗疗法可增加患肢血流量，改善血液循环。但对已经闭塞的动脉无效，虽经长期熏洗也不能使闭塞的动脉恢复正常。

本案所运用的外洗中药功能活血祛瘀，温经散寒，主要用于早期及恢复期血栓闭塞性脉管炎缺血不严重者，肢体表现为发凉、怕冷，遇冷后症状加重，患肢酸胀，疼痛，关节屈伸不利，亦有临床伴见游走性血栓性浅静脉炎等。

血栓闭塞性脉管炎局部缺血期属中医学脱疽范畴，盖寒为阴邪，最易伤人阳气，由于严寒涉水，寒湿侵袭，以致寒凝络脉，血行不畅，阳气不能下达，筋脉阻塞，气血凝滞，故发本病。

该期患者最易误诊，往往易与风湿等其他疾病混淆，这样就延误了治病时机。若早期诊断，及时治疗多能取得较好的效果。

在治疗上宜温经散寒，益气扶正，活瘀通络。血脉得以温煦和疏通，可以促进血液循环，而使肢体恢复正常功能。

❖ 治验6

杨某，男，35岁，农民。1998年7月7日初诊。

主诉 双下肢发凉、麻木、疼痛5年，加重半年。

病史 患者于1993年病因不明自觉走路时双下肢出现挛急性不适感，伴间歇性跛行，未予治疗。1995年又因涉水，下肢酸困麻木明显，小腿肚疼痛，跛行严重，足部皮肤色泽呈苍白，在当地卫生院初以“风湿性关节炎”间断服中西药物治疗，病情时轻时重。近半年来，病情明显加重，趾部出现疼痛，入夜凉痛彻骨，扪之冰冷，虽积极治疗（中西药物不详）2个月余，但效果不佳，今日来院治疗。现症见：双下肢发凉、怕冷、麻木、酸困，伴间歇性跛行。足部疼痛剧烈，活动后及夜间为甚。表情痛苦，神疲肢冷，纳呆。

检查 形体消瘦，面色青黑。双足皮色苍白，扪之冰冷。双下肢小腿肚肌肉中度萎缩，皮肤营养差，毫毛脱落稀疏，趾甲脆薄不长。双足背、胫后动脉搏动不能触及。舌质淡，苔白，脉沉迟。

实验室检查 白细胞计数12.5×10^9/L，中性粒细胞0.76，淋巴细胞0.23，单核细胞0.01，血红蛋白 160g/L，红细胞计数 $4.5×10^{12}$/L，血小板计数 $140×10^{9}$/L，红细胞沉降率 10mm/h。

甲皱微循环检查　视野下管袢轮廓尚清，排列紊乱。管袢总数 8 根，其中畸形管袢 6 根，正常管袢 2 根，管袢变短变细。患趾呈现慢性血供不足。

血液流变学检查　红细胞压积 0.62，全血黏度 7.82，全血还原黏度 19.8，血浆黏度 2.28，红细胞电泳时间 19.8 秒，红细胞沉降率方程 *K* 值 58，血浆纤维蛋白原定量测定 7g/L。

中医诊断　脱疽（阳虚瘀阻）。

西医诊断　血栓闭塞性脉管炎（Ⅰ期）。

治则　温阳益气，活血化瘀。

处方　云苓、当归各 30g，炮附子、川芎、甘草、白术、白芍各 10g，桂枝 15g。

医嘱　肢体保暖，忌外伤，禁烟酒，避风寒冷刺激。中药每日 1 剂，水煎服，日 3 次温服。

二诊　7 月 15 日，精神好转，但双下肢发凉，怕冷，麻木及间歇性跛行等症状无明显改善，调整方药：党参、黄芪、白芍、当归、草石斛各 30g，炮附子 15g，甘草 10g。

三诊　7 月 22 日，患肢发凉、疼痛、麻木等诸症仍无明显好转，遂调整处方：党参、黄芪、白芍、当归、赤芍各 30g，炮附子、桂枝各 15g，干姜 10g，细辛 9g，通草 9g。

四诊　7 月 30 日，双下肢及足部疼痛减轻，足部温度好转，皮肤色泽由苍白转为淡红，行走后双下肢小腿肚酸胀感减轻，患肢皮肤仍干燥，舌脉同前，效不更方。

五诊　8 月 20 日，患者精神好转，双下肢酸困减轻，肌肉弹性增加，皮肤干燥消失，肢体疼痛基本消失，患肢温度明显增高，纳食增加，二便正常，治疗方案同前。

六诊　9 月 12 日，患者精神良好，夜眠正常，双下肢疼痛、麻木、发凉等症状明显减轻，患肢皮肤色泽恢复正常，双足背、胫后动脉仍不能触及。可连续行走 2000m 无不适，能参加一般体力劳动。

实验室检查　白细胞计数 $8.2×10^{9}$/L，中性粒细胞 0.74，淋巴细胞 0.22，单核细胞 0.01，嗜酸粒细胞 0.03，血红蛋白 120g/L，红细胞计数 $5.2×10^{12}$/ L，血小板计数 $160×10^{9}$/L，红细胞沉降率 12mm/h。

甲皱微循环检查　血管管袢轮廓清晰，排列整齐。血管管袢总数 10 根，其中正常 8 根，畸形 2 根，管袢口径较前增粗扩张，趾端血供良好。

血液流变学检查　红细胞压积 0.48，全血黏度 5.5，全血还原黏度 13.8，血浆黏度 1.55，红细胞电泳时间 16.6 秒，红细胞沉降率方程 *K* 值 45，血浆纤维蛋白原定量测定 3.5g/L。

按　患者患病日久，阳气虚衰，寒湿内侵，阻滞经络，以致气滞血瘀。治宜温阳通络，补营益气，开始用苓桂术甘汤无效，在于忽视了肾阳虚衰这一关键。二诊又改用方剂后仍疗效不显，原因在于忽视了寒凝脉络这一主要病机。后遵仲景当归四逆汤、真武汤以通经散寒、温阳破瘀，找出了主要矛盾，投方则效果显著。

❖ 治验 7

胡某，男，37 岁。1989 年 5 月 12 日初诊。

主诉　双下肢麻木、跛行已半年。

病史　1985 年冬季受寒冷刺激，诱发左下肢麻木、发凉、疼痛，出现间歇性跛行。在某医院确诊为“血栓闭塞性脉管炎”，服毛冬青、脉通等中西药物治疗无效。后住院治疗 8 个月病愈出院。1988 年在东北工作，受寒冷刺激，病情再次复发，双下肢麻木、发凉、疼痛，服药无效。现症见：面色苍白，表情痛苦。双下肢发凉、麻木、疼痛，入夜加重。

检查 形体消瘦，双下肢小腿肚肌肉轻度萎缩，触之皮肤冰凉，皮肤干燥，足部皮肤色泽苍白。双下肢足背、胫后动脉搏动微弱，局部温度检查，室温 26℃，左侧足趾 31℃，足背 32℃，胫骨中段 31℃，右下肢足趾 32.5℃，足背 33℃，胫骨中段 32℃。舌质淡，苔白，脉沉细迟。

甲皱微循环检查 视野下管袢轮廓尚清，排列紊乱。管袢总数 10 根，其中畸形 7 根，正常 3 根，动脉口径短，血液流态呈虚线流，血流速度减慢，血管运动计数 8 次/秒。

多普勒超声检查 双下肢中小动脉管壁增厚，模糊，回声变低，腔内充填血栓，病变段与正常段分界较清楚。

中医诊断 脱疽（阳虚瘀阻）。

西医诊断 血栓闭塞性脉管炎。

治则 温阳益气，活瘀通络。

处方 白芍、炮附片、白术、当归、水蛭各 15g，茯苓 20g，黄芪 60g，红花、党参、甘草各 10g。

医嘱 避风寒冷刺激，禁烟酒。中药每日 1 剂，水煎服，日 3 次温服。

二诊 6 月 10 日，患肢发凉、麻木、疼痛症状减轻，但出现左下肢肿胀，伴失眠。舌脉如前。加益气养阴、清热活瘀药。处方：白芍 30g，白术、炮附片、当归、水蛭、石斛、丹参各 15g，茯苓 20g，黄芪 60g，红花、党参、甘草各 10g。

三诊 7 月 15 日，间歇性跛行减轻，可连续行走 800 ~ 1000m 无不适，肌肉萎缩症状也明显改善，疼痛减轻，夜眠良好，但服药后出现纳呆、泄泻等症状，舌质淡。处方：白芍 30g，白术、炮附片、当归、水蛭各 15g，茯苓 20g，黄芪 45g，桃仁、红花、党参、甘草各 10g。

四诊 8 月 17 日，患肢皮肤温度回升，疼痛基本消失，可连续步行 1500m 左右，精神状态良好。

五诊 9 月 29 日，疼痛止，跛行改善，皮肤色泽好转，足背、胫后动脉搏动良好。皮肤测温计检查：双侧温度基本恢复正常。

甲皱微循环检查 视野下管袢轮廓清晰，排列规则。管袢总数 10 根，其中正常 8 根，畸形 2 根，动脉口径增粗，血液流态呈直线流，血管运动计数 12 次/秒。

多普勒超声检查 双下肢中小动脉管壁变薄，清晰，回声正常，腔内血栓消失，正常段分界较清楚。

按 本案先以温阳益气、活血化瘀之剂，症状减轻，但二诊时又发现左下肢肿胀，并伴失眠症状，细辨其病，内有热象，故加养阴清热之剂，待热象消除，改服真武汤加益气化瘀药物，使阳气下达，血管扩张而收效。

真武汤由茯苓、芍药、白术、生姜、附子五味药组成，功能温阳利水，是治疗肾阳衰微，水气内停的方剂。临床上，唐祖宣用真武汤加减治疗肾阳衰微、脾湿肝郁所致脱疽，收效显著。临床辨证中常见：肢端发凉麻木，跛行，疼痛，入夜尤甚，痛时内觉发凉，患肢苍白，舌质淡白，脉沉细。方中附子大辛大热入肾经，温肾阳化气行水，茯苓、白术健脾渗湿，白芍入肝，辅肝之体而助肝之用，使肝脏发挥起疏泄水湿之功。生姜味辛性温，既可协附子温阳化气又能助苓术和中降逆，诸药合用共奏温肾健脾、温阳利水之功，使正气强盛，阳气鼓动，气血周流，故而收效。运用中，若加干姜、黄芪、桂枝、潞参、川牛膝，其效更佳。

❖ 治验8

钱某，男，40岁，工人。1990年3月19日初诊。

主诉 双下肢疼痛、发凉、麻木2年，左足剧痛4个月。

病史 1988年5月左足拇趾不慎受伤诱发此病。双下肢常感酸困乏力，时觉麻木，逐渐加重。1988年7月曾在某医院检查，诊断为“血栓闭塞性脉管炎”，经治疗好转。1989年12月左足第二趾出现剧烈疼痛，经治疗时轻时重。现症见双下肢发凉、疼痛、跛行，触之冰凉，步行100m即感下肢酸困胀痛加重。左足第二趾剧痛，疼痛呈持续性，夜间加重，痛不可忍，常抱足而坐，彻夜不得眠。有20年的吸烟史，有冻伤史。

检查 形体适中，面色无华，气短懒言。双下肢小腿肚肌肉瘦削，皮肤干燥，汗毛脱落稀疏，足部色泽苍白，趾甲脆薄、干燥不长。双下肢足背、胫后动脉搏动消失。舌质淡紫，苔薄白，脉沉涩。

甲皱微循环检查 视野下管袢轮廓模糊，血管排列紊乱，血管管袢10根，其中畸形5根，正常5根，袢顶瘀血，血色暗红，血液流态呈断线流，血管运动计数减慢。

动脉造影 左下肢胫前、胫后狭窄、闭塞。

中医诊断 脱疽（寒湿阻络）。

西医诊断 血栓闭塞性脉管炎（Ⅰ期）。

治则 温阳通络，益气活血。

处方 茯苓、白芍、黄芪、丹参、赤芍各30g，当归20g，白术12g，炮附片15g，桃仁、红花、全蝎各10g，蜈蚣3条。

医嘱 肢体保暖，禁烟酒，忌外伤，中药每日1剂，水煎服，日3次温服。

二诊 4月3日，左足第二趾疼痛显著减轻，夜间患肢转温，跛行距离延长，活动后下肢酸困感明显减轻。

三诊 4月17日，诸症较前减轻，患趾疼痛基本消失，夜间疼痛未见加重。

四诊 5月15日，患肢温度明显改善，麻木酸困感减轻，趾部疼痛基本消失，但消失动脉仍不能触及。

甲皱微循环检查 微循环轮廓清晰，血管排列整齐，血管管袢10根，其中畸形2根，正常8根，袢顶瘀血消失，血色淡红，血液流态呈直线流，血管运动计数12次/秒。

动脉造影 患肢胫前、胫后狭窄、闭塞显著改善。临床治疗显著好转。

按 此案乃阳虚气弱，寒湿内侵，加之外伤，脉络受阻所致，治宜温经通络，益气活瘀。实践体会：黄芪、炮附片同用，有温阳益气、兴奋心脏的作用；活血化瘀药物有促进血液循环、扩张外周血管、改善微循环的功能。

小 结

血栓闭塞性脉管炎局部缺血期多属祖国医学寒湿痹痛的范畴，盖寒为阴邪，最易伤人阳气，由于严寒涉水，寒湿下受，以致寒凝络脉，血行不畅，阳气不能下达，筋脉阻塞，气血凝滞，故发本病。

该期患者最易误诊，往往易与风湿等其他疾病混淆，这样就延误了治病时机。若早期诊断，及时治疗多能取得较好的效果。

在治疗上宜温经散寒，益气扶正，活瘀通络。血管得以温煦和扩张，可以促进血液循环，而使肢体恢复正常功能，以上各案中均体现了病在上加桂枝，病在下加牛膝的经验；并配合好外用药熏洗，辨证论治，内外结合，配伍得当，血脉通畅，诸症便自能好转。

二、局部缺血期（气血瘀滞型）

❖ 治验1

崔某，男，36岁，教师。1983年1月18日诊治。

主诉 右下肢发凉，疼痛已1年。

现病史 1981年7月，原因不明感右足底有针刺样疼痛，经检查诊为“气血不和”，治疗后疼痛转至足背，踝关节以下静脉发炎，呈游走性疼痛。1982年2月，右足拇趾疼痛，数日后，拇指下起红色小斑，上级医院诊断为“血栓闭塞性脉管炎”，服中药长达10个月，疼痛有所减轻，但发凉并伴静脉发炎，反复发作。

有20年的吸烟史，每日约4支。

检查 形体消瘦，面色黧黑。舌质红、苔薄白、脉迟。心率60次/分。右足大趾发凉，麻木、疼痛，内觉发热，伴双侧静脉曲张。双下肢肿胀，右足扪之冰冷。双下肢发热，右足背、胫后动脉均消失。右足皮肤苍白，右足拇趾尖起一紫红色小斑。血压120/80mmHg。

甲皱微循环检查 甲皱血管管袢轮廓模糊，管袢排列紊乱。管袢总数4根，其中畸形2根，正常2根。管袢口径短，袢顶宽20μm。血色暗红。血流速度105μm/s，血管运动计数8次/秒。

诊断 脱疽（血栓闭塞性脉管炎，伴游走性静脉炎）。

辨证 气血虚少，脉络瘀阻，郁久化热，发为脱疽。

治则 清热解毒，活血通络，健脾燥湿。

处方 苍术、黄柏、蒲公英、水蛭各15g，薏苡仁、玄参、白芍、丹参各30g，当归20g，红花、甘草各10g，金银花45g。

服25剂后，色泽好转，温度上升，右胫后动脉恢复。共服药90剂，双侧静脉炎症均已消失，疼痛止，趾甲开始生长。

甲皱微循环检查 甲皱血管管袢轮廓变清，管袢排列由紊乱变为整齐。管袢总数由4根上升为6根。口径短，袢顶宽20μm。血色转为淡红，血流速度430μm/s，血流变为虚线。血管运动计数10次/秒。临床治愈。

❖ 治验2

王某，女，17岁，营业员。1980年5月12日诊治。

现病史 1980年开始得病，双足发凉，拇指疼痛，当时未加重而未予治疗。1个月后病情加重，来院门诊。症见：小趾红紫疼痛，自觉两足发凉，行走不便，双足背，胫后动脉搏动消失，汗毛稀疏、趾甲生长缓慢，脉弦细，舌苔白，舌尖有瘀点。

诊断 脱疽。

辨证 此为脉络痹阻，气血流通不畅。

治则 活血化瘀。

处方 当归、赤芍、苏木各15g，黄芪、丹参、刘寄奴各30g，桃仁、乳香、没药各10g，红花12g。

每日1剂，共治疗1个月余，两足凉痛消失，皮色基本正常，汗毛。趾甲开始生长，动脉搏动恢复，行走如常。

本例属气虚血瘀型，用桃仁、红花、赤芍、苏木、刘寄奴、乳香、没药活血化瘀通络，当归、丹参、黄芪益气养血。取“气血旺盛、气行血行”之意。

小 结

祖国医学所指血瘀证范围颇为广泛，寒邪外侵、外伤、正虚阳弱、血热郁积等均可导致气机阻滞、经络阻塞。又有“久病多挟瘀”的学说。血栓闭塞性脉管炎多属血管慢性疾病，由于血液循环障碍，血管闭塞，尤以微循环障碍所致的缺血、瘀血、血栓等病理改变。此病又属炎性病变，炎症所引起的组织渗出、变性、坏死、增生等及代谢障碍所引起的组织病理反应，正和血瘀的病机结合。所举医案中有阳虚血瘀者，治宜温经散寒，活瘀通络，鼓气血之运行；气虚血瘀证者，治宜补益气血，活瘀通络；若阴阳错杂者，施之温阳、活瘀、清热、益气之法。不同的病理机制，治疗法则亦应随之而异，临床中常见麻木、疼痛、发凉、怕冷，患肢色呈苍白、暗紫，间歇性跛行，肌肉萎缩，小腿及足部有表浅性静脉炎等症状，常以丹参、红花、赤芍、桃仁、苏木、刘寄奴、乳香、没药等活血化瘀、通络止痛；蜈蚣、全蝎、水蛭走窜经脉；佐牛膝可引药下行，增强活瘀通络之力；黄芪、党参、白术益气扶正、健脾燥湿；炮附片、干姜、桂枝、细辛温肾壮阳，促进血液循环，疏通经络。有炎性病变配玄参、金银花、蒲公英、白芍、黄柏、薏苡仁清热解毒，益阴化湿，又能制温阳之品的辛散燥热。通过甲皱微循环和四肢血流图观察，原血流缓慢、动脉搏动弹性减低的患者，治疗后均可取得一定的改善。

三、局部缺血期（湿热瘀滞型）

❖ 治验1

李某，男，35岁，农民。于1965年11月17日入院治疗。

主诉 双下肢麻木胀痛、变色、跛行已1年。

现病史 1964年底在吉林部队服役时，因寒冷刺激，诱发双下肢麻木、凉痛，小腿肚挛急不适，足色苍白，行走跛甚。次年春节时双下肢浅静脉发炎，红肿剧痛，不能行走。入部队医院治疗，确诊为“血栓闭塞性脉管炎合并静脉炎”，用青霉素、链霉素等药物治疗无效，遂入院住院治疗。

身体素健，无烟酒嗜好及家族遗传病史。

检查 形体消瘦，面色赤红，精神困惫，营养一般，步履艰难，跛行严重。双下肢胀痛，尤以足趾剧烈，触之发凉，入夜加重。腿部色苍白，足部色暗紫，抬高患肢时色苍白，下垂时色暗紫。左腿肌肉萎缩，左腿肚周长27cm，右腿肚周长30cm。皮肤枯槁，趾甲增厚不长，汗毛脱落，两腿肚静脉呈条索状，色黑，扪之疼痛难忍。足趾发黑，双足背、胫后、腘动脉搏动消失，口渴多饮，溲黄。舌质红绛、苔黄腻、脉滑数。

诊断 脱疽（血栓闭塞性脉管炎伴浅表性静脉炎）。

辨证 寒湿内蕴，郁久化热，毒邪内结，耗伤气阴，气血不畅。

治则 清热除湿，益气化瘀。

处方 当归、川芎、赤芍各12g，天花粉、川牛膝、防己、薏苡仁、蒲公英各15g，金银花45g，黄柏、甘草、红花各9g，连翘21g，山药24g，黄芪30g。

服上方20剂后，患者静止疼痛减轻，精神好转，口渴止。患肢有蚁行感，仍麻木、酸胀，腿肚挛急不舒。继守上方加蜈蚣3条，全蝎9g。

继遵上方加减治疗后，患肢黑紫色已退，温度改善，浅静脉硬索状消失，麻木、疼痛、跛行基本消失，双下肢腘动脉搏动恢复，但足背、胫后动脉搏动仍不能触及。下肢肌肉萎缩有改善，左腿肚周长31.2cm，右腿肚周长33.2cm，静止疼等症已瘥，但觉腰膝酸软，时常遗精，后法以温肾壮阳、益气活瘀。处方：白芍、白术、炮附片、桂枝、首乌各12g，云苓、党参、甘草、当归各15g，黄芪30g，细辛6g，通草、川牛膝各9g。

经治疗后，整体恢复，气血充盈，血脉通畅，诸症消失，出院后能参加工作。

❖ 治验2

张某，男，40岁。于1974年2月2日入院治疗。

现病史 1968年冬赴东北工作，因寒冷刺激致使左下肢发凉、麻木、沉困疼痛，继则左下肢间歇性跛行，经某医院检查，诊为"血栓闭塞性脉管炎"。治疗月余，效果不佳。1973年10月左下肢发凉，麻木增剧，跛行疼痛加重，治疗无效。

有16年的吸烟史，每日1包以上。

检查 形体较胖，面色青黄，表情痛苦。舌质淡、苔薄黄，脉滑数。心率96次/分。左下肢麻木、发热、疼痛，扪之冰冷。下肢色呈苍白，足前半部色紫暗，皮肤枯槁，趾甲增厚不长，汗毛脱落，肌肤甲错，左足背、胫后动脉均搏动消失。

诊断 脱疽（血栓闭塞性脉管炎）。

辨证 寒湿内侵，脉络瘀阻，气血瘀滞，郁久化热，发为脱疽。

治则 清热燥湿，化瘀通络。

处方 金银花90g，玄参60g，当归、黄芪、川牛膝、薏苡仁各30g，甘草、通草、桃仁、红花各15g。

服药8剂，未见明显变化，患者求愈心切，求更方服用。改为真武汤加桃仁、红花，服后未见好转，下肢发热疼痛加重。又遵第1次所处之方，加全蝎9g，蜈蚣3条，丹参60g，党参30g。

服药4剂，疼痛即明显减轻。又服药72剂疼痛完全消失，可连续行走3000m，麻木发凉已除，趾甲开始生长，临床治愈出院。随访9年，仍坚持工作。

盖湿为重浊黏滞之邪，阻碍气机，与热邪相会，则湿热交困，热困湿阻而难解，湿困热蒸而气伤，由于湿邪内蕴，郁久化热，阻碍于经脉，气血运行不畅，导致患肢缺血缺氧，常见麻木、酸胀、皮色苍白或潮红，灼热疼痛（多因神经炎诱发），但扪之发凉。由于患肢缺血肢体乏力，多合并低热和游走性血栓性浅静脉炎，实验室检查血象多增高，红细胞沉降率加快，治宜清热除湿，益气化瘀。热盛湿重则重用于清热化湿，祛除湿邪，改善血液的黏稠度，而后施以益气化瘀，疏筋通络之品，则促进血液循环，改善肢端的局部缺血缺氧状态。若见血象增高，肢体发热、水肿现象，切记慎用大量化瘀药物。唐祖宣认为，化瘀药物可导致炎症的扩散，采用外洗药物治疗，可使内消外解，加快症状的缓解，故在临床中要随症加减，辨证施治，才能达到预期的治疗效果。

四、营养障碍期（阳虚瘀阻型）

❖ 治验 1

聂某，男，43岁，教师。1980年4月19日入院。

现病史　1958年3月不慎右足拇趾外伤后诱发此病，患肢常感疲乏，时觉麻木，散见片状红斑，逐渐加重。1976年4月被诊断为血栓闭塞性脉管炎，经治疗好转。1977年左足二趾突然刺痛发黑，右上肢亦困痛，多经治疗其效不佳，3年来时轻时重。症见：四肢发凉，疼痛，跛行，上肢尺动脉消失；患肢皮色苍白，形体消瘦，精神饮食尚好，脉沉细，舌苔薄白。

辨证　此为阳气不达，血流不畅。

治则　温经通络，益气活血。

处方　茯苓、白芍、丹参、赤芍、黄芪各30g，白术12g，炮附片15g，桃仁、全蝎各10g，当归20g，蜈蚣3条。

每日1剂。4月21日皮色已转红，四肢转温，7月17日，患肢温度正常，左下肢胫后动脉微能触及，右下肢足背动脉，上肢尺动脉微弱，行走2500m无跛行，患肢颜色正常。共住院70天，临床治愈出院。

本例属于阳虚型，以真武汤加减，药以炮附片温经散寒，当归、白芍、桃仁、红花、丹参、赤芍活血化瘀，复以黄芪、白术、茯苓健脾益气，蜈蚣、全蝎通经活络，对阳虚型患者用之，随症加减，多能取效。

❖ 治验 2

牛某，男，38岁，农民。1980年5月13日诊治。

现病史　1977年春患者左上肢发凉麻木，手指皮色苍白，发展迅速，20余天第4、5指发黑溃破，疼痛剧烈，伴双下肢痉挛不舒，在某医院误以气血不和论治，致病势逐日加重。后求治于唐祖宣，经用中药治疗月余，伤口愈合，疼痛消失，参加轻体力劳动3年。于1980年5月，病情复发，急来复诊。现症：左上肢发凉疼痛，麻木肿胀，双下肢挛急跛行，汗毛脱落，指、趾甲增厚不长，足背动脉消失，形体消瘦，面色萎黄，脉微弱，舌质淡白。

辨证　脉证合参，由于阴阳两虚，气血运行不畅所致。

治则　益气温阳，滋阴养血。

处方　炮附片、桂枝各15g，当归、玄参、板蓝根、白芍、银花、丹参各30g，黄芪、薏苡仁各45g，红花10g，乳香、没药各6g，川牛膝20g。

每日1剂。5月25日疼痛减轻，温度上升，阳气有来复之势，阴液有滋生之机，原方继续服用，后疼痛消失，脉博恢复，皮温正常，跛行消失而临床治愈。

❖ 治验3

丁某，男，42岁。

主诉 左下肢发凉、麻木、疼痛已1年，左足皮色变黑5个月。

现病史 1963年8月下乡时，阴雨连绵，赤足涉水5天，左脚开始间歇性疼痛，时有麻木感。曾服镇痛药治疗无效。延至1964年3月，疼痛剧增，入夜尤甚。左足皮色开始变黑、厥冷，如浸冰雪中。继则5趾肿大，行走跛甚，不能工作。经多家医院检查，均确诊为“血栓闭塞性脉管炎”。服四妙勇安汤加水蛭、虻虫、乳香等27剂，效果不显。病势继续发展，经介绍求唐祖宣诊治。

有20年吸烟史，每天约1包，常饮酒。

检查 左足皮色变黑，如煮熟的红枣。5趾肿胀，剧烈疼痛，入暮加重，触之痛甚，厥冷如冰。左足足背动脉不能触及，脉象沉迟。

诊断 脱疽（血栓闭塞性脉管炎）。

辨证 脾肾阳虚，寒湿内侵，脉络瘀阻，发为脱疽。

治则 温肾健脾，补营通络。

处方 黄芪、炮附子（先煎）、茯苓、白芍、白术、生姜、干姜、党参、甘草各30g。

当夜即觉患部发热，筋骨之内有蚁行感，疼痛减轻。继服药5剂，趾肿全消，疼痛亦止，其足转温。服药25剂后，全足黑皮脱落，足背动脉恢复跳动。

共服27剂，全足皮色复常，已参加工作。追访19年，仍坚持工作。

按 此案因感受寒湿，脉络瘀滞而发病。从患肢厥冷如冰、脉沉迟可以看出，此病机为阴寒湿盛。前医投四妙勇安汤加水蛭、虻虫等品无效，原因在于辨证不确。唐祖宣辨其病机为心阳亏耗，寒湿阻经，用温阳燥脾，补营通络之法，随即取得了预期效果。

❖ 治验4

郭某，男，35岁。于1971年6月22日入院治疗。

主诉 双下肢发凉、麻木已6年余，跛行疼痛已半年。

现病史 1964年冬，由于寒冷刺激，劳累过度，始感下肢发凉麻木、肿胀疼痛，继则间歇性跛行，延误治疗，病情逐渐加重。1969年7月，检查确诊为“血栓闭塞性脉管炎”。静脉注射硫酸镁，口服妥拉苏林等药物治疗无效。1969年10月又于某医院检查，亦确诊为此病，X线未发现骨质病变，服四妙活血丸等品病情时轻时重，半年前感双下肢发凉麻木，跛行加重，疼痛加剧，求治于唐祖宣。既往无烟酒嗜好。

检查 形体消瘦，面色青黑，表情痛苦，舌淡、苔白，脉沉细迟。心率60次/分。双下肢发凉、麻木、疼痛、跛行，每行15m下肢即酸胀疼痛，迫使停止，皮肤枯槁，肌肤甲错，疼痛夜晚加重。双下肢色潮红，抬高患肢则苍白，双足背、胫后动脉均搏动消失，腘动脉搏动微弱。

诊断 脱疽（血栓闭塞性脉管炎合并深静脉血栓形成）。

辨证 寒湿内侵，气血瘀滞，脉络不通，发为脱疽，寒湿瘀久化热。

治则 益气通络，清热解毒。

处方 黄芪、赤芍、桑枝各30g，桂枝、地龙各15g，红花、通草、白参、泽泻各12g，白芍

24g，丹参 21g，玄参、石斛各 45g，全蝎 9g，蜈蚣 3 条，金银花、白茅根各 60g。

服药 8 剂，肿胀基本消失，但下肢皮色潮红，发凉甚，夜晚疼痛。拟温肾健脾，活血通络。改服：熟地、桂枝、白术、炮附子、党参各 30g，山萸肉、山药、茯苓、泽泻、红花、玄胡各 15g，丹皮、桃仁、水蛭各 12g，蜈蚣 3 条。

服药 20 剂后，下肢疼痛明显减轻，但静脉发炎，改为真武汤合四妙勇安汤。服药 10 剂后静脉炎好转，又改为补益肾气合活血通络之品。如此反复 4 次，共服药 180 剂，疼痛完全消失，温度恢复，色泽基本正常，可连续行走 3000m，临床治愈出院。

小结

心主血脉，有推动血液在脉管内运行以营养全身的功能，心是血液运行的动力，心气旺盛，就能使血液在脉管中运行不息。血栓闭塞性脉管炎初期多因寒冷外侵，凝阻脉络，心阳衰弱，气血运行无力，肢体失于血脉之温煦，故常见皮色苍白，畏寒肢冷，精神委靡，面色㿠白，胸闷心悸，舌淡脉沉。治宜温通心阳，益气活瘀。以桂枝、炮附片、干姜、细辛、鹿角胶温补心肾，回阳救逆；丹参、红花、桃仁、乳香、没药活血化瘀，通络止痛；加甲虫类助化瘀通络之功，如穿山甲、蜈蚣、全蝎、水蛭等。多施仲景真武汤、金匮肾气丸之剂加减运用，可温通心阳，扶正祛邪，促进血液循环，改善局部缺血症状，使血流通畅，肢末充润。

五、营养障碍期（气血瘀滞型）

此型多见患肢畏寒，触之冰凉，疼痛呈持续性，皮色紫红、暗红或青紫色，肢端皮肤有瘀点、瘀斑。舌质红绛或紫绛、苔薄白，脉多沉细涩。

❖ 治验

吕某，男，41 岁，工人。于 1980 年 4 月 10 日入院治疗。

主诉 四肢发凉、麻木、疼痛已 3 年。

现病史 1957 年 8 月右足拇趾不慎受伤诱发此病。患肢常疲乏，时觉麻木，逐渐加重。1975 年左足第 2 趾剧痛发黑，右上肢亦困痛，经治时轻时重。1976 年曾在某医院检查，诊断为“血栓闭塞性脉管炎”，经治疗好转。

有 20 年的吸烟史，每日约 1 包；有冻伤史。

检查 四肢发凉麻木、疼痛、跛行。左下肢足背、胫后动脉，右下肢足背、上肢尺动脉搏动消失。患肢皮色苍白。舌苔薄白，脉沉细。

诊断 脱疽（血栓闭塞性脉管炎）。

辨证 寒凝气滞，阳气不达，血流不畅。

治则 温阳通络，益气活血。

处方 茯苓、白芍、黄芪、丹参、赤芍各 30g，当归 20g，白术 12g，炮附片 15g，桃仁、红花、全蝎各 10g，蜈蚣 3 条。

二诊 4 月 21 日。皮色转红，四肢转温。余症均有好转，继服上方。

三诊 7 月 17 日。服药 90 剂后，患肢温度正常，左下肢胫后动脉微能触及，右下肢足背动脉、上肢尺动脉搏动微弱，行走2500m无跛行，患肢颜色正常。共住院98天，临床治愈出院。

按 阳虚气弱，寒湿内侵，加之外伤，脉络受阻，治宜温经通络，益气活瘀。实践体会：黄芪、炮附片同用，有温阳益气、兴奋心脏的作用；活血化瘀药物有促进血液循环、扩张外周血管、改善微循环的功能。

小结

此型由寒凝气滞、血瘀脉络所致。临床表现多为肢色紫暗，针刺样固定性疼痛，入暮尤甚，患肢发凉、麻木、沉困、跛行，肌肤甲错。舌质紫或有瘀斑，脉沉细涩。本型的治疗，首当活血化瘀，通络止痛，常选用：桃仁、红花、丹参、赤芍、乳香、没药、当归、地龙、蜈蚣、全蝎等；兼有气虚加黄芪、党参；阳虚加炮附片、干姜；阴虚加石斛、沙参、麦冬等。采用中西医结合的方法，是提高疗效、缩短疗程的重要一环。实践体会：小分子右旋糖酐应用此型有显著的疗效，并可口服脉通、复方丹参片等。

六、营养障碍期（热毒型）

❖ 治验1

刘某，男，38岁。于1981年8月10日诊治。

主诉 右足发热疼痛2个月，色紫暗已半个月。

现病史 2个月前右足红肿热痛，间歇性跛行。曾用中药清热解毒及西药抗生素治疗无效。足背色变紫红，拇趾色变紫黑，转唐祖宣治疗。

有吸烟嗜好10年。

检查 右足背、胫后动脉搏动消失，足背前部色紫红，拇指色紫黑，疼痛剧烈，入夜尤甚，行走疼痛更剧。舌苔黄，脉弦数。

诊断 脱疽（血栓闭塞性脉管炎）。

辨证 湿热瘀阻，脉络不通。

治则 清热解毒，利湿通络，活血止痛。

处方 怀牛膝、黄柏、水蛭各30g，川芎、连翘、石膏各60g，知母20g，土元、甘草各40g。

服药10剂，红肿热痛基本消退，局部颜色好转，已能下床活动。外用药继用，用活血化瘀、通经活络之剂加减服药40剂，节段性静脉瘀血消失，足背、足趾颜色均恢复正常，足背、胫后动脉搏动已恢复，可行走1000m。临床治愈。

❖ 治验2

王某，男，42岁。1981年10月11日入院治疗。

主诉 左足肿胀，起红斑块4个月。

现病史 1969年患“右下肢血栓闭塞性脉管炎”经治疗好转。1974年复发，做高位截肢手术。1978 年 7 月患“急性心肌梗死”，经治疗恢复。今年元月左大腿内侧静脉出现红色条状结节；6 月波及趾部，并伴麻木、灼痛。

有吸烟、肢癣及心肌梗死病史。

检查 面色晦暗，血压 90/60mmHg。舌红、苔黄腻、脉弦滑。左足踝中度浮肿，足背及内足弓有数个大小不等的红硬斑块，灼热疼痛，肤色潮红，皮肤干燥，趾甲干枯。左足背、胫后动脉搏动减弱。心电图检查，提示“陈旧性前侧壁心肌梗死”。

诊断 脱疽（血栓闭塞性脉管炎）。

辨证 心脾肾虚弱，内生湿热，壅阻血脉。

治则 清热利湿，解毒通络。

处方 金银花、玄参、黄芪、板蓝根、蒲公英各 60g，当归 30g，甘草、苍术、黄柏各 15g，薏苡仁 45g，地龙 10g。

服药 6 剂后加用外洗方，黄芪、黄柏、甘草、大黄、地肤子、赤芍各 30g，乳香 15g。水煎，熏洗。

以上方加减服 12 剂后，左足肿痛减轻，足弓部有两个红肿块不减。食后感觉腹部胀满，大便微溏。舌淡、苔白腻，脉沉滑。此为脾虚湿盛、郁结不化之症。治以健脾渗湿活血。处方：当归、金银花、玄参、炒卜子、川牛膝各 30g，干姜 9g，泽泻、僵蚕、大腹皮、麦芽、黄芪、苍术各 15g，木香、鸡内金各 12g，草果 6g。8 剂，外治同前。

10 月 17 日：腹胀除，饮食倍增，大便正常，左足微见浮肿，足弓部有两硬块仍未消。舌淡、苔白微腻，脉沉滑。此为湿郁交阻，滞留经络不化，拟健脾活血法。处方：黄芪、水蛭、僵蚕、苍术、贝母各 15g，当归、川牛膝、忍冬藤、炒薏苡仁、枳实、赤芍各 30g，地龙 20g。服药 15 剂后，结块消散，诸症俱瘥，左足背、胫后动脉恢复，临床治愈出院。

❖ 治验 3

马某，男，47 岁，1995 年 8 月 11 日初诊。

主诉 左足肿胀、疼痛 3 个月。

现病史 患者曾于 1990 年患“右下肢血栓闭塞性脉管炎”，经治疗好转。1992 年复发，做右下肢高位截肢手术。1993 年 7 月患“急性心肌梗死”，经治疗恢复。1995 年 1 月左大腿内侧突起硬性索条状结节，肢体酸困乏力，足背部肿胀，趾部灼疼，皮肤色泽潮红，活动受限。5 月下肢肿胀酸困，趾部灼痛明显加重，曾服用中、西药治疗，病情未得以控制，今日来院就诊。

检查 形体消瘦，面色晦暗。左足明显浮肿，皮肤色泽潮红，下肢肌肉皮肤营养差，趾甲干枯，左足背、胫后动脉搏动减弱。血压 90/60mmHg。舌红、苔黄腻、脉弦滑数。

红细胞计数 4.8×10^{12}/L，白细胞计数 16.5×10^{9}/L，血红蛋白 160g/L，血小板计数 190×10^{9}/L，红细胞沉降率 12mm/h。

心电图检查提示 “陈旧性前侧壁心肌梗死”。

血液流变学检查 红细胞压积 0.78，全血黏度 9.48，全血还原黏度 26.8，血浆黏度 2.89，血浆纤维蛋白原定量测定 9g/L。

甲皱微循环检查 微循环轮廓模糊，血管排列紊乱，血管管袢 8 根，其中畸形 3 根，正常 5 根，袢顶瘀血，血色暗红，血液流态呈断线流，血管运动计数减慢。

中医诊断 脱疽（湿热毒盛）。

西医诊断 血栓闭塞性脉管炎。

治则 清热利湿，解毒通络。

处方 金银花、黄芪各45g，薏苡仁、玄参、板蓝根、当归各30g，蒲公英60g，苍术、黄柏各15g，地龙、甘草各10g。

医嘱 禁烟酒，慎房事，忌外伤。中药每日1剂，水煎服，日3次温服。

二诊 8月21日，左足肿胀消退，烧灼样疼痛发作次数减少，痛势明显减轻，趾部色泽改善，原方不变，同时加用外洗方以加大疗效，方药：黄芪、黄柏、甘草、大黄、地肤子、赤芍各30g，乳香15g。水煎，熏洗患足。

三诊 9月5日，左足肿痛减轻，肢体酸困好转，硬性结节明显消退。食后感觉腹部胀满，大便微溏。舌淡、苔白腻，脉沉滑。此为脾虚湿盛、郁结不化之证。拟健脾渗湿。处方：当归、金银花、玄参、川牛膝、黄芪各30g，干姜9g，泽泻10g，僵蚕、大腹皮、苍术各15g，鸡内金12g，草果6g。

四诊 9月20日，腹胀除，饮食增，大便正常，左足微见浮肿，硬性结节色泽已呈紫暗，扪之疼痛已减轻。舌淡、苔白微腻，脉沉滑。此为湿郁交阻，滞留经络不化，拟健脾活血法。处方：黄芪、赤芍、炒薏苡仁、当归、川牛膝各30g，水蛭、僵蚕、忍冬藤、枳实各15g，苍术、贝母各10g，地龙20g。

五诊 10月5日，索条状结节消散，诸症俱瘥，左足背、胫后动脉恢复。

血液流变学检查 红细胞压积0.5，全血黏度6.1，全血还原黏度14.8，血浆黏度1.72，血浆纤维蛋白原定量测定4g/L。

实验室检查 红细胞计数4.8×10^{12}/L，白细胞计数10×10^{9}/L，血红蛋白110g/L，血小板计数120×10^{9}/L，红细胞沉降率6mm/h。

甲皱微循环检查 微循环轮廓模糊，血管排列紊乱，血管管袢8根，其中畸形1根，正常7根，袢顶瘀血，血色暗红，血液流态呈断线流，血管运动计数减慢。临床治愈。

按 湿热毒盛期当以清热解毒为主，因解毒祛邪可控制病情的发展。本案体现了以清热解毒为主的治疗思想。急性活动期，多属湿热或湿毒之邪犯络，以致络脉发生新瘀，在本案治疗过程中，先用清热利湿，解毒通络之药，当出现脾虚湿盛、郁结不化之证后，又处以健脾渗湿之药，配合运用清热利湿解毒之药外洗，内外兼治，效果应手而得。

本病根据邪与瘀发展的分期辨治规律，急性期，总以祛邪为先，一旦病情进入好转期，邪去瘀留，可改用益气活血，促进肢体侧支循环的建立，改善气血供应，待到稳定期，再以补肾之药巩固，亦勿长期活血。

小结

湿热之证多由于久居潮湿之地，雾露入侵，或涉水雨淋，以致湿邪入侵。湿邪郁久亦可化热，脉络闭阻，阳气被遏。盖湿性重着，湿热流注四肢，可见肢体麻木酸困、疼痛，痛处固定不移，每多下肢重于上肢、四肢肿胀、色紫红，多伴有浅表游走性静脉炎。舌质红、苔白腻，脉弦滑或滑数。

本证的治疗应着重化湿，“湿去热自退”。常用药物有黄柏、苍术、泽泻、茯苓、薏苡仁等。化湿之中应加入清热之品，如金银花、玄参等；有瘀者加赤芍、当归、红花等活血化瘀之品；脉络闭阻应加入全蝎、蜈蚣等虫类走窜之品。结合外洗则疗效更佳。

七、坏死期Ⅲ期一级（阳虚瘀阻型）

❖ 治验 1

王某，男，36 岁，1997 年 11 月 5 日入院。

现病史　患者于 1996 年冬不明原因出现双下肢发凉、麻木。初未治疗，1 个月后跛行，疼痛，双足色苍白，入夜疼痛加重，经多方治疗时轻时重。2 个月前左大趾溃跛，流清稀脓液，不能行走，经介绍求治于唐祖宣。症见：形体消瘦，面色萎黄，表情痛苦，疼痛入夜加重，左足大趾创面蔓延至足背，色紫暗，流清稀脓液，双下肢肌肉萎缩，皮肤枯槁，扪之冰冷，双足背胫后动脉均已消失，腘动脉搏动微弱，寸口脉沉迟，舌淡白。

实验室检查　白细胞计数 8.6×10^9/L，中性粒细胞 0.79，淋巴细胞 0.19，单核细胞 0.02。

甲皱微循环检查　管袢轮廓模糊不清，排列紊乱不规则，管袢总数 10 根，其中正常管袢 2 根，异形管袢 8 根，动脉管袢 140μm，静脉管袢 180μm，动脉口径 10μm，静脉口径 20μm，袢顶宽 30μm，血色暗红，血液流态呈断线状，血管运动计数 6 次/秒。

血液流变学检查　全血比黏度 5.6，血浆比黏度 1.7。体外血栓：长度 40mm，湿重 94mg，干重 42mg，血小板黏附性 25.06%，红细胞变形性 38%，红细胞电泳时间 22.16 秒，红细胞沉降率 3mm/h；血脂：三酰甘油 1.24mmol/L，总胆固醇 3.57mmol/L，纤维蛋白原 4.5g/L。

辨证　寒凝气滞，脉络不和。

治则　温阳益气，活血化瘀。

处方　炮附片、白芍、茯苓、丹参、当归各 30g，潞参、甘草、水蛭、白术各 15g，黄芪 45g，红花、生姜各 10g，水煎服，1 剂/日。

伤口用三黄酊等湿敷创面，清洁常规换药，上方共服 85 剂，伤口愈合，温度回升，皮肤红润。

甲皱微循环检查　管袢形态恢复正常，轮廓规则清晰，管袢数目 10 根，正常管袢 7 根，动脉管袢长度 180μm，静脉管袢 220μm，袢顶宽 35μm，血管运动计数 8 次/秒，血液流态呈虚线状，血色淡红。

血液流变学检查　全血比黏度 4.8，血浆比黏度 1.5，体外血栓：长度 26mm，湿重 56mg，干重 28mg，血小板黏附性 24.91%，红细胞变形性 77%，红细胞电泳时间 21.43 秒，红细胞沉降率 5mm/h；血脂：三酰甘油 1.12mmol/L，总胆固醇 3.36mmol/L，纤维蛋白原 3.0g/L。

❖ 治验 2

熊某，男，27 岁，工人。于 1982 年 4 月 14 日入院治疗。

主诉　四肢发凉、麻木疼痛已半年，右足溃破已 2 个月。

现病史　1979 年春季，原因不明突觉双手发凉、麻木、疼痛。1981 年下半年，双下肢亦感发凉、疼痛，皮色青紫，右足晦暗，小趾溃破，经检查诊为“血栓闭塞性脉管炎”。

经外科治疗，伤口愈合。1982 年 2 月右足拇趾及小趾再度溃破，剧烈疼痛，治疗无效。

有 4 年的吸烟史，每天 1 包。

检查 舌质淡、苔薄白，脉沉细迟。右足拇趾、小趾溃破，剧烈疼痛，夜难入眠。四肢扪之发凉。双下肢色呈紫暗，上肢苍白。右足小趾伤口腥臭。双上肢尺动脉搏动消失，双下肢足背、胫后、腘动脉搏动消失。四肢麻木、发凉、酸胀，汗毛脱落，无汗，趾（指）甲生长缓慢，伴表浅游走性静脉炎。

甲皱微循环检查 甲皱血管轮廓尚清，排列整齐，血管管袢9根，其中正常5根，畸形4根，血色暗红，血管口径短而扩张，袢顶宽30μm，血液流态呈虚线，血流速度150μm/s，血管运动计数16次/秒。

诊断 脱疽（血栓闭塞性脉管炎Ⅲ期一级）。

辨证 素体阳虚，风寒侵于脉络，瘀阻不通。

治则 温阳益气，活血通络。

处方 茯苓、白芍、刘寄奴、丹参、黄芪、川牛膝各30g，白术、炮附片、当归、苏木各10g。

外科处理 外用黄连油纱条外敷，每日换药1次。

服药10剂，疼痛减轻。遵上方稍有加减服50剂，伤口愈合，静止痛基本消失。出院后回本地又服上方30剂。

1982年12月来复查时告之，静止痛完全消失，温度升高，双足背、胫后、腘动脉及双尺动脉搏动均可触及，已恢复工作。

甲皱微循环检查 甲皱血管轮廓尚清，排列整齐，血管管袢10根，其中畸形4根，正常6根，血色淡红，袢顶宽40μm，血液流态呈虚线，血流速度450μm/s。血管运动计数10次/秒。临床治愈。

按 患者四肢发凉，脉搏沉细而迟，呈现一派阳虚之象，阳气不能温煦四肢而成坏疽，故采用大剂真武汤以达温阳之目的。使正气强盛，气行血行，整体症状相继好转，充分佐证了温阳活血药物有鼓舞气血运行的作用。

❖ 治验3

赵某，女，32岁。于1981年5月4日初诊。

主诉 四肢发凉1年余，手足溃烂8个月。

现病史 1980年2月，始感四肢发凉，两手指苍白，得热后缓解，9月怕冷加重，双手指和两拇指溃烂。有受冻及外伤史。

检查 两手色青紫，四肢肌肉萎缩。两桡动脉、两胫后、足背动脉搏动消失。两拇指黑紫，甲下流水，四肢无汗。血压80/50mmHg。舌质红、无苔，脉细数，脉搏108次/分。

诊断 脱疽（血栓闭塞性脉管炎）。

辨证 阳虚瘀阻，气血不足，四肢失荣，故发坏疽。

治则 益气养血，活血化瘀。

处方 金石斛（另煎）、潞参、白术、炙甘草各15g，炮附片、干姜各12g，白芍、云苓各30g，黄芪60g。

外科处理 每日用生理盐水外洗，外用庆大霉素溶液湿敷，每日换药1次。

服药17剂，诸症减轻，继用上方2个月，加之外用方，多处溃烂愈合，可以行走，四肢温度升高，颜色基本恢复，食欲、精神好转，可做简单家务活。

❖ 治验 4

李某，男，54 岁。于 1982 年 8 月 20 日入院。

主诉 双下肢麻木、发凉、跛行变色 10 余年，左足拇趾、中趾、足背相继溃破，剧烈疼痛已半年。

现病史 1969 年 11 月病因不明，突觉下肢发凉胀痛，足趾苍白，并伴有间歇性跛行，多处检查，均确诊为"血栓闭塞性脉管炎"，先后用当归注射液、毛冬青片、脉通等扩张血管药物治疗，患肢时轻时重，每遇冬季病情加重，左足拇指、中趾、足背相继溃破，伤口剧烈疼痛，住我院服药治疗 5 个月，伤口愈合，发凉胀痛消失，临床治愈而出院上班工作。

1982 年元月病因不明，又觉右足麻木胀痛，随之左足亦受病，发凉疼痛、变色，在当地医院治疗无效，病情日益加重，左足拇指、中趾、足背相继溃破，伤口剧烈疼痛，二次住院求治于唐祖宣。

症见 形体消瘦，面色萎黄，表情痛苦，双下肢麻木，疼痛、发凉，趾甲增厚不长，汗毛脱落，左足拇指伤口 3cm×5cm，中指 3cm×3cm，右足伤口 5cm×5cm，伤口流青白色脓性分泌物，其味腥臭，肉芽紫暗不鲜，周围组织白腐，剧烈疼痛，呈阵发性抽搐，抱足痛苦呻吟，昼夜不眠，精神极度疲惫，双下肢足背、胫后、腘动脉搏动均已消失，舌质紫，苔白腻，脉沉细。

实验室检查 白细胞计数 7.6×10^9/L，中性粒细胞 0.70，淋巴细胞 0.17，单核细胞 0.09，嗜酸粒细胞 0.04，红细胞沉降率 65mm/h。心电图检查正常。

甲皱微循环检查 管袢总数 7 根，其中正常 2 根，异形 5 根，管袢排列不规则，血色暗红，血流呈颗粒状。动脉长度 100μm，静脉 140μm，动脉口径 20μm，静脉口径 40μm，血流速度 420μm/s，血管运动计数 8 次，袢顶宽 40μm。

辨证 寒凝脉络，瘀阻不通。

治则 温阳益气，活血通络。

处方 通脉 1 号：炮附片、茯苓、黄芪、潞参、当归、川牛膝各 30g，白术、桂枝、干姜、甘草各 15g，草石斛 60g。

伤口用三黄酊外敷，消毒后干纱布包扎，清洁换药，每日 1 次。

服上方 15 剂，静止疼痛减轻，夜能入眠，创面组织分泌物减少，肉芽鲜红，伤口长势良好，服药 80 剂，静止疼痛消失，患肢温度色泽改善，共服 105 剂，伤口愈合，患肢转温，色泽改善，趾甲汗毛开始生长。

甲皱微循环检查 管袢总数 10 根，其中正常 6 根，异形 4 根，管袢排列整齐，血色淡红，血流呈虚线，动脉长度 200μm，静脉长度 250μm，动脉口径 20μm，静脉口径 30μm，血流速度 562μm/s，血管运动计数 11 次/秒，袢顶宽 40μm，临床治愈。一年后随访已恢复工作，疗效巩固。

❖ 治验 5

刘某，男，37 岁，工人。1966 年 5 月 31 日入院治疗。

主诉 四肢发凉已 2 年，左足溃破已 5 个月。

现病史 1964 年 3 月，因涉水工作受寒冷刺激而诱发下肢发凉麻木、疼痛、跛行、静脉断节性红肿，日渐加重，步行50m即腿肚痉挛，迫使停止行走。双足色苍白、冰冷、彻夜不能回温，经省级医院确诊为“血管闭塞性脉管炎”。先后用硫酸镁静脉注射，内服妥拉苏林等扩血管药物无效，由于拇趾溃破，腐烂延开，剧烈疼痛，于1966年5月31日入院住院治疗。

身体素健，没有患过传染病，有17年吸烟史，每天在1包以上，有长期饮酒史，每天在3两以上。

症状 剧烈疼痛，彻夜不能入睡，动则痛甚；温度甚凉，彻夜不能回温，膝以下扪之冰冷，自觉凉痛刺骨，不能平卧，整夜抱足而坐；色暗红，抬高苍白，左拇趾、小趾溃破，拇趾伤口3cm×2cm，小趾3cm×1cm。肉芽紫暗，流水，小趾呈干性坏死。第2、3、4趾肿胀，左下肢足背、胫后、腘动脉均消失，股动脉搏动减弱，腿肚肌肉萎缩，左33.5cm，右24.5cm，趾甲增厚不长，汗毛脱落，皮肤枯槁。

面色青黄，舌淡白多津，冷汗出，腰膝冷痛，小便带白，脉沉细。

辨证 此病感受寒湿，肾阳衰微，心阳不振，寒凝血泣，脉络不通。

治则 温补心肾，疏肝通阳。

处方 炮附子、茯苓、黄芪、潞参、当归、牡蛎、川牛膝各30g，白术、桂枝、干姜、甘草各15g，草石斛45g。

服上药后疼痛减轻，温度好转，后加通脉活血之品，服药81剂时伤口愈合（伤口外用白油膏），共服药91剂，疼痛跛行消失，温度基本恢复正常，股动脉、腘动脉恢复，足背动脉微能触及，胫后动脉仍无，肌肉明显恢复，左35.8cm，右36cm，临床治愈出院。

❖ 治验6

姚某，男，36岁，农民。2001年5月4日初诊。

主诉 四肢发凉7个月，双足溃烂1年余。

现病史 2000年2月，患者在北方打工时受寒冷刺激，诱发四肢怕冷，双手指受冷后苍白，得热后缓解，未予治疗。2001年9月症状加重，全身畏寒怕冷，四肢发凉、麻木，跛行，两足拇趾溃烂。在当地治疗1个月未能控制，遂返乡治疗。患病以来，全身畏寒怕冷，不思饮食，活动受限。伴夜尿多，小便清长。

检查 形体消瘦，面黄虚浮，精神委靡，表情痛苦。两手色青紫，两桡动脉、两胫后、足背动脉搏动消失。双足拇趾黑紫，溃烂，呈针刺样疼痛，入夜后加重，四肢无汗、肌肉轻度萎缩。血压110/70mmHg。舌质淡、无苔，脉沉细。

甲皱微循环检查 微循环管袢轮廓模糊，血管排列紊乱，血管管袢6根，其中畸形4根，正常2根，袢顶瘀血，血色暗红，血液流态呈断线流，血管运动计数5次/秒。

动脉造影 双下肢胫前、胫后狭窄、闭塞。

多普勒超声检查 双下肢中小动脉管壁增厚，模糊，回声变低。

血液流变学检查 红细胞压积0.84，全血黏度9.8，全血还原黏度22.5，血浆黏度2.8，红细胞电泳时间29秒，红细胞沉降率方程K值92，血浆纤维蛋白原定量测定5.3g/L。

中医诊断 脱疽（寒湿阻络）。

西医诊断 血栓闭塞性脉管炎（Ⅲ期一级）。

治则 温阳益气，养血通络。

处方 炮附片45g，黄芪60g，干姜12g，潞参、云苓各30g，白术10g，炙甘草、白芍各15g。

医嘱 避风寒冷刺激，禁烟酒、长距离行走和站立，慎房事。中药每日1剂，水煎服，日3

次温服。

外科处理　每日用生理盐水外洗，外用庆大霉素溶液湿敷，每日换药1次。

二诊　5月24日，足拇趾溃烂部分疼痛显著减轻，夜尿多、小便清长症状消失，余症无显著变化。

三诊　6月10日，诸症继续好转，一般情况良好，精神状态好转，饮食增加，二便正常。减少原方中炮附子剂量至30g，外用药不变。

四诊　7月10日，足趾溃烂愈合，可以行走，四肢温度升高，颜色基本恢复，食欲、精神好转，可做简单家务活。

甲皱微循环检查　管袢轮廓清晰，血管排列整齐，血管管袢8根，其中畸形1根，正常7根，袢顶瘀血消失，血色淡红，血液流态呈直线流，血管运动计数12次/秒。

动脉造影　双下肢胫前、胫后狭窄、闭塞基本恢复正常。

多普勒超声检查　双下肢中小动脉管壁变薄、清晰，回声正常。

血液流变学检查　红细胞压积0.54，全血黏度5.8，全血还原黏度14.5，血浆黏度1.8，红细胞电泳时间16.8秒，红细胞沉降率方程*K*值52，血浆纤维蛋白原定量测定4.3g/L，临床痊愈。

按　患者系受寒冷刺激而诱发本病。在治疗过程中，我们紧紧抓住寒凝脉络，阳虚瘀阻这一病机，运用大剂量之附子、干姜、炙甘草以温中回阳而止痛，并以大剂量之黄芪配以潞参以益气升阳，使患者寒气去、阳气升、血脉通，加之运用抗生素溶液湿敷患处，而使诸症自消。综观全方，虽无活血化瘀之药，而达温阳化瘀之效。

临床经验表明：在临床中大剂量运用附子，可使患肢温度增加，有蚁行感，疼痛减轻，配伍在不同方剂中，能够使症状得到改善。如脉搏迟的患者服后可使脉搏增快，脉搏快的服后可使脉搏减慢。低血压者可使血压上升到正常水平，高血压者可使血压下降到正常水平。当剧烈疼痛时我们也大剂使用，配伍在不同的方剂中，可使疼痛减轻，炎症消退。实践体会：附子不配干姜不燥，两者相伍对于外周循环障碍的疾病有较好的疗效。药理研究表明，两者作用于循环和神经系统，可使交感神经和内分泌功能紊乱得到顺势的纠正，使外周血管在血流灌注质量上、动力上得到改善，因而取得疗效。实践证明，温经散寒药物具有强心通脉，促进循环，扩张外周血管，改善血液循环的功能。

❖ 治验7

刘某，女，31岁，农民。1985年8月9日初诊。

主诉　右足疼痛溃破已3个月。

现病史　患者久在稻田劳动，1984年9月，突感右足发凉，麻木，隐痛，跛行，劳动后病情加重。1985年4月，右足第二趾疼痛加重。5月，患趾生一米粒大硬结，误认为“鸡眼”，用刀割破，渗出少量血液，痛势加剧，夜不能寐，抱足屈膝而坐，伤口日渐扩大，渗出清稀脓液，服中药清热活血之品20余剂，其痛不减，伤口不能愈合，于今日求治于唐祖宣。现症见右下肢发凉，麻木，疼痛，跛行。全身畏冷。月经前错，20多天一潮，量多色紫黑成块，白带时下，常觉小腹隐痛，大便溏泻，日2次。

检查　体质瘦弱，精神疲惫，表情痛苦，营养欠佳。小腿肌肉弹性差，毫毛稀疏，趾甲干燥脆薄不长。足部皮色暗紫，二趾溃破，流清稀水，足背，胫后动脉均搏动消失。舌质淡，舌体瘦，苔薄白。

实验室检查　白细胞计数18.8×10^{9}/L，红细胞计数4.1×10^{12}/L，血红蛋白128g/L，血小板

计数155 $\times10^9$/L，中性粒细胞0.80，淋巴细胞0.17，嗜酸粒细胞0.02，单核细胞0.01，红细胞沉降率6mm/h。

甲皱微循环检查 管袢轮廓模糊不清，排列紊乱不规则，管袢总数10根，其中正常2根，畸形8根，袢顶瘀血，血色暗红，血液流态呈断线状，血管运动计数6次/秒。

中医诊断 脱疽（寒湿阻络）。

西医诊断 血栓闭塞性脉管炎（Ⅲ期一级）。

治则 温阳益气，健脾渗湿。

处方 炮附片60g，黄芪90g，桂枝45g，云苓、白术、潞参、生姜各30g，白芍15g，甘草10g。

医嘱 肢体保暖，禁烟酒，中药每日1剂，水煎服，日服3次。

外科处理 外用“仙灵膏”、“红花生肌膏”交替外敷。

二诊 8月20日，痛势明显减轻，夜能寐一时，食量增加，月经正常。

三诊 8月30日，疼痛较前无明显减轻，加大炮附子用量，加麻黄，处方：炮附子90g，黄芪90g，桂枝45g，云苓、白术、潞参、生姜各30g，麻黄、白芍各15g，甘草10g。外用药不变。

四诊 9月10日，疼痛明显减轻，足趾渗出基本消失，有结痂倾向，遂减少炮附子用量至45g，麻黄用量减至10g。继续外用中药。

上方加减共服186剂，跛行消失，能行2000m以上，静止痛消失。

五诊 9月25日，全身畏寒怕冷症状消失，下肢营养障碍得以改善，右足色紫暗开始消退，患趾疮面有新鲜肉芽开始长出。减少炮附子用量至30g，其他药物剂量不变，继续服用，以观后效。

六诊 10月10日，伤口愈合，四肢温度恢复，仅足趾端微凉，颜色基本转为正常，肌肉明显恢复，左腿肚31cm，右30cm，相差1cm，肌肤甲错消退，趾甲生长但足背、胫后动脉搏动仍不能触及。

实验室检查 白细胞计数9.7 $\times10^9$/L，红细胞计数4.8 $\times10^{12}$/L，血红蛋白120g/L，血小板计数180 $\times10^9$/L，中性粒细胞0.74，淋巴细胞0.23，嗜酸粒细胞0.02，单核细胞0.01，红细胞沉降率8mm/h。

甲皱微循环检查 微循环轮廓清晰，血管排列整齐，血管管袢10根，其中畸形管袢2根，正常管袢8根，袢顶无瘀血，血色淡红，血液流态呈直线流，血管运动计数12次/秒。临床近期治愈。

按 患者久受寒湿，加之肾阳不足，寒湿入于脉络，困脾伤阳，而致脾肾阳虚，肾阳不足则畏冷，脾主血，脾阳不足，不能生化血液则气虚血少，四末失荣，发为坏疽。治应温肾阳，燥脾土。治疗中，由于病情反复，炮附片的用量不断增减，用量最多为90g，最小30g。实践证明，此药实有温阳镇痛之效，但需久煎，方无中毒之忧。

❖ 治验8

路某，男，37岁，农民。1992年4月14日初诊。

主诉 四肢发凉、麻木疼痛半年，右足溃破2个月。

现病史 1990年春季，病因不明突觉双手发凉、麻木、疼痛。1991年9月，双下肢亦感发凉、疼痛，皮色青紫，小趾溃破，经检查诊为“血栓闭塞性脉管炎”。经外科治疗，伤口愈合。1992年2月右足拇趾及小趾再度溃破，剧烈疼痛，治疗无效。有4年的吸烟史。

检查　形体消瘦，面色苍白，表情痛苦。四肢扪之发凉，肢体自觉麻木、酸胀，双足部色呈紫暗，手指苍白。右足拇趾、小趾溃破，疼痛剧烈。右足小趾伤口腥臭。双下肢汗毛脱落，无汗，趾（指）甲生长缓慢，双上肢尺动脉搏动消失，双下肢足背、胫后动脉搏动消失。舌质淡、苔薄白，脉沉细迟。

实验室检查　白细胞计数16.2×10^9/L，红细胞计数4.9×10^{12}/L，血红蛋白125g/L，血小板计数130×10^9/L，红细胞沉降率9mm/h。

血液流变学检查　红细胞压积0.8，全血黏度8.9，全血还原黏度22.8，血浆黏度4.1，红细胞电泳时间30.0秒，红细胞沉降率方程K值84，血浆纤维蛋白原定量测定7g/L。

甲皱微循环检查　微循环轮廓模糊，血管排列紊乱，血管管袢8根，其中畸形管袢6根，正常管袢2根，袢顶瘀血，血色暗红，血液流态呈断线流，血管运动计数减慢。

中医诊断　脱疽（寒湿阻络）。

西医诊断　血栓闭塞性脉管炎（Ⅲ期一级）。

治则　温阳益气，活血通络。

处方　茯苓、白芍、刘寄奴、丹参、当归、苏木、川牛膝各30g，黄芪45g，白术、炮附片各10g。

医嘱　卧床休息，肢体保暖。中药每日1剂，水煎，分3次温服。

外科处理　外用黄连油纱条外敷，每日换药1次。

二诊　4月15日，双下肢发凉、麻木、酸胀及趾部疼痛减轻，患趾溃破疮面流脓减少。

三诊　5月5日，患趾溃疡面由湿性转为干性，可减少原方剂之药物用量，剂量调整：炮附片、白术、甘草各10g，茯苓、白芍各15g，丹参、黄芪、川牛膝、当归、苏木、刘寄奴各30g。

四至五诊　5月20日、6月10日，伤口基本愈合，静止疼消失，肢体活动同前有力。

六诊　6月25日，静止痛完全消失，四肢温度改善，双足背、胫后及尺动脉搏动仍不能触及。

实验室检查　白细胞计数9.2×10^9/L，红细胞计数5.2×10^{12}/L，血红蛋白140g/L，血小板计数190×10^9/L，红细胞沉降率10mm/h。

血液流变检查　红细胞压积0.52，全血黏度5.8，全血还原黏度13.9，血浆黏度1.69，红细胞电泳时间17.1秒，红细胞沉降率方程K值55，血浆纤维蛋白原定量测定4g/L。

甲皱微循环检查　管袢轮廓模糊，排列整齐，血管管袢10根，其中畸形4根，正常6根，颜色淡红，袢顶瘀血消失，血流速度450μm/s。血管运动计数10次/秒。

按　患者四肢发凉，脉搏沉细而迟，呈现一派阳虚之象，阳气不能温煦四肢而成坏疽，故采用大剂量真武汤以达温阳之目的，使正气强盛，气行血行，整体症状相继好转，充分佐证了温阳活血药物有鼓舞气血运行的作用。

临床体会，血栓闭塞性脉管炎是外周血管疑难疾病。但是血栓闭塞性脉管炎患者由于脏腑功能的特点不同，临床症状相继而异；有的表现为“寒痛”，有的表现为“热痛”，故辨证论治，从整体观念出发组成方药，因人而异。血栓闭塞性脉管炎症见四肢厥冷，遇寒加重，喜温怕冷，呈现一派寒象者，唐祖宣常用附子、桂枝、干姜、肉桂、细辛等温经散寒药物以温化沉寒痼冷。服后四肢转温，耐寒力增加，脉从沉、细、迟向有力发展。

❖ 治验9

杨某，男，39岁，工人。1986年4月11日初诊。

主诉　双下肢发凉、疼痛、跛行2年，左足趾溃破3个月。

现病史 1984年3月，患者因长期涉水工作，受寒冷刺激，诱发下肢发凉、麻木、疼痛、跛行，因治疗不及时，症状日渐加重，步行50m即腿肚酸困痉挛，迫使停止行走。四肢苍白、冰冷、彻夜不能回温。赴省某医院检查，诊断为“血栓闭塞性脉管炎”。先后用硫酸镁静脉注射，内服妥拉苏林等扩血管药物无效。1986年3月左足拇趾溃破，腐烂延开，剧烈疼痛，求治于唐祖宣。现症见：左足剧烈疼痛，夜间尤甚，彻夜不能入眠，抱足而坐。膝以下扪之冰冷，自觉凉痛刺骨，不能平卧。伴冷汗出，腰膝冷痛，小便带白。有17年吸烟史，有长期饮酒史。

检查 形寒肢冷，精神不振，面容痛苦。足部肤色潮红。左趾肿胀，左拇趾、小趾溃破，拇趾伤口3cm×2cm，小趾3cm×1cm。肉芽紫暗，流清稀脓水。左足背、胫后动脉搏动均消失。左腿肚肌肉萎缩，患足趾甲增厚不长，汗毛脱落，皮肤枯槁。面色青黄，舌淡白多津，脉沉细。

甲皱微循环检查 微循环管袢轮廓模糊，血管排列紊乱，血管管袢8根，其中畸形管袢5根、正常管袢2根，袢顶瘀血，血色暗红，血液流态呈断线流，血管运动计数6次/秒。

中医诊断 脱疽（寒湿阻络）。

西医诊断 血栓闭塞性脉管炎（Ⅲ期一级）。

治则 温补心肾，益气通阳。

处方 炮附子、茯苓、黄芪、潞参、当归、牡蛎各30g，川牛膝30g、白术、干姜各10g，草石斛45g，桂枝、甘草各15g。

医嘱 禁烟酒，慎房事，中药每日1剂，水煎服，日3次温服。

外科处理 用0.1%雷夫奴尔溶液清洁湿敷疮面，每日换药1次。

二诊 4月26日，疼痛减轻，温度好转，患趾疮面已控制，脓液减少。按原方案治疗。

三诊 5月10日，全身有热感，四肢发凉症状好转，患趾疼痛显著减轻，疮面干净，无脓液渗出，肉芽鲜红，原方去牡蛎，继续服用。伤口外用白油膏外敷。

四诊 5月31日，疮面基本愈合，患趾疼痛基本消失，四肢触之不发凉，膝以下无凉痛刺骨感，跛行症状好转。治疗方案不变。

五诊 共服药50剂，疼痛跛行消失，疮面愈合，温度基本恢复正常，足背胫后动脉仍不能触及，小腿肚肌肉弹性增强。

甲皱微循环检查 管袢轮廓清晰，血管排列整齐，血管管袢10根，其中畸形2根，正常8根，袢顶瘀血消失，血色淡红，血液流态呈直线流，血管运动计数11次。

按 本案病机为肾阳衰虚，心阳不振，寒凝血涩。寒者，机能衰退之谓；虚者，乃阳气不足、气血不足之意。此证的由来或因秉赋虚弱，寒湿入络，寒凝气滞，或因久病伤阳，正气不足；或因误治失治，损伤阳气。《素问·厥论》篇云：“阳气衰于下，则为寒厥。”因阳气虚微，正气不足，身体机能代谢活动衰退，抵抗力减弱，导致气血运行不畅，寒凝气滞，脉络不通，遂发为脱疽。本证的临床表现多为患肢冰冷、疼痛、麻木，色呈苍白，喜暖恶寒，溃疡面色暗淡或呈干性坏疽，肌肤甲错。舌淡、苔白，脉沉细迟。其治则应以温阳益气，补肾健脾，活血化瘀为主。方以炮附子、干姜、桂枝温阳止痛，黄芪、潞参、茯苓、白术、健脾益气，当归、川牛膝补血化瘀，草石斛滋阴生津，牡蛎疏肝补肾，甘草调和诸药。

此型的治疗，应首重温经散寒，益气固正，活血通脉。常用药物有炮附片、干姜、桂枝、白术、当归、黄芪、石斛、红花、丹参等。寒湿郁久，有化热之象，可酌加金银花、蒲公英等清热解毒；若溃疡不愈合，可加用右旋糖酐静脉滴注。伤口清洁换药，可以抗生素溶液、雷夫奴尔等药交替外敷。经脉瘀阻重者，于大剂量温阳之品中加水蛭、土元、蜈蚣等虫类走窜之品；辨其虚寒之证渐有化热之象，在大剂益气温阳之品中，少佐以清热之金银花等品，均可收到较满意的效果。

小结

寒者，机能衰退之谓，虚者，乃阳气不足、气血不足之意，此证的由来或因误治失治，损伤阳气。《素问·厥论》云："阳气衰于下，则为寒厥。"因阳气虚微，正气不足，身体机能代谢活动衰退，抵抗力减弱，导致气血运行不畅，寒凝气滞，脉络不通，遂为本证。本证的临床表现多为患肢冰冷、疼痛、麻木，色呈苍白，喜暖恶寒，溃疡面色暗淡或呈干性坏疽，肌肤甲错。舌淡、苔白，脉沉细迟。其治则应以温阳益气，补肾健脾，活血化瘀为主。

此型的治疗，应首重温经散寒，益气固正，活血通脉。常用药物有炮附片、干姜、桂枝、白术、当归、黄芪、石斛、红花、丹参等。寒湿郁久，有化热之象，可酌加金银花、蒲公英等清热解毒；若溃疡不愈合，可加用右旋糖酐静脉滴注。伤口清洁换药，可以抗生素溶液、雷夫奴尔等药交替外敷。经脉瘀阻重者，于大剂温阳之品中加水蛭、土元、蜈蚣等虫类走窜之品；辨其有虚寒之证渐有化热之象，在大剂益气温阳之品中，少佐以清热之金银花等品，均可收到较满意的效果。

掌握外用药，亦是提高疗效的重要一环，呈干性坏死者，用消毒干纱布包扎即可；伤口溃破者，应用黄纱条、紫草膏、玉红膏等。

八、坏死期Ⅲ期一级（气血瘀滞型）

❖ 治验

刘某，男，50岁，农民。于1979年6月18日住院治疗。

主诉 右足小趾疼痛年余，坏死4个月。

现病史 1978年7月，右足突感麻木、疼痛，行走时小腿酸困无力，易疲劳，仅能步行500m左右。曾服泼尼松1个月无效，因外出淋雨，疼痛剧烈，入夜更甚。误用热浴，全身变暗紫色，小趾肿胀，溃烂，色紫暗，疼痛剧烈。

20岁开始吸烟，每日20支以上。

检查 痛苦病容，面色青黄。左腘及腘以下动脉搏动减弱，皮肤粗糙，色灰暗，趾甲增厚、粗糙，足趾呈削竹状。右下肢股动脉搏动消失，自膝关节以下肌肉明显萎缩，踝关节以下组织肿胀，小趾第三节远端全部变干，变瘪，变黑，坏死边界清楚，其余足趾及足背部皮色紫暗，皮肤冰冷。舌质黯、苔薄白，脉细弱。

中医诊断 脱疽。

西医诊断 血栓闭塞性脉管炎。

治则 清热解毒，通络化瘀。

处方 当归、茯苓、防己、鸡血藤各20g，赤芍、金银花各60g，桃仁、地龙各9g，红花15g，甘草10g。

二诊 8月1日。服药10剂后，疼痛明显好转，足背肿胀明显减轻，皮色仍然暗紫，小趾红肿消退，好坏界线自小趾第三节跟部分清，坏死组织完全干燥。经腰麻后，在无菌条件下将坏死组织清除，并将小趾趾骨全部清除。舌质黯、苔薄白，脉细弱。上方去茯苓、防己，加黄芪30g，石斛20g，继服。

三诊 8月30日。服药25剂后，疼痛已基本消失，能下床活动。伤面结痂、愈合，足第1～4趾，肤色转为红润，举高后足趾仍然苍白，皮肤冰凉。改方：黄芪、当归、熟地、炮附子、川牛膝各20g，党参、鸡血藤各30g，桃仁15g，红花、甘草各10g。

服15剂后，患足温度稍有提高，抬高后皮肤仍苍白。能步行500m无不适。好转出院，出院后继服上方，以巩固疗效。

小 结

瘀者，积滞停留之意，此病的瘀滞乃体内血液停滞于肢体末端，经脉阻塞，瘀热内聚。瘀滞日久，肢体得不到气血的濡养，则发为坏疽。本证亦有属寒、属热的不同，在辨证用药时应考虑不同的病情而选用温阳活血、清热活血、健脾活血及温肾活血等不同的治疗方法。

辨证正确是用药的关键，以上病例肢端暗紫、红肿、肌肤甲错、畏冷、麻木、肌肉消瘦、针刺样疼痛、干性坏死等症，应用活血化瘀药加入金银花等清热解毒之品，收效较速；本病为慢性进行性疾病，瘀血尚难一时消散，只能缓缓图功。对于伤口的清洁换药亦不可忽视，呈干性坏死，用消毒纱布包扎即可；若坏死分界线清楚，可实行手术将坏死组织切除；若湿性坏疽时亦应控制感染，适当选用对症的外用药。

九、坏死期Ⅲ期一级（湿热瘀滞型）

❖ 治验1

刘某，男，44岁，干部。1980年4月1日入院。

现病史 1970年7月不明原因突见右足小趾色紫溃破，疼痛剧烈，后延展拇趾疼痛剧烈，经某医院确诊为“血栓闭塞性脉管炎”，中西药治疗无效，病情日渐加重。症见：患肢麻木，跛行疼痛，肿胀发凉，患肢无汗，皮色紫红，右下肢胫后动脉消失，形体消瘦，脉弦数，舌苔黄。

实验室检查 红细胞沉降率5mm/h，血白细胞计数14×10^9/L，中性粒细胞0.73，淋巴细胞0.15，嗜酸粒细胞0.08，单核细胞0.04。

辨证 此为火毒内蕴，经络痹阻。

治则 清热解毒，化湿行痹。

诊断 脱疽（血栓闭塞性脉管炎）。

处方 当归、白芍各30g，玄参、银花、薏苡仁各60g，甘草、苍术、黄柏各15g，黄芪50g。每日1剂。

5月17日静止痛减轻，色泽好转，共服药165剂，患肢疼痛消失，颜色转为正常，步行1000m无不适感，趾甲汗毛开始生长，但胫后动脉仍未及，化验血常规正常，临床治愈。

本例属于热毒型，方用银花、甘草清热解毒，苍术、黄柏、薏苡仁化湿清热，白芍、玄参养阴清热，当归、黄芪补益气血。热毒型局部严重感染，血常规较高者，以大剂清热解毒，控制炎症，则是保存肢体的关键。

❖ 治验 2

侯某，男，35 岁，农民。于 1978 年 11 月 23 日住院治疗。

主诉　右足青紫、疼痛、溃烂 10 余日。

现病史　6 年前因受寒冷刺激自觉双足发凉，出现跛行。近 10 余天右足青紫。足趾溃烂、流水，剧烈疼痛，常抱足而坐。虽经治疗，但效果不显。

检查　舌质黯，苔微黄，脉沉细而涩。右足浮肿，前半部潮红，第 3 趾紫红肿胀，外侧有一面积约 1cm×2cm 的溃疡，脓液清稀，创面黄腐不洁。抱足而坐，双足背、右胫后动脉搏动消失。

诊断　脱疽（血栓闭塞性脉管炎Ⅲ期一级）。

辨证　寒邪外侵，气血失畅，寒凝血瘀，郁久化热，发为脱疽。

治则　清热利湿，化瘀通络。

处方　银花、公英、云苓各 60g，丹参、玄参、川牛膝、茯苓各 30g，防己、苍术、黄柏各 15g，当归 20g。

治疗 10 天，溃疡愈合，右足肿消，肤色仍暗红，阵发性麻木、发凉，能步行 250m。舌质淡、苔白，脉沉细。此为湿热未清，阴寒未散。拟温经活血法。处方：上方加炮附片、白术各 12g，黄芪 30g，甘草 10g，服药 60 剂，诸症消失，能参加一般农活。

按　血瘀与水湿之患为气血运行失常的不同病理产物。瘀能化湿，湿能成瘀，同源异物，皆为阴邪，易伤阳气。本例患者为瘀结化湿生热之证，故首宜清热利湿为主；病到后期，阳失升腾温煦，温热未净，故以温阳之剂助正祛邪以温通气血；佐化瘀之品祛除余邪，使正盛邪去。气血畅通，故能获效。

❖ 治验 3

于某，男，42 岁，工人。1979 年 2 月 10 日入院治疗。

主诉　四肢发凉、麻木已 3 年，左足拇趾、二趾溃破剧痛已 1 个月余。

现病史　1976 年冬，因受寒冷刺激而诱发双下肢麻木，疼痛，间歇性破行，曾赴上级医院确诊为“血栓闭塞性脉管炎”，先后服中、西药治疗无效。由于足趾溃破，剧烈疼痛，求治于唐祖宣。

有 20 年的吸烟史，每日约 2 包。喜饮酒。

症状　肢端色呈紫暗，左下肢扪之冰冷，但觉热痛，左足拇趾、二趾溃破，伤口腐烂，异臭难闻，流脓每日约 200ml，拇趾疮面 3cm×3cm，第二趾 3cm×2. 5cm。周围红肿，剧烈疼痛，夜难成眠，双下肢足背动脉搏动消失，左下肢胫后动脉搏动微弱，肌肉萎缩，左腿肚 26. 5cm，右腿肚 28. 5cm。患肢汗毛脱落，趾甲增厚不长。

面色青黄少华，烦躁不安，纳差，大便干，小便短赤，舌红苔黄，厚腻少津，脉滑数，脉搏 120 次/分，血压 110/60mmHg。

实验室检查　血红蛋白 80g/L，白细胞计数 18×10^9/L，中性粒细胞 0. 62，淋巴细胞 0. 34，嗜酸粒细胞 0. 03，单核细胞 0. 01。

辨证　此属热毒内蕴，气阴两伤。

治则　清热解毒，益气养阴。

处方 当归、白芍、板蓝根、石斛各30g，黄柏20g，薏苡仁、玄参、银花各45g，白芷、甘草各10g，条参、苍术各15g，黄芪100g，抗生素交替运用。

服上方5剂后，脓液减少，伤口好转，热痛减轻，舌黄稍退，脉滑数，每分钟90次，继用上药。

服药15剂后，伤口缩小，脓液已无，血常规正常，疼痛昼轻夜重，舌淡白有瘀斑，脉变沉细，由于久病正虚，虽热邪已退，但瘀邪未除，故改用益气活瘀，清热养阴并用，服药60剂后，伤口愈合。右下肢足背、胫后动脉搏动恢复，左胫后动脉微能触及，肌肉明显生长，左腿肚28.5cm，右29cm。血流图检查，动脉血流量明显好转。

❖ 治验4

孙某，男，40岁。1998年8月20日初诊。

主诉 左足趾溃破、剧痛半年。

现病史 患者于1988年11月曾患“血栓闭塞性脉管炎”，下肢发凉，麻木，胀痛，足趾部苍白，间歇性跛行等症状，初用当归注射液、毛冬青片、脉通等扩张血管药物治疗，病情时轻时重，每遇冬季病情加重，呈周期性发作。1993年3月右足背溃破，伤口剧烈疼痛，入院由唐祖宣治疗5个月后，伤口愈合，临床治愈而出院，并能正常工作。1997年10月不明原因出现右足麻木胀痛，随之左足亦发病，出现发凉、疼痛、变色，在某医院治疗一段时间后无效，病情日益加重。1998年2月左足拇趾、中趾相继溃破，伤口剧烈疼痛，经多方治疗后不能控制，于今日求治于唐祖宣。

检查 形体消瘦，面色微黄，表情痛苦。双下肢麻木、疼痛、发凉，小腿肚肌肉中度萎缩，营养差，汗毛稀疏，双足趾甲增厚不长，汗毛脱落。趾部湿性坏疽，渗出物恶臭，剧烈疼痛，精神极度疲惫，双下肢足背、胫后动脉搏动均已消失，舌质紫，苔厚腻，脉弦滑。

实验室检查 白细胞计数17.6×10^9/L，中性粒细胞0.70，淋巴细胞0.17，单核细胞0.09，嗜酸粒细胞0.04，红细胞沉降率15mm/h。

甲皱微循环检查 管袢排列不规则，模糊不清，管袢总数7根，其中正常2根，畸形5根，血色暗红，血流呈颗粒状。袢顶宽40μm，动脉长度100μm，静脉140μm，动脉口径20μm，静脉口径40μm，血流速度420μm/s，血管运动计数6次/秒。

多普勒超声检查 出现双角及低平波，提示血管弹性差，肢体供血不足。

中医诊断 脱疽（湿热毒盛）。

西医诊断 血栓闭塞性脉管炎（Ⅲ期一级）。

治则 清热利湿，解毒通络。

处方 金银花、黄芪、薏苡仁各45g，玄参、板蓝根、当归各30g，蒲公英60g，苍术、黄柏各15g，地龙、甘草各10g。

医嘱 禁烟酒，饮食宜清洁，卧床休息。中药每日1剂，水煎服，日3次。

外科处理 用0.1%雷夫奴尔溶液清洁湿敷疮面，每日换药1次。

二诊 9月5日，患肢疼痛大减，溃疡面组织改善，分泌物减少，按原方案治疗。

三诊 9月20日，溃疡无分泌物。静止痛基本消失，舌质淡，苔薄白，脉沉细。病情基本得以控制，继续服用上药。外科处理同前。

四诊 10月10日，患肢温度及色泽改善，疮面肉芽鲜红，伤口长势良好，疮面感染已控制。

外科处理 清除坏死组织，用玉红膏外敷，每日清洁换药。

五诊　10月25日，双下肢麻木、疼痛、发凉症状基本消失，下肢营养状况改善，疮面有愈合迹象，继续服用上方。疮面继用玉红膏外敷，每日清洁换药。

六诊　11月10日，患趾伤口基本愈合，疼痛消失，皮肤转温，色泽改善，诸症痊愈。

实验室检查　白细胞计数 $9.6\times10^9/L$，中性粒细胞0.75，淋巴细胞0.22，单核细胞0.02，嗜酸粒细胞0.01，红细胞沉降率10mm/h。

甲皱微循环检查　管袢排列整齐、清晰，管袢总数10根，其中正常8根，畸形2根，血色淡红，呈虚线，袢顶宽45μm，动脉长度200μm，静脉长度250μm，动脉口径20μm，静脉口径30μm，血流速度562μm/s，血管运动计数11次/秒。

多普勒超声检查　血管弹性尚可，肢体供血良好。

一年后随访已恢复工作。

按　本例患者左足趾有湿性坏疽，治疗过程中，在肉芽黑而不鲜，脓多时，采用0.1%雷夫奴尔溶液清洁湿敷疮面，每日换药1次；炎症消退时，唐祖宣对疮面坏死组织进行清除；待肉芽组织新鲜时，用玉红膏外敷。临床体会：在重度感染及水肿的情况下，或在侧支循环未建立前，不做清疮术，以免感染扩散。等感染控制，坏疽由湿性变干性、坏死界限清楚时，可把坏死组织分批清除，这样不会使炎症扩大，同时有利于侧支循环的建立。

❖ 治验5

于某，男，42岁，干部。1990年4月7日初诊。

主诉　右足疼痛半年，右小趾溃破10天。

现病史　1989年7月不明病因右足皮肤色泽苍白、发凉、疼痛、跛行。经某医院检查，诊断为“血栓闭塞性脉管炎”，经治疗病情缓解。10天前病情加重，右足小趾溃破，经多方治疗无效，于今日求治于唐祖宣。现症见右下肢麻木、跛行、疼痛，遇冷稍减，得热则重，口渴喜饮，大便干燥，小便短赤，夜眠差，嗜烟。

检查　形体适中，面色红赤，表情痛苦，心情烦躁。足部皮肤暗红、干燥，趾甲增厚，变脆，趾毛脱落。小趾湿性坏疽，有少许脓性分泌物。足背、胫后动脉搏动消失。舌苔黄，脉弦数。

实验室检查　白细胞计数 $14\times10^9/L$，中性粒细胞0.73，淋巴细胞0.15，嗜酸粒细胞0.08，单核细胞0.04，红细胞沉降率5mm/h，尿糖（-）。

血液流变学检查　血细胞比容0.79，全血黏度8.1，全血还原黏度27.3，血浆黏度2.85，血浆纤维蛋白原定量测定5.7g/L。

中医诊断　脱疽（湿热毒盛）。

西医诊断　血栓闭塞性脉管炎（Ⅲ期一级）。

治则　清热解毒，益气化湿。

处方　当归、白芍各30g，玄参、银花、薏苡仁各60g，甘草、苍术、黄柏各15g，黄芪50g。

医嘱　卧床休息，忌食辛辣，中药每日1剂，水煎，日服3次。

外科处理　小趾局部清创，外用紫草膏敷贴，每日换药1次。

二诊　4月15日，患趾疼痛明显缓解，睡眠尚可，精神好转。坏疽分泌物明显减少。继用原方案治疗。

三诊　5月1日，疼痛基本消失，坏死组织脱落，肉芽新鲜红活，无水肿，外用药同上。内服药剂量调整：银花、薏苡仁、当归各30g，白芍、玄参、苍术、黄柏各15g，甘草10g。15剂，每日1剂，水煎服。

四诊 5月16日，患肢溃疡愈合，疼痛消失，局部皮肤色泽改善，趾甲、汗毛开始生长，足背、胫后动脉仍不能触及。

实验室检查 白细胞计数9×10^9/L，红细胞沉降率8mm/h。

血液流变学检查 血细胞比容0.50，全血黏度5.6，全血还原黏度13.9，血浆黏度1.68，血浆纤维蛋白原定量测定3.3g/L。临床近期治愈。

按 本例属湿热毒盛型。方用银花、甘草清热解毒，苍术、黄柏、薏苡仁化湿清热，白芍、玄参养阴清热，当归、黄芪补益气血。外用的紫草膏为成药，功能凉血解毒，润肤生肌。使用方法：将膏均匀涂于纱布上，敷贴患处，每日换药1次。适用于血栓闭塞性脉管炎溃疡或坏疽属热毒型患者。热毒型局部严重感染，血象较高者，以大剂量清热解毒药控制炎症，则是保存肢体的关键。有严重感染者，适当配合抗生素治疗。

❖ 治验6

李某，男，40岁，农民。1992年8月17日初诊。

主诉 左下肢凉痛1年，左足大趾坏死1个月。

现病史 1991年4月，病因不明出现左下肢麻木、发凉、跛行疼痛，皮色苍白紫红兼见。在本村诊所误以“坐骨神经痛”、“风湿性关节炎”治疗，病情日渐加重。1991年9月赴上级医院就诊，诊断为“血栓闭塞性脉管炎”，虽经治疗，病情不能控制。1992年7月初，左下肢趾端紫黑坏死，就诊于唐祖宣。患病以来，全身无力，气短懒言，纳差，无吸烟嗜好。

检查 营养一般，体质瘦弱，面色萎黄。体温37.2℃，血压116/77mmHg，舌质紫黯，边有瘀斑，脉细弱。足背、胫后动脉搏动消失。左下肢麻木、冷痛，左足大趾呈干性坏死，色如墨炭，疼痛剧烈，犹如刀绞，常抱足呻吟，彻夜不眠。患肢自觉灼热，但触及发凉，遇冷、热患肢均感不舒。

甲皱微循环检查 微循环轮廓模糊，血管排列紊乱，血管管袢6根，其中畸形4根，正常管袢2根，袢顶瘀血，血色暗红，血液流态呈断线流，血管运动计数5次/秒。

动脉造影 左下肢胫前、胫后狭窄、闭塞。

中医诊断 脱疽（热毒伤阴）。

西医诊断 血栓闭塞性脉管炎（Ⅲ期一级）。

治则 益气清热，化瘀除湿。

处方 金银花45g，黄芪、川牛膝、当归、苏木、刘寄奴各30g，玄参60g，党参、苍术、水蛭各15g，乳香、没药各10g，蜈蚣3条。

医嘱 饮食宜清淡，忌辛辣，禁烟酒。中药每日1剂，水煎，日服3次。

外科处理 外用玉红膏敷贴包扎，每日清洁换药。

二诊 8月27日，由于患病日久，气血津液极度耗伤，初服药效明显，患趾剧痛显著减轻。但左足坏死部分未见明显好转。内服方药不变，外用药物改为紫草膏外敷。

三诊 9月4日，除患趾剧痛减轻外，其余症状较前未见明显好转，治宜益气化瘀，清热利湿。处方：金银花45g，黄芪、潞参、川牛膝、当归、薏苡仁、苏木、刘寄奴各30g，苍术、水蛭各15g，蜈蚣3条。

外科处理 用雷夫奴尔纱条外敷，每日清洁换药。

四诊 9月20日，病情仍无转机，视其身体极度虚弱，在按9月4日治疗方案的基础上，输入女性同型全血400ml。

五诊　9月23日，输血后疼痛减轻，四肢温度增加，伤口由紫渐红，四肢血运情况和整体症状相继好转。

六至七诊　10月28日，患肢疼痛止，皮肤温度增高，色泽变为红润。服药50剂后，夜能入眠，左下肢足背动脉仍不能触及。同时每周输1次女性同型全血，每次300ml，共输血5次。伤口基本愈合，皮肤温度恢复，上肢皮温明显升高。

甲皱微循环检查　微循环轮廓清晰，血管排列整齐，血管管袢10根，其中正常管袢8根，袢顶瘀血消失，血色淡红，血液流态呈直线流，血管运动计数10次/秒。

动脉造影　左下肢胫前、胫后狭窄、闭塞部位已畅通。病情好转出院。

按　患者患病日久，正气虚衰，寒湿外侵，气血凝滞，脉络阻塞，则疼痛剧烈。气虚血瘀，阻于血脉，则舌质紫黯，舌边有瘀斑；治以活血化瘀之品，以利其血脉，消除瘀浊。久郁为热，故投以清热化湿之剂，使湿清热退。方中用黄芪以达到气行则血行之效。

本案初以益气清热，化瘀除湿之剂，虽辨证准确，但疗效欠佳，后考虑其身体极度虚弱，乃输用女性全血5次而收效颇佳。通过临床观察，在用中药的基础上，输血能增加血容量和抗病能力。这是由于女性子宫、卵巢分泌纤维蛋白溶酶，促使血液中的纤维蛋白和某些蛋白质溶解，也正由于这方面的原因，女性不易患此病。

在外科处理方面，初以玉红膏、紫草膏均疗效欠佳，后以雷夫奴尔纱条外敷而收效，说明对干性坏疽，雷夫奴尔疗效较好。

本型系血液运行受阻，恶血积聚于血管内所致。临床症状多见：患肢麻木酸胀，肌肤青紫，剧烈疼痛，入暮加重，肌肤甲错，汗毛脱落，坏疽常呈干性，肌肉萎缩，舌质紫或有瘀斑，脉沉涩。治疗原则应以活血化瘀，益气通络为主。常用药物有：桃仁、红花、丹参、赤芍、水蛭、蜈蚣、全蝎、当归、黄芪等。若湿热交结，脉络瘀滞者，于活血化瘀之剂中加入金银花、苍术、毛冬青等清热解毒燥湿之品；若久病阳气虚衰，应活血化瘀兼以温阳益气，常以活血通络之品加炮附片、白术、干姜、桂枝等。

中药外洗对此型亦有明显疗效，用乳香、没药、红花等品外洗可以促进血液循环。

❖ 治验7

余某，男，35岁，工人。1989年2月16日初诊。

主诉　右足疼痛2个月，拇趾溃破半个月。

病史　患者于1986年出现右下肢麻木、酸胀、跛行、凉痛等症状，经检查确诊为“血栓闭塞性脉管炎”，服中西药治疗而愈。1989年年初在建筑工地干活时因右足不慎外伤而诱发右足疼痛、发凉，跛行，经治疗未见好转。半个月前，右拇趾溃破，第二次住院治疗。患者神志清楚，表情痛苦，烦躁不安，大便干结，小便短赤。有10年的烟酒嗜好。

检查　面色黧黑，形体消瘦。右足触之冰凉，皮肤潮红，粗糙，汗毛脱落，趾甲增厚，小腿肌肉萎缩。拇趾溃破肿胀，伤口白腐，有脓性分泌物，其味异臭。拇趾跖骨外露，伤口灼热，呈针刺样剧痛，抱足而坐，疼痛难忍。右下肢足背、胫后动脉搏动消失。舌质红，苔黄腻，脉洪数。体温38.4℃，血压93/73mmHg。

实验室检查　白细胞计数17.6×10^9/L，中性粒细胞0.70，淋巴细胞0.28，单核细胞0.02，血红蛋白115g/L。

动脉造影　右下肢胫前、胫后狭窄、闭塞。

甲皱微循环检查　微循环轮廓模糊，血管排列紊乱，血管管袢6根，其中畸形4根，正常2

根，袢顶瘀血，血色暗红，血液流态可见白色微小血栓，血管运动计数 4 次/秒。

中医诊断 脱疽（湿热毒盛）。

西医诊断 血栓闭塞性脉管炎（Ⅲ期一级）。

治则 清热养阴，益气化瘀。

处方 金银花 45g，黄芪 60g，当归、玄参、板蓝根、薏苡仁各 30g，石斛、苍术、白芍各 15g，川牛膝、黄柏、赤芍、甘草各 10g。

医嘱 避风寒，禁烟酒。中药每日 1 剂，水煎服，日 3 次。

外科处理 雷夫奴尔外敷，清洁换药，每日 1 次。

二诊 3 月 2 日，伤口仍剧烈疼痛、红肿，疮口分泌物较前减少。上方去赤芍，加乳香、没药各 9g。配以抗生素静脉点滴。外用药同前。

三诊 3 月 17 日，局部红肿明显消退，疼痛减轻，夜能入眠 2 个小时左右。清除坏死组织，每日清洁换药。内服中药同前。停用抗生素。

四诊 4 月 8 日，疼痛基本消失，疮口坏死组织与健康组织分界线清楚，足跟肉芽鲜红，已无脓样分泌物，上方去乳香、没药，其他药物剂量略减，外用药同前。

五诊 4 月 20 日，右足跟伤口愈合，右足拇趾伤口基本愈合，静止痛消失，夜能入眠。内药及外用药物同上。

六诊 5 月 12 日，伤口愈合，疼痛消失，足背胫后动脉仍不能触及，临床近期显著好转。体温 37.1℃，血压 110/80mmHg。

实验室检查 白细胞计数 9.6×10^9/L，中性粒细胞 0.71，淋巴细胞 0.28，单核细胞 0.01，血红蛋白 130g/L。

动脉造影 右下肢胫前、胫后狭窄、闭塞部位畅通。

甲皱微循环检查 微循环轮廓清晰，血管排列规则，血管管袢 10 根，其中正常 8 根，畸形 2 根，袢顶无瘀血，血色淡红，血液流态正常，血管运动计数 12 次/秒。

按 本案的主要治疗特点是以养阴清热、益气化瘀法贯穿治疗的始终。此类患者应用活血化瘀之剂虽可明显改善血液循环，但此期活血化瘀养阴之品用量不宜过重，慎防热毒未清，化瘀太过，而致引毒深入，反而加重病情。此外，脱疽病证的本质虽属阳虚，但患者多因寒郁过久化热，因此温补之剂在此阶段不宜太过，过早温补，阴津易被损伤，须等热象控制之后再酌加温补之剂较宜。

临床体会，热毒型多由热毒炽盛或早期失治，火热之毒蕴结，脉络不通所致。发病迅速、病情严重是本病的特点之一。本型临床表现主要为肿势散漫，患肢紫红，剧烈疼痛，伤口有脓性分泌物，溃破延及整个趾（指）端以上。内觉发热，多伴有浅表性游走性静脉炎，症见寒战高热，烦躁，大便干，小便黄，重者可有神昏谵语，舌红，苔黄燥，脉洪数。

小 结

第Ⅲ期一级湿热瘀滞型的病机多为湿邪内蕴，凝滞脉络，郁久化热，毒邪炽盛，耗伤津血，筋脉失养，故而发为脱疽。湿性坏疽者，局部红肿，分界不清，分泌物异臭，组织肉芽不鲜，创面逐渐扩大，向上蔓延。干性坏疽则色呈黧黑，肢端皱缩，骨枯筋连。多合并有浅表静脉炎。实验室检查多见血象偏高，四肢血流图示多呈现：动脉搏动弹性减低，血流缓慢，肢端供血不足。微循环观察，常见血流状态呈泥流或滞流、畸形管袢增多等。

由于湿热蕴郁经脉，则促进血管腔炎性病变的发展，故在治疗中，急投清热解毒、益气化湿之品，严重感染者可用抗生素配合治疗，以迅速消除血管的炎变，控制其伤口感染。佐以疏筋通络，活血化瘀，可改善血流状态，促进侧支循环的建立。

湿热为本病的主要因素，若只偏于治热，湿邪失于清利，热邪则不会消退，反会加重，乃使湿邪缠绵，留滞肌体，两者互生，故治宜清热化湿兼顾。

当血管炎变时，静脉回流受阻，引起肢体肿胀，一般为凹陷性水肿。中医对水肿的辨治，由于其病机的不同，而施于不同的法则。但血管性水肿多由炎变引起，中药清热化湿，为正治之法；若剧烈疼痛，迫使患者患肢下垂导致体位性水肿者，可作冬眠止痛，使患肢放平，促使静脉回流，血管炎性病变消退，静脉回流好转，其肿自消。

十、坏死期Ⅲ期二级（阳虚瘀阻型）

❖ 治验1

魏某，男，44岁，农民。1974年8月20日入院治疗。

主诉 双下肢发凉疼痛已4年，左足小趾溃破坏死，伤口蔓延至足背已1个月。

1970年原因不明感双下肢发凉、麻木、疼痛，腿肚挛急，跛行，遇冷症状加重，误诊为风湿性关节炎，久治无效，后经确诊为“血栓闭塞性静脉炎”，服中西药无效。继则下肢剧烈疼痛，左足溃破，流黄色脓水，求治于唐祖宣。

既往无吸烟史。

症状 形体消瘦，面色青黄，精神委靡，表情痛苦，舌质紫，舌苔黄腻，脉弦数，双下肢发凉、麻木，剧烈疼痛，左足小趾发黑坏死，伤口向足背蔓延5cm，腐臭难闻，脓水淋沥，肉色紫暗，左足踝关节呈暗紫色；右下肢色苍白，肌肤甲错，皮肤枯槁，汗毛脱落；指甲增厚不长，剧烈疼痛，痛苦呻吟，彻夜难眠，小腿肌肉萎缩，左23cm，右27cm，双下肢足背胫后动脉搏动均消失，左腘动脉搏动消失，右腘动脉搏动微弱，血压130/80mmHg。

中医诊断 脱疽（阳虚瘀阻型）。

西医诊断 血栓闭塞性静脉炎（Ⅲ期二级）。

辨证 肾阳不足，寒湿内侵，气血虚少，病程迁延日久，阴阳俱伤，气血不能温养四肢，发为坏疽。

处方 桂枝、当归各21g，白芍15g，银花、玄参各60g，桃仁、红花各12g，炮附子、丹参、黄芪、潞参各30g，蜈蚣3条，全蝎9g，石斛45g。

外科处理 逐步祛除坏死组织，伤口消毒后用玉红膏外敷，消毒干纱布包扎，隔日换药。

服方10剂，疼痛减轻，伤口脓液减少。20剂后，伤口已不发展，紫暗色渐退。又服20剂后，左足小趾死骨经外科处理脱落，伤口缩小，静止痛基本消失，继服106剂后，伤口愈合，疼痛消失，皮色红润有光泽，温度恢复，小腿肌肉生长，左31cm，右32cm，临床治愈出院。1980年追访已参加体力劳动。

按 本案曾患风湿性坐骨神经痛病，可知素体肾阳不足，寒湿易于内侵，寒伤经络，脉络受阻，发为本病。病程日久，阴阳俱伤，故以桂枝补其阳；黄芪、潞参，石斛益气养阴；少佐清热之银花，加通络祛瘀之品，收到了较好疗效。治疗中，唐祖宣没有因其伤口扩大、舌苔黄腻、脉弦滑等热症而采用清热解毒之品，而是紧扣阴阳俱虚之病机，滋阴补阳，获效较捷。

❖ 治验2

曹某，男，40岁，农村干部。1975年1月30日入院治疗。

主诉 左下肢变色疼痛已1年，足趾溃破已半个月。

现病史 1974年1月，涉水劳动后即感左足足底疼痛，肿胀，触之有索状物，在本地误诊为风湿病，给予针灸，服抗风湿药物贴风湿膏等多方治疗无效，跛距由500m渐减至200m，1974年6月，疼痛加重，波及小腿，延至12月，左腿色苍白，左足中趾溃破，剧烈疼痛，伤口向上蔓延，求治于唐祖宣。

有受寒冷刺激病史，有20年的吸烟史，每日1包以上。

症状 形体消瘦，面色黎黑，表情痛苦，营养欠佳，舌质红、苔薄白，边有紫斑，脉滑，脉搏75次/分，左下肢剧烈疼痛，夜难入眠，膝以下色苍白，踝关节以下色紫暗，足中趾溃破，蔓延至足背，伤口8cm×3.5cm，流清稀脓液，肌肤甲错，皮肤枯槁，左小腿肌肉极度萎缩，踝关节以下肿胀，汗毛脱落，趾甲增厚不长，不能行走，左足背、胫后、腘动脉均搏动消失。右胫后动脉搏动消失。

中医诊断 脱疽（阳虚瘀阻型）。

西医诊断 血栓闭塞性脉管炎（Ⅲ期二级）。

辨证 肾阳不足，寒湿内侵，脉络瘀阻，发为坏疽。寒湿郁久有化热之象。

治则 滋阴补阳，活血化瘀，兼清郁热。

处方 当归、川牛膝、苏木、刘寄奴、石斛、甘草各30g，乳香、没药、桃仁、红花、全蝎各9g，银花60g，玄参45g，蜈蚣3条，炮附片15g，黄柏24g。

服药12剂后，肿胀减轻，症状好转，上方加薏苡仁30g，又服20剂后，疼痛减轻，夜能入眠，伤口脓水止，日趋干结。此病情又反复3次，上方服64剂后改服：草石确、川牛膝、黄芪、当归、炮附片各30g，银花60g，潞参、黄柏各15g，薏苡仁21g，红花12g，乳香、没药各9g，继服上方134剂，静止疼痛完全消失，肿胀消退，中趾脱落，伤口愈合，色转红润，肌肉生长，可连续行走1500m无感觉，临床治愈。

外科处理 初用三黄酊外洗，黄连油纱布外敷，消毒干纱布包扎，分界线清楚后，用红花生肌膏外敷。

按 患者素体阳虚，受寒湿后，脉络受阻，故发为此病，由于误诊失治，致使病情恶化，阳气虚衰，阴液亦伤，形成阴阳俱虚之症，由于病程日久，寒湿郁久亦有化热之象，采用滋阴补阳，活血通络，兼清热之剂则收效较速。

十一、坏死期Ⅲ期二级（气血瘀滞型）

❖ 治验

董某，男，41岁，工人。于1972年8月17日入院治疗。

主诉 双下肢溃破已4年。

现病史 1968年4月，原因不明发现右下肢麻木、发凉、跛行、疼痛，皮色苍白紫红兼见。继则左下肢趾端紫黑坏死就诊，求治于唐祖宣。

无吸烟嗜好。

检查 舌质紫黯，边有瘀斑，左上肢桡动脉搏动消失，右上肢桡动脉搏动细数。足背、胫后动脉搏动消失，右下肢麻木冷痛，趾端呈干性坏死。患肢自觉灼热，但触及发凉，遇冷、热患肢均感不舒。

诊断 脱疽（血栓闭塞性脉管炎Ⅲ期二级）。

辨证 患病日久，气滞血瘀，络脉不通，郁久为热，发为坏疽。

治则 益气清热，化瘀除湿。

处方 乳香、没药、水蛭、党参各9g，桃仁、红花各12g，川牛膝、黄芪、金银花各45g，苏木、刘寄奴、当归各30g，薏苡仁、玄参各60g，苍术15g，蜈蚣3条。

外科处理 曾用玉红膏、紫草膏药物均无效，后以雷夫奴尔纱条为主外敷。

由于患病日久，气血津液极度耗伤，初服药效明显，继服则次之。处方几经变化，病情仍无转机，视其身体极度衰弱，在辨证用药的同时，采取输入女性同型全血400ml。输血后疼痛减轻，四肢温度增加，伤口由紫渐红，四肢血运情况和整体症状相继好转。

又服上方35剂，患肢疼痛止，皮肤温度增高，色泽变为红润。服50剂后，夜能入眠，右下肢足背动脉微能触及。同时每两周输一次女性同型全血，每次300ml，共输血5次。伤口基本愈合，皮肤温度恢复，上肢皮温明显升高，病情好转出院。

按 患病日久，正气虚衰，寒湿外侵，气血凝滞，脉络阻塞，则疼痛剧烈。气血凝滞，阻于血脉，则舌质紫黯，舌边有瘀斑；治以活血化瘀之品，以利其血脉，消除瘀浊。久郁为热，故舌苔黄腻，脉象细数；投以清热化湿之剂，使湿清热退。方中用黄芪以达到气行则血行之效。通过临床观察，在用中药的情况下，输血不仅能增加血容量和抗病能力，而女性血对凝血机制有直接影响。以后我们在中医辨证施治的情况下，对30多例重病采用输女性血均取得了较为满意的效果。本型系血液运行受阻，恶血积聚于血管内所致。此型临床多见：患肢麻木酸胀，肌肤青紫，剧烈疼痛，入暮加重，肌肤甲错，汗毛脱落，坏疽常呈干性，肌肉萎缩，舌质紫或有瘀斑，脉沉涩。此型的治疗原则应以活血化瘀，益气通络为主。常选药物有：桃仁、红花、丹参、赤芍、水蛭、蜈蚣、全蝎、当归、黄芪等，若湿热交结，脉络瘀滞者，于活血化瘀之剂中加入金银花、苍术、毛冬青等清热解毒燥湿之品；若久病阳气虚衰，应活血化瘀兼以温阳益气，常以活血通络之品加炮附片、白术、干姜、桂枝等。

中药外洗对此型亦有明显疗效。实践体会：用乳香、没药、红花等品外洗可以促进血液循环。

十二、坏死期Ⅲ期二级（湿热瘀滞型）

❖ 治验1

王某，男，29岁，农民。于1982年9月24日诊治。

主诉 左下肢剧痛，溃破已1个月。

现病史 1978年冬受寒冷刺激后，双足发凉、麻木，每于行走后即感下肢沉困麻木，渐出现间歇性跛行。1980年检查确诊为“血栓闭塞性脉管炎”，曾服脉通等化瘀药物及其他中药无效。该年秋不慎将左下肢小腿肚外侧及踝关节处碰伤，伤口久不愈合，又误将患肢刺破，外敷白降丹，伤口逐渐扩大，蔓延至足背，疼痛剧烈，伴大便干、小便黄。遂求治于唐祖宣。

吸烟史13年，每日约10支。

检查 左下肢股、腘、胫后、足背动脉搏动均消失。小腿肌肉极度萎缩，不能行走。患肢扪之冰冷，汗毛脱落，趾甲增厚不长，局部肿胀。色呈紫红，遇冷、热均加重。左足拇趾溃破延及足背，流脓。舌质红、苔淡白，脉弦数。双上肢血压均为80/50mmHg。

实验室检查 白细胞计数 $20.6\times10^9/L$，中性粒细胞0.68，淋巴细胞0.30，单核细胞0.02，血红蛋白130g/L。

诊断 脱疽（血栓闭塞性脉管炎Ⅲ期二级）。

辨证 久病气虚血瘀，阻滞脉络，郁久化热，热毒内生，损伤血脉，发为脱疽。

治则 清热解毒祛湿，益气化瘀。

处方 金银花、玄参各45g，薏苡仁、当归各30g，苍术、黄柏、水蛭各15g，白芍20g，红花、甘草各10g。

外科处理 外敷雷夫奴尔纱条，每日1次。

服上方15剂，肿胀、疼痛基本消失，跛行减轻，伤口较前缩小，余症均有减轻。继服51剂，伤口愈合，静止痛消失，跛行减轻，局部温度上升，色转潮红，但动脉搏动仍未恢复。

实验室检查 白细胞计数 $7.2\times10^9/L$，中性粒细胞0.77，淋巴细胞0.19，嗜酸粒细胞0.04，血红蛋白120g/L。血压110/80mmHg。

共服药66剂，临床治愈。1983年3月4日追访，已做轻体力工作。

按 此案虽然局部扪之冰冷，但大便干、小便黄，舌质红，脉弦数，为热毒之象。然而亦有气短乏力、舌苔淡白之气虚象。故清热解毒祛湿与益气活瘀同用，使热清毒解，气行血行，收到预期的疗效。

❖ 治验2

翟某，男，33岁，工人。于1979年2月16日入院治疗。

主诉 右足跟及拇趾破溃已半个月。

现病史 1970年冬受寒冷刺激而诱发右下肢麻木、酸胀、跛行、凉痛。经检查确诊为“血栓闭塞性脉管炎”，服中西药治疗而愈。1972年2月，由外伤诱发右足跟及拇趾溃破，第二次住院治疗。

有10年的烟酒嗜好，每日吸1包烟，每次饮3两酒。

检查 舌质红、苔黄腻、脉滑数。右足跟及拇趾溃破肿胀，伤口白腐，有青色脓状分泌物，其味异臭。拇趾跖骨外露，伤口灼热呈针刺样剧痛，抱足而坐。右下肢足背、胫后、腘动脉搏动消失，左足发凉，麻木不舒，足背、胫后动脉搏动减弱。双下肢合并浅表静脉炎，反复发作。

诊断 脱疽（血栓闭塞性脉管炎Ⅲ期二级）。

辨证 湿热内蕴，郁久化热，毒邪内结，气阴耗伤，发为坏疽。

治则 清热化湿，益气化瘀。

处方 金银花、当归、白芍、丹参各45g，甘草18g，黄芪90g，玄参60g，苍术、红花各15g，刘寄奴、黄柏、薏苡仁、赤芍、川牛膝、板蓝根各30g。

外科处理 雷夫奴尔外敷，清洁换药，每日1次。

二诊 服上方5剂后，伤口仍剧烈疼痛、红肿，分泌物较前减少。上方去丹参、赤芍，加乳香、没药各9g。配以小分子右旋糖酐、庆大霉素、维生素C静脉滴注，并作两次冬眠。

三诊 服上方及用抗生素后，局部红肿明显消退，疼痛减轻，夜能入眠2小时左右。继用上法。

又服20剂，创口坏死组织明显好转，分界线清楚。足跟及拇趾肉芽鲜红，已无脓样分泌物，浅表静脉炎症消退。继上方又服45剂后。右足跟伤口愈合，足拇趾伤口基本愈合，静止痛消失，夜能入眠。又服20剂后，伤口愈合，疼痛消失，余症基本消失和改善，临床治愈出院。

小 结

血栓闭塞性脉管炎Ⅲ期二级坏死，已延及足背，若继发感染，伤口腐烂延开，甚者腐骨外露，流脓性分泌物，恶臭难闻，呈灼热疼痛，多伴有浅表性静脉炎，部分患者伴有高热神昏症状。实验室检查：血象多高，全身中毒及炎性反应。以金银花、连翘、玄参、蒲公英、板蓝根等清热解毒之药为主，配合抗生素，促使炎症消退。待热退炎消后可合并活血益气的当归、黄芪、党参等药，湿邪偏重则用苍术、黄柏、薏苡仁、山药，瘀为病之本，用丹参、红花、赤芍、乳香、没药等活血化瘀，散结止痛，配虫类药物走窜经络，促进侧支循环建立，气血运行通畅，经脉则充润而直达肢末。对于剧烈疼痛，在改善微循环、控制感染的同时，常用冬眠疗法，使患者能得到休息，体内的功能紊乱得以顺势的纠正，往往收到较好的效果。

热毒型多由热毒炽盛或早期失治，火热之毒蕴结，血热凝聚，脉络不通所致。发病迅速，病情严重是本病的特点之一。本型临床表现主要为肿势散漫，患肢紫红，剧烈疼痛，伤口有脓性分泌物，溃破延及整个趾（指）端以上。内觉发热，多伴有浅表性游走性静脉炎，寒战高热，烦躁，大便干，小便黄，重者可有神昏谵语。舌红，苔黄燥，脉洪数。

本型的治疗，应以清热解毒为主，以控制感染。常用药物有金银花、玄参、蒲公英、板蓝根、毛冬青、甘草等酌加活血通络之品。若辨证属热毒内蕴，气血不和，用清热解毒之品加活血化瘀之剂，取效颇佳，对于阳虚有瘀者以养阴清热、益气化瘀之剂而建功。

做好伤口的处理，亦是提高疗效的重要环节，以上病例均有其独到的外科处理方法，在清洁换药的前提下，亦可用庆大霉素等湿敷。对于坏死组织予以部分切除，乃为控制感染、消除病废的手段之一。

十三、坏死期Ⅲ期三级（气血瘀滞型）

❖ 治验

薛某，男，38岁，教师。于1982年5月8日入院治疗。

主诉 左足踝以下溃疡坏死已半年余。

现病史 1959年冬，因寒冷刺激而诱发双下肢麻木、发凉、跛行，继而右足溃破。误以冻伤治疗无效，于1964年做右下肢截肢术。术后左足趾亦溃破，确诊为“血栓闭塞性静脉炎”。做腰交感神经节切除术后仍无效。经治疗，伤口愈合。1981年秋，左足趾再由寒冷刺激诱发溃破。3个月余创口延至足踝部，经治疗无效。

有20年的吸烟史，每天约1包。

检查 左足自踝以下伤口腐烂蔓延，流淡绿色脓液，其味异臭难闻，创口面积约20cm×30cm，疼痛剧烈，昼夜不能成眠。舌质红、少津、苔黄腻，脉滑数。左足背、胫后、腘、股动脉均已消失。

甲皱微循环检查 甲皱血管轮廓模糊，排列紊乱，血管管袢7根，其中畸形4根，正常3根。血色暗红，袢顶宽20μm，血液流态呈虚线，血流速度233μm/s，血管运动计数14次/秒。

诊断 脱疽（血栓闭塞性脉管炎Ⅲ期三级）。

辨证 气滞血瘀，郁久为热，阴液不足，筋脉失濡，发为脱疽。

治则 清热解毒，益气化瘀。

处方 黄芪、玄参、金银花各45g，鲜石斛、红花各10g，川牛膝、当归、白芍、丹参、人参、黄柏、蒲公英各30g。

外科处理 外用三黄酊及雷夫奴尔纱条外敷，每日换药1次。

服上方35剂，同时，于初入院2周交替用过抗生素和小分子右旋糖酐10天。伤口疼痛减轻，分泌物减少。继服30剂后，伤口缩小，肉芽鲜红生长良好，饮食增加，夜能入眠，精神恢复。此时出现阳虚之征，加附子30g，再服60剂。服药后伤口基本愈合，静止痛消失，腘、股动脉恢复搏动，但足背、胫后动脉搏动仍不能触及。患肢暗黑色已退，温度较前增高。

共服190剂，伤口完全愈合，麻木、凉痛已瘥。

甲皱微循环检查 甲皱血管轮廓清晰，排列仍紊乱。血管管袢8根，其中正常5根，畸形3根，血色淡红。微血管管袢顶宽30μm，血液流态呈虚线，血流速度465μm/s，血管运动计数13次/秒，临床治愈出院。

本病的主要病机为气滞血瘀，主要临床表现为患肢剧痛，昼轻夜重，色呈暗紫，伤口腐烂，色泽暗淡，肌肤甲错，皮肤枯槁。舌质紫暗或有瘀斑，脉涩。盖寒凝脉络，气滞血瘀，脉络受阻，血行不畅，遂发为本病。

此型的主要病机为瘀，故在辨证论治过程中，首先要贯穿一个“通”字，所谓“不通则痛”是也。贯穿活血化瘀的治疗原则，使气血和、脉络通。多选用桃仁、红花、乳香、没药、当归、黄芪、丹参、赤芍、苏木、刘寄奴等。在活血化瘀的同时，还应配以蜈蚣、全蝎、水蛭、土元等虫类走窜之品以通经活瘀，益气复脉。

十四、坏死期Ⅲ期三级（湿热瘀滞型）

❖ 治验

董某，男，32岁，工人。于1978年9月25日入院治疗。

主诉 左足溃破，坏死已4个月余。

现病史 1971年7月，病因不明，突觉双下肢麻木、酸胀、凉痛、跛行。某医院检查确诊为“血栓闭塞性脉管炎”，左足拇趾及第二趾溃破，继发感染坏死，中西药治疗无效，后行趾端截趾术。术后伤口愈合，但麻木凉痛时轻时重。于1978年5月左下肢病因不明再度复发，伤口渐蔓延于踝下，色呈暗黑，就诊于唐祖宣。

有10余年的吸烟史，每天1包以上。

检查 左下肢踝以下伤口暗黑，呈干性坏死，伤口剧烈疼痛，抱膝而坐，昼夜不眠，右下肢亦触之冰冷，肤色紫红，双足背、胫后、腘动脉、右下肢股动脉搏动均已消失，肌肉萎缩。舌质红、苔白腻，脉滑数。血压116/70mmHg。

诊断 脱疽（血栓闭塞性脉管炎Ⅲ期三级）。

辨证 湿热内蕴，血运不畅，故发坏疽。

治则　清热除湿，益气活瘀。

处方　黄芪100g，草石斛45g，甘草、苍术各15g，薏苡仁、金银花各60g，白芍、板蓝根、川牛膝、黄柏各30g，羚羊角3g。

5%的葡萄糖500ml，加入庆大霉素24万U、维生素C 2.5g，静脉滴注，每日1次。

外科处理　伤口用75%乙醇常规消毒，外敷白油膏，用消毒干纱布包扎。每日换药1次。

治疗10天后，疼痛有所减轻，精神好转，夜能入眠2小时，伤口色泽有所好转。中药仍遵上方，西药改为右旋糖酐500ml，红霉素1g，静脉滴注，每日1次。外用：75%乙醇常规消毒，外敷玉红膏，用消毒干纱布包扎，每日换药1次。

上法治疗半年后，疼痛减轻，精神好转，饮食增加，夜能安睡3小时左右，伤口色泽好转，分界线清晰。中、西药仍用上方。

外科处理　经75%乙醇常规消毒后，外敷三黄酊，用消毒干纱布包扎，每日换药1次。

治疗1个月后，踝以下黑色渐退，伤口缩小，肉芽鲜红，温度增高，小腿肌肉恢复，停用西药。中药、外用药同上。

又治疗1个月后，伤口愈合，汗毛、趾甲开始生长，麻木凉痛已除。继服舒肝健脾之剂以善后。

小　结

本型的主要临床表现为患肢肿胀，剧烈疼痛，伤口黑腐或紫红，腐烂逐渐向周围和深部蔓延，多呈湿性坏疽，脓液异臭难闻，局部灼热。多伴有浅表性静脉炎。此型多由寒湿内侵，郁久化热，湿热蕴蒸肌肤，流注脉络，气血受阻所致。治疗当以清热化湿，通络活血为主。酌选四妙勇安汤加燥湿之品及活血通络之剂。此型的外治法亦不可忽视，控制感染是治疗此症的关键，实践体会：三黄酊清洗创面，玉红膏、雷夫奴尔纱条、庆大霉素湿敷，人羊膜外贴，用蚕食法祛除坏死组织，均是控制感染的有效方法，在脓液及分泌物过多、伤口腐烂扩大时应配合选用抗生素以控制感染，后期采用植皮法是促进伤口愈合的好办法，所治医案中均用大剂量清热解毒、燥湿通络之品而建功。清热祛湿之时应用大剂活血通络之品。病到后期，辨证施治地加用炮附片、石斛等养阴补阳之品，可以巩固疗效并促进伤口愈合。

血栓闭塞性静脉炎发展至Ⅲ期三级辨证属热毒型。与祖国医学的“疔疮走黄”相似，多为久病失治，火毒结聚，经络阻塞，气血凝滞，血肉腐败而致。《外科心法要诀》谓：“痈疽原是火毒生，经络阻塞气血凝。”此对该型的病机作了较好的概括。若误治、失治，使火毒走散于营血，内攻脏腑，则是一种急性危险证候。

该型临床表现多见高热烦躁，剧烈疼痛，夜难入眠，坏疽可达到踝关节以上，肢体浮肿，皮肤紫暗，甚者神昏谵语。舌质红、苔黄腻，脉弦数或滑数。

此治疗应以清热解毒、凉血为主，常用药物有金银花、生地、玄参、丹皮、当归、蒲公英、板蓝根等。坏疽严重感染，高热应加用小分子右旋糖酐、红霉素、庆大霉素、维生素C等药。毒势已去则应清热养阴，于上药加石斛、沙参、麦冬。

做好外科处理是治愈此型的重要一环。临床应根据不同情况而适当选用新洁尔灭或高锰酸钾冲洗伤口，用三黄酊、雷夫奴尔纱布或抗生素湿敷创面。

综观各例的治疗方法，多应用大剂清热解毒的基础上，佐以滋阴益气，待炎症消退后则用大剂益气活血、滋阴通络之品。以上多数病例以中西医结合的方法，在感染严重，病情危重的情况下加用了抗生素，因而收到了较好的疗效。

第二节 动脉栓塞

❖ 治验 1

刁某，男，72岁，干部。于1981年4月12日入院治疗。

主诉 双下肢发凉、麻木、疼痛已半个月，双足变为紫黑、左足拇趾溃破已10天。

现病史 10天前，原因不明突觉双下肢发凉、麻木、疼痛，入夜加重，剧痛难眠。3天后，双足变为紫黑色，以活血化瘀中药治疗，症状不能控制，病情急剧恶化，左足拇趾溃破，流清稀脓液，剧痛难忍，求唐祖宣治疗。

1971年曾患肺源性心脏病，经治症状缓解。有30年的吸烟史，每天约1包。

检查 面色青黑，表情痛苦。下肢冰冷，色呈暗黑，双足背、胫后、腘动脉搏动均消失，股动脉搏动微弱。左足拇趾伤口腐烂，流清稀脓液。舌淡、多津，舌苔白，脉沉迟无力。脉率62次/分。

实验室检查 白细胞计数12.4×10^9/L，中性粒细胞0.82，淋巴细胞0.17，单核细胞0.01。

X线检查 双肺透明度增强，肋间隙增宽，膈位较低，肺纹理紊乱。

心电图检查 完全性右束支传导阻滞。

诊断 心悸脱疽（心源性动脉栓塞）。

辨证 寒凝气滞，络脉不通。

治则 温阳益气，活血通络。

处方 炮附片、党参、茯苓、黄芪各30g，白芍、桂枝各15g，白术18g，细辛10g。

服药3剂，疼痛减轻，夜能入睡3~5小时，上方加当归30g。又服20剂后，伤口缩小，双足黑色渐退。继服32剂，伤口愈合，静止疼痛消失，腘动脉搏动已能触及。

实验室检查 白细胞计数5.4×10^9/L，中性粒细胞0.72，淋巴细胞0.26，嗜酸粒细胞0.02，血红蛋白120g/L，临床治愈。

按 高龄体弱，正气虚衰，寒凝脉络，络脉受阻，发为坏疽。治则当以温养益气，活血通络。方取附子汤温阳益气治其本；加当归、黄芪、桂枝、细辛益气通络，使阳气得通，血脉流畅，诸症自消。本例初为实验室检查，血白细胞增高，按现代医学理论认为有炎症病变，如对症治疗则应清热解毒。但我们在治疗中没有拘泥于此，而以中医辨证治疗，大胆采用温阳之剂，使炎消瘀祛，取得了较好疗效。

❖ 治验 2

孙某，男，62岁，农民。于1980年8月18日诊治。

主诉 左手麻木、发凉已3个月，剧痛、色青紫、坏死已2日。

现病史 1980年5月，原因不明感觉左手五指发凉、麻木、时感觉微痛。由于病情尚轻，一直未予治疗，仅在疼痛时服止痛片。1980年8月15日，突觉左手酸困、麻木、发凉加重，剧烈疼痛。16日晨，五指均变为青紫色。服中药（药物不详）2剂无效。

有心前区疼痛病史，有40年吸烟史，每天1包。

检查 形体消瘦，面色黧黑，表情痛苦，营养欠佳。左手挠、尺动脉搏动均消失，左手五指均呈青紫色，扪之冰冷，小指干性坏死约1cm长，汗毛脱落，指甲增厚不长。左上肢肌肤甲错，皮肤枯槁。右手脉沉细迟，舌质淡、苔薄白。

实验室检查 白细胞计数7.8×10^9/L，中性粒细胞0.82，淋巴细胞0.18，血红蛋白115g/L，红细胞计数2.76×10^{12}/L，血小板计数80×10^9/L，红细胞沉降率12mm/h。

诊断 心悸脱疽（心源性动脉栓塞）。

辨证 心阳不足，不能助气血运行，寒湿内侵，瘀阻血脉，发为脱疽。

治则 温阳益气，活瘀通络。

处方 炮附片、桃仁、红花、全蝎各10g，黄芪60g，丹参、桂枝、刘寄奴各30g，当归、赤芍、苏木各15g，蜈蚣3条。

服药8剂，疼痛减轻，五指仍发凉。舌质红、苔黄腻，寒湿郁久有化热之象，改服：炮附片、白芍各15g，桂枝、当归、玄参、金银花、黄芪各30g，蜈蚣3条，全蝎、红花、桃仁、甘草各10g。

服药12剂后，发凉、疼痛均减，指端紫暗色渐转潮红，唯左小指端1cm呈干性坏死，中指及拇指疼痛。改服：当归、黄柏、苍术各15g，黄芪、薏苡仁、金银花、玄参各30g，蜈蚣3条，全蝎、甘草各10g。

继服药26剂后，小指尖坏死部分伤口愈合，静止疼消失，患肢色转红润，但尺、桡动脉仍无。停药后2个月来告知，可做轻体力劳动，临床治愈。

在治疗期间，小指曾两次流脓液，曾输小分子右旋糖酐5日，每日500ml。

外科治疗 用75%乙醇消毒，黄连油纱布外敷，无菌干纱布包扎，每日换药1次。

按 本案病程短，发病急，乃心阳不足，寒湿内侵，瘀阻血脉所致，辨证为阳虚瘀阻。治疗用温阳益气、活血化瘀之剂。但疾病的发展并非一成不变，病到中期，由于郁久化热之象，故改用温阳化瘀少佐清热之品治之。由于小指坏死部流脓，舌红、苔黄，故在后期应用了大剂清热解毒，活瘀通络之剂。实践体会，处方用药必须以疾病的发展变化而定，不能拘泥于一方一药，这样才能收到较好疗效。

❖ 治验3

邢某，女，76岁。于1979年2月27日诊治。

主诉 左足剧痛变色坏死已半个月。

现病史 患眩晕已10余年，每遇悲思忧则病情加重，半个月前由于寒流袭击、气温骤降，突发左下肢剧痛，发凉、麻木、不能行走；继则剧痛入夜加重，发凉麻木，色呈苍白，下垂暗紫，凉痛难忍，足背和五趾发深紫色坏死，足背、胫后动脉搏动消失。经介绍求治于唐祖宣。

未患过任何传染病，没有烟酒嗜好。

检查 形体稍胖，精神疲惫，剧痛皱眉，舌质深紫。兼有黑斑、口渴少津，患肢逆冷，皮肤枯槁，剧痛日益加重，遇热痛甚，左膝以下色呈深紫，五趾呈干性坏死（但不干枯），腘动脉微弱，足背、胫后动脉消失。脉沉而数，微带涩止，脉搏96次/分，血压118/110mmHg。

诊断 心悸脱疽（动脉栓塞性坏疽）。

辨证 此乃瘀阻经脉，郁而为热。

治则 活血化瘀，清热祛湿。

处方 桃仁、当归各15g，红花、甘草、黄柏各10g，银花、白芍、玄参、黄芪、刘寄奴、薏苡仁各15g，乳香、没药各6g。4剂。

二诊 服上药后，热痛减轻，夜能入眠，上方共服86剂，足趾坏死色渐退，足背、胫后动脉恢复。脉搏80次/分，临床治愈。

按 年过古稀，久有眩晕，寒冷外侵，气血凝滞，脉络阻塞，故发病突然，剧烈疼痛，脉搏消失，故以动脉栓塞引起的坏疽论治。气血凝泣，阻于血脉，不通则痛，症见舌质深紫，兼有瘀斑，诚属瘀血之征，故用活血化瘀之品以通其血脉，消除瘀浊。郁久为热，故口渴少津，日晡痛甚，遇热加重，一派湿热之像，加清热化湿之剂，使清热而消炎，用黄芪的目的也是法“气行则血行”之意。共奏热清瘀去，气充脉通之效。实践体会，活血化瘀药物实有促进循环，消除瘀浊，熔化血栓之功，清热和活瘀合用，使血管炎消退，血管易于再通。

❖ 治验4

刘某，女，82岁。于1978年6月16日诊治。

主诉 左下肢剧痛坏死已2个月。

现病史 素体阴虚，有高血压病史，经常失眠、烦渴，但尚能做轻微劳动。2个月前，原因不明突发左下肢痉挛疼痛，入夜加重，误以风湿诊治，服驱风温阳药物病反而加重，继则剧烈疼痛，彻夜不眠，抱足而坐，膝以下变色坏死，左拇趾溃破，不能控制，继服中西药无效，以血栓闭塞性脉管炎论治，效亦不佳，经介绍就诊于唐祖宣治疗。

检查 形体消瘦，面容憔悴，精神委靡，剧痛眉皱；舌质深红，舌瘦少津，渴而能饮，剧痛昼夜不眠，如汤泼火燃，得冷稍减，膝以下枯萎，足部肿胀，色呈暗晦，五趾如煮熟红枣，拇趾溃破流灰黑脓液，异臭难闻。股动脉能触及，腘、胫后、足背动脉均消失，脉促，120次/分，三动一止，血压180/77mmHg。

辨证 此乃阴虚津耗，血凝毒陷。

治则 清热养阴，益气托毒。

处方 银花、玄参、薏苡仁各45g，石斛、当归、板蓝根各30g，苍术、黄柏、麦冬、条参、甘草、五味子各15g，黄芪60g。10剂。

二诊 6月27日。服3剂时，热痛大减，夜能入眠，服10剂后肿消，色渐转红，脉搏98次/分，继用上方10剂。

三诊 7月9日。疼痛止，症状、体征均好转，拇趾坏死，腘动脉微能触及，但足背、胫后动脉仍无。先后共服药50余剂，伤口分离愈合，临床治愈。

按 高龄正弱，素体阴虚，津血枯槁，气血稽留，导致气血瘀阻，阻于下肢则坏死。误服驱风温阳药物，津液更伤，坏死益甚。年过耄耋，实为枯木而枝先废矣。症见痛如汤泼火燃，急剧坏死，舌瘦少津，实为阴虚火毒之征，当用清热养阴之品。高龄脉促，本根欲脱之兆，用生脉散加黄芪以达热清而正固，不使热清而人亡之蔽。治疗后期胫后、足背动脉仍无，但整体症状好转，这是侧支循环建立，患肢缺血缺氧纠正而取效。

临床体会：清热解毒药物可能具有作用于感染菌株，抑制了症状的发展。或通过人体的作用，使血管炎症消退，管道变宽而取效。人是统一的整体，外周血管的血栓形成，与心脏有着直接的关系，故用益气养阴的生脉散加黄芪，使心功加强，外周血管在血液的灌注上有所改善，促进了侧支循环的建立。所以临床中对血管性坏疽的论治不但要注意其血栓堵塞而导致的缺血、缺氧，更要注意辨其整体症状，辨证施治，使集体的偏倾得到顺势的纠正，才能达到取效的目的。

❖ 治验5

张某，女，45岁。于1979年1月20日诊治。

主诉　左上肢剧痛坏死已半个月。

现病史　久有风心病（风湿性心脏病）病史，半个月前因用凉水洗衣，受寒冷刺激，左上肢觉发凉、麻木，剧烈疼痛，不能入眠，服中、西药治疗无效，继则上肢变色坏死，动脉搏动消失，心力衰竭加重，并发休克，经救治好转，经西医会诊，诊断为“心源性动脉栓塞”，先后服用静脉通、土霉素，静脉滴注高渗糖、维生素B针、维生素C针、安痛定等药物，由于上肢急剧坏死，邀唐祖宣诊治。

1974年患风湿病，有消化性溃疡史已10余年，有低血压病史，血压经常在90/60mmHg以下。

检查　形瘦面垢，痛苦病容，语声低微，尽力呼痛，舌红少津，无苔而渴，咳嗽喘息，心悸慌跳，烦躁欲死，左上肢色暗紫，手指色黑紫，大指呈干性坏死，扪之冰冷，剧痛入夜加重，但痛时觉热，左上肢挠、尺、肱动脉消失，右手寸口脉促，三动一止，130次/分，血压160/100mmHg。

辨证　此心阳衰微，瘀血阻脉。

治则　温阳益气，活血化瘀，但此内觉热痛，暂不用活血化瘀，先以回阳益气清热为急务。

处方　炮附子、麦冬、桂枝各15g，干姜、甘草、红参各10g，云苓、当归各30g，五味子12g，银花60g，玄参45g，黄芪100g，黄柏20g。3剂。

二诊　1月23日。上方服后，疼痛稍减，热痛亦轻，上肢色转潮红，心悸慌跳、咳嗽均减轻，脉搏从130次/分，减为110次/分。此郁热减轻，阳气来复，但瘀浊不去，改用温阳和瘀。处方：炮附子、五味子、麦冬、甘草、红花、川芎、黄柏各15g，黄芪100g，丹参、赤勺、当归、桂枝各30g，银花45g，蜈蚣3条，全虫10g。

三诊　2月5日。上方服10剂后，该患者上肢治愈后停止服药，正逢寒流刺激诱发心肌梗死而死亡。

按　该患者由于正虚阳弱，感受寒湿，正虚不能鼓气血流行，瘀阻于脉，气血失于温煦，故成坏死。

此病正虚为本，本根欲脱，躁烦乃发，遵仲景茯苓四逆汤以回阳固正，但舌红少津，痛时觉热，此仍阳郁不达，郁而生热，不通则痛，本应治瘀，恐热不除而不消，急则治其表，故于益气温阳之中加清热之品，使正固而热清，然后加入活血化瘀之品，达到阳回瘀去，坏死之肌体恢复之机。

临床体会：心源性血管性栓塞引起坏疽，若心脏的功能恢复，外周栓塞可以调治而愈，益气温阳为主，活瘀清热为辅，温阳益气可使心脏功能恢复，促进循环，清热之药作用于外周，可使血管炎症消退，管道变宽，一温一清，各奏其功，故能得到预期疗效，此例患者后因寒冷侵袭诱发心肌梗死而死，但上肢的坏死好转，动脉搏动恢复，证明了中医药对血管性坏疽的治疗效果应该是肯定的。

❖ 治验6

李某，男，45岁。于1977年2月27日住院治疗。

主诉　左下肢剧痛坏死已1个月余。

现病史 1976年11月，因饮食不节，患痢10余日，大便带红白，经治好转，因外出受寒冷刺激，突发腿肚痉挛，不能行走，当晚即剧烈疼痛，发凉变色，10余日后，色变深紫，趾端坏死，脉搏消失，由于发病骤急，病情严重，赴上级医院检查，诊为“动脉血栓”，服扩张血管药物无效，经介绍求唐祖宣治疗。

身体素健，有30年吸烟史，每天1包左右。

检查 面色青黑，精神恍惚，舌质正常，苔白多津，高声呼痛，入夜加重，左下肢冰凉，膝以下尤甚，全足如煮熟红枣，五趾干枯坏死，肌肉萎缩，腘、胫后、足背动脉均消失。汗毛脱落，脉沉细迟。血压90/60mmHg，脉搏60次/分。

诊断 心悸脱疽（栓塞性坏疽）。

辨证 此寒凝络痹，气虚血瘀。

治则 温经散寒，益气和瘀。

处方 炮附子、白芍、白术、茯苓、桂枝、潞参、当归、丹参、川牛膝各30g，黄芪60g，干姜、甘草、红花各15g。

上方服5剂后，温度增高，疼痛稍减，继服上方共10剂后腘动脉搏动恢复，患肢温度好转，疼时觉热，趾端干性坏死分界处溃破流水，变为湿性，此寒湿内郁，化而为热，改以益气固正，清热利湿。处方：红参10g，麦冬、苍术、甘草、丹皮各15g，五味子12g，银花、薏苡仁各60g，当归、黄芪、连翘、蒲公英、川牛膝各30g，玄参、黄柏、板蓝根各45g。合并交替使用抗生素。共服40剂，疼痛止坏死脱落，伤口愈合，温度基本恢复正常，但足背、胫后动脉仍无，继以辨证施治而愈。

按 寒湿外侵，气血凝滞，不通则痛，遵《内经》“气血之为性，喜温而恶寒，寒则泣不能流，温则消而去之”之旨，法仲景真武汤以温阳利水，合四逆温经散寒，酌加活瘀之品，以助温则消而去之之力，但郁久为热，热胜正虚之症见，故改服清热利湿益气固正，使气鼓而热除，故能取效。

临床体会：温阳益气之品可促进血液循环，此案服后腘动脉恢复。而胫后、足背动脉虽没恢复，但下肢坏死好转，侧支循环已经建立，供血好转，故温阳药物实有扩张外周使肢体在血流量和血流速度方面得到改善的功能，临床中过服温阳，加之郁久为热，若证见热象，必以辨证为主，改换原则，灵活运用，方能取得预期的效果。

❖ 治验7

李某，男，55岁。于1981年4月8日入院治疗。

主诉 两下肢发凉疼痛20日，双踝关节以下皮肤紫绀已1周。

现病史 20日前突发足背剧烈疼痛，活动受限，曾被某医院诊断为“动脉栓塞”，输右旋糖酐及服中药无效。既往有陈旧性前壁心肌梗死已4年，心绞痛频繁发作。1980年曾患深静脉血栓形成，由唐祖宣治愈。诊见形体肥胖，面色黧黑，双下肢肿胀发凉，麻木剧痛，双足踝关节以下呈紫黑色，抱膝而坐，夜难入眠，精神极度疲惫，心悸气短，左胸剧烈疼痛，每10分钟发作一次，含亚硝酸甘油片能缓解，疼时胸闷，汗出，双下肢足背、胫后、腘动脉均消失，皮肤枯槁，汗毛脱落，趾甲增厚，舌淡苔白，脉促（108次/分，五动一止。查白细胞计数$7.6\times10^9/L$，中性粒细胞0.72，淋巴细胞0.23，单核细胞0.03，嗜酸粒细胞0.02，血红蛋白125g/L，红细胞计数$4.7\times10^{12}/L$，血小板计数$92\times10^9/L$，红细胞沉降率4mm/h，血胆固醇5.17mmol/L。

心电图检查 陈旧性前壁心肌梗死。

辨证 证属寒凝脉络，瘀阻不通。

治则 温阳益气，活血通络。

处方 茯苓、白芍、丹参、条参各30g，白术、赤芍、苏木各15g，炮附片、红花、甘草各10g。

外科处理 双足用三黄酊外敷，消毒干纱布包扎以防溃破。

服上方10剂，疼痛减轻，心绞痛发作次数减少，夜能安睡3～5个小时，上方加蜈蚣3条，水蛭15g。服20剂后肢转温，静止痛消失，双足脱去一层黑痂，从4月25日起每天加输右旋糖酐500ml共10天。上方加减共服48剂，双足黑色渐退，心悸气短减轻，心绞痛已止。复查除心电图外，血常规、红细胞沉降率、血小板化验均在正常范围，下肢动脉搏动虽仍消失，但肢体转温，肤色已转红润。

❖ 治验8

蔡某，男，61岁。于1984年12月1日入院。

主诉 左足小趾干黑坏死2个月，继发前半足溃破发黑坏死，剧烈疼痛7天。

现病史 2个月前，突觉左足小趾肿胀剧痛，色呈青紫，经某院误诊为疔毒治疗，经手术切开引流后，伤口腐烂延开，伤口逐渐向四周蔓延，足踝至趾端水肿，按之凹陷，先后交替使用抗生素及内服清热解毒之剂无效。1周前左足背部突发紫红，除拇趾外，余趾相继坏死，趾端皱缩变细，色呈黧黑，该院建议截肢，患者不愿，经介绍求唐祖宣治疗。

1951年右下肢受伤，现右下肢残废，有心脏病史已5年。

检查 形体消瘦，精神疲惫，口舌干燥，渴而不欲饮，心烦躁扰，表情痛苦，胸闷气短，左下肢足背、胫后、腘动脉搏动均消失，坏死趾端与足背部组织分离，渗出稠黄色腥臭脓性分泌物，剧烈疼痛，内觉发热，舌质红、苔垢厚少津，脉象弦滑，脉搏106次/分。

实验室检查 白细胞计数18.8×10^9/L，血红蛋白110g/L，中性粒细胞0.82，淋巴细胞0.17，单核细胞0.01，红细胞沉降率15mm/h，血小板计数98×10^9/L。

心电图检查 左束支传导阻滞。

甲皱微循环检查 管袢轮廓模糊，排列紊乱不规则，管袢数目10根，正常管袢3根，畸形管袢呈扭绞及膨大乳头状，动脉管袢140μm，静脉管袢180μm，动脉口径20μm，袢顶宽30μm，血色暗红，袢顶血流呈瘀血状，血流速度250μm/s，血流流态呈断线，血管运动计数6次/秒。

辨证 证属湿热内郁，气滞血瘀。

治则 清热解毒，益气活瘀。

处方 金银花、蒲公英各90g，生地、花粉、鲜石斛、黄柏、土茯苓各30g，麦门冬、当归、甘草各15g。

外科处理 伤口外用生理盐水及三黄酊冲洗，0.1%雷弗奴尔纱布条湿敷，干净消毒敷料包扎，清洁换药每日1次。

遵服上法10剂，患肢静止疼痛减轻，脓性分泌物减少，足背部分肿消退，坏死组织分界线已清，施行坏死组织切除术。继服上方20剂后，伤口肉芽鲜红，有少量清稀色分泌物，创面明显缩小，静止痛消失，夜晚睡眠良好，纳食增加，精神明显好转。实验室检查，血象在正常范围，共服上方36剂，伤口部分组织已结痂，分泌物已止，口干渴，心烦诸症已瘥，可扶杖下地行走，肉芽组织外用玉红膏。甲皱微循环检查，管袢总数10根，正常管袢6根，异形管袢4根，血液流态呈虚线，管袢排列整齐，血色淡红，管袢长度、动脉管袢230μm，静脉管袢260μm，血流速度

490μm/s，动脉口径30μm，血管运动计数10次/秒，袢顶宽35μm，微血管治疗后同前显著改善。

按 栓塞性坏疽是现代医学的病名，本病多为老年体衰，阳气不足，寒湿内侵，瘀阻血脉。心阳不足，不能助气血运行，“四肢为诸阳之本”，阳气不足，血流不畅，故发为脱疽。

本病的治疗应以温阳散寒活血通络为主，治验1中用大剂益气温阳、活血通络之剂，2个月即获治愈；治验2中心悸症状明显，故在治疗中以顾护心脏为主，采用益心气、温心阳之法，兼以活血通络，亦取得较好疗效。

但疾病的发展不是一成不变的，演变过程中亦可出现寒热之证，必须灵活掌握，如治验2中有瘀久化热之象，即采用清热解毒活血之法而获效。

掌握疾病的发展变化规律，是治疗疾病的关键，治验2中患指初呈干性坏死，患肢冰冷呈阳虚之象，即用大剂量活血、益气通络之剂，一有化热之象，则改为清热解毒、益气活血通络之品，加速了病情的好转。治验1中初次实验室检查，血象偏高，但辨其证属阳虚，仍用大剂量温阳的药物，使病情好转，白细胞下降。辨证施治，辨证和辨病相结合，故能取得较好的效果。

第三节　糖尿病性坏疽（消渴脱疽）

❖ 治验1

李某，男，55岁。1996年2月26日来诊。

主诉 双侧足趾紫绀疼痛已1个月，左足中趾干性坏死已10天。

现病史 1995年12月，患者感双下肢发凉，麻木疼痛，双足足趾并发紫绀，左足中趾干性坏死，剧烈疼痛，先后用扩张血管、降血糖药物及益气化瘀中药等治疗，效果不明显。既往有陈旧性心肌梗死10年，糖尿病9年，尿糖持续在（++）～（+++）。

检查 形体消瘦，表情痛苦，心烦口渴、胸闷。心痛每天发作2～3次，双下肢发凉麻木，剧烈疼痛，足背、胫后动脉搏动均消失，双足足趾并发紫绀，左足中趾干性坏死。舌红苔薄黄，脉细数，查空腹血糖12.36mmol/L，尿糖（+++）。心电图检查提示陈旧性心肌梗死。血压140/100mmHg。

甲皱微循环检查 管袢总数8根，其中正常管袢2根，模糊不清，排列紊乱，动脉管袢145μm，静脉管袢160μm，血流速度200μm/s。

诊断 糖尿病性坏疽（消渴脱疽）。

辨证 阴虚内热，气血瘀滞。

治则 益气养阴，活血化瘀。

处方 生地、黄柏各15g，山萸、山药、丹皮、泽泻、知母各12g，茯苓、银花各30g，黄芪60g，人参、桃仁、红花各10g。

外科处理 溃疡疮面清洁换药，另用红花60g，当归、乳香、没药、桃仁、红花各15g，黄连30g，煎液外洗，每日1次。

服上方15剂，疼痛减轻，足趾紫绀渐转潮红，左足中趾趾端坏死好转，尿糖降为（++），继服上方30剂，静止痛消失，足趾色转红润，左足趾坏死脱落，足背、胫后动脉搏动恢复，行走1000m无不适感。

甲皱微循环检查 管袢总数8根，其中正常管袢5根，排列较整齐，动脉管袢160μm，静脉管袢 172μm，血流正常，血色暗红，动脉口径 27μm，静脉口径 42μm，血流速度 320μm/s，临床治愈。

❖ 治验2

乔某，男，77岁，干部。于1981年5月16日诊治。

主诉 双下肢发凉麻木、变色疼痛已2个月，右足趾溃破已半个月。

现病史 患糖尿病20年，经常口渴、善饥、小便频数。尿糖经常持续在（+++）~（++++），间断性注射胰岛素可控制症状。1981年3月，双下肢感发凉、麻木、皮色苍白，肌肉萎缩。4月底右足第四趾溃破坏死，伤口白腐，足前半部紫暗，疼痛剧烈。曾用小分子右旋糖酐等药物治疗无效。

有高血压病史15年，血压经常持续在180~220/90~100mmHg；有糖尿病史20余年。

检查 形体消瘦，面色青黄，表情痛苦，口有腥臭味，舌红、无苔、脉沉细迟。心率60次/分。双下肢发凉、麻木，色呈苍白。右足第四趾溃破坏死，伤口白腐，伤口面积 2cm×1cm，双足前半部暗紫，汗毛脱落，趾甲增厚不长，双下肢足背、胫后动脉搏动均消失。血压180/90mmHg。

诊断 消渴脱疽（糖尿病性坏疽）。

辨证 素体阴虚，长期恣食甘肥，日久酿成内热，阴虚热郁，络脉瘀阻，发为坏疽。

治则 阴阳俱补，益气活瘀。

处方 茯苓、泽泻、丹皮各12g，桂枝、麦冬、当归、山萸、山药各15g，炮附子、红参各10g，黄芪60g，白芍、生首乌各30g，熟地24g。

服药25剂后，疼痛减轻，皮肤色泽有所改变。小便频数、量多，大便干燥，伤口白腐，流黄水。舌红、苔黄。此为阴虚热郁，治宜养阴清热，益气祛湿。改服：苍术、黄柏各15g，薏苡仁、当归、白芍、草石斛各30g，玄参45g，黄芪60g，红参10g，生地24g。伤口处理：黄连油纱布、雷弗奴尔纱条交替外敷，每日换药1次。

上方服40剂后，伤口黄水消失，色由白变为红润，静止痛减轻，小便仍量多频数，善饥口渴。上方加首乌、黄精各30g。又服60剂后，静止痛基本消失，伤口缩小，大小便趋于正常。继服60剂后，静止痛消失，伤口愈合，色转红润，大小便转为正常，可连续行走2000m，趾甲汗毛开始生长，临床治愈。

按 本案素体虚弱，患病日久，阴阳俱伤，治应阴阳俱补，方用肾气汤滋阴补阳，使症状改善，由于此病以阴虚为本，故随之而来的症状则为阴虚热郁，故用益气养阴、清热解毒之剂。实践体会，疾病的发展并不是一成不变的，类型可以相互转化，治疗也必须符合病情的变化。消渴脱疽的病机为阴虚，但它可以转化为阴损及阳，形成阴阳俱虚，也可以阳虚热郁，形成热毒证。治疗须根据病情，才能收到较好疗效。

❖ 治验3

凌某，男，64岁。于1982年2月6日诊治。

主诉 双下肢剧烈疼痛已2个月，足趾发黑坏死已半个月。

现病史 久患高血压、心脏病。1976年脑血栓形成，现仍左半身不遂，语言謇涩，同年又发急性心肌梗死并发休克，经抢救好转。1978 年并发糖尿病，先后多次住院，已 10 余年不能工作。1981 年 11 月，原因不明突觉双下肢变色、发凉、麻木、疼痛。经某医院检查，诊断为“动脉硬化闭塞症坏疽”。继之双足渐呈暗紫色，疼痛剧烈，彻夜难眠，双趾端坏死，服中西药无效。某院建议其截肢，患者不接受手术治疗，故前来求治。

检查 形体肥胖，面色潮红，表情痛苦，双下肢踝关节以下紫暗，足趾紫黑，干性坏死，双足足趾端溃破，色暗黑。下肢腓肠肌肌肉萎缩，皮肤枯槁，汗毛不长，患肢无汗，双下肢足背、胫后、腘、股动脉搏动均消失。左半身偏瘫，言语不清。心绞痛频繁发作，每日 1～2 次。舌红、苔薄黄，脉弦滑数。心率 96 次/分。血压 150/110mmHg。

实验室检查 红细胞计数 $4.6\times10^{12}/L$，血红蛋白 100g/L，白细胞计数 $16.4\times10^{9}/L$，中性粒细胞 0.88，淋巴细胞 0.10，嗜酸粒细胞 0.02，血小板计数 $120\times10^{9}/L$，红细胞沉降率 26mm/h，尿糖（+ + + +）。

心电图检查 陈旧性心肌梗死。

诊断 消渴脱疽（糖尿病坏疽），中风，胸痹。

辨证 素体虚弱，气血虚少，脉络瘀阻，发为坏疽。

治则 活血化瘀，益气养阴。

处方 川芎、降香各 15g，红花、红参各 10g，丹参、赤芍、当归、玄参、云苓各 30g，黄芪、金银花各 60g，桑寄生 20g，五味子、水蛭各 12g，三七参 5g（冲服）。

服药 20 剂，静止痛减轻，肿胀消退。上方稍有增减，改服 85 剂后，双足踝关节以下退一层黑皮，左半身有力，可站立行走，静止痛消失，趾甲开始生长，趾端部脱黑皮 3 层，伤口愈合，心绞痛已不发作，血压 140/96mmHg。

实验室检查 红细胞计数 $5.4\times10^{12}/L$，血红蛋白 130g/L，白细胞计数 $9.4\times10^{9}/L$，中性粒细胞 0.87，淋巴细胞 0.12，嗜酸粒细胞 0.01，血小板计数 $220\times10^{9}/L$，红细胞沉降率 8mm/h；尿糖（+ +），心电图检查无改变。

按 患病繁多，病程日久，阳虚及阴，气血虚少，脉络受阻，瘀滞不通；消渴日久，阴液大伤。其病机阴伤为本，脉络瘀阻为标。方用标本兼治之法，用冠心Ⅱ号活血化瘀，以红参、五味、玄参、黄芪益气养阴，疗效颇佳。

❖ 治验 4

程某，男，68 岁。1981 年 2 月 26 日来诊。

主诉 双侧足趾紫绀疼痛已 1 个月，左足第三趾干性坏死已 10 天。

现病史 1980 年 12 月患者感双下肢发凉、麻木、疼痛，双足足趾并发紫绀，左侧中趾干性坏死，剧烈疼痛，先后用血管扩张药物、降血脂和降血糖药物，右旋糖酐，能量合剂及益气化瘀中药等治疗效果不显。

既往有糖尿病 9 年，尿糖持续在（+ +）～（+ + +）。**检查** 形体消瘦，表情痛苦，心烦口渴，胸闷心痛，每天发作 2～3 次，双下肢发凉、麻木，剧烈疼痛，足背、胫后动脉均搏动消失，双足并发紫绀，左足中趾干性坏死。舌红、苔薄黄、脉细数。查空腹血糖 12.1mmol/L，尿糖（+ + +）。

心电图检查 陈旧性心肌梗死。血压 140/100mmHg。

诊断 糖尿病性坏疽（消渴脱疽）。

辨证 阳盛阴虚，气血瘀滞。

治则 益气养阴，活血化瘀。

处方　川芎、白芍各20g，桃仁、红花、红参各10g，丹参、赤芍、银花、当归、石斛、玄参各30g，三七参3g，黄芪60g。

外科处理　溃疡创面清洁换药。另用红花60g，当归、乳香、没药、桃仁各15g，黄连30g，煎液外洗，每日1次。

服上方15剂，疼痛减轻，足趾紫绀渐转潮红，左足中趾端坏死好转，尿糖降为（++），继服上方30剂，静止痛消失，足趾色转红润，左足中趾坏死脱落，足背、胫后动脉搏动恢复，行走1500m无不适感。1年后随访，疗效巩固，现已恢复工作。

❖ 治验5

李某，女，60岁，市民。2000年3月18日初诊。

主诉　多饮、多食、消瘦3年，四肢麻木、疼痛1年，坏疽5个月。

现病史　患者3年前出现口干渴，多饮、易饥、多食，四肢无力，确诊为“消渴”病，由于误治失治，身体日渐消瘦、便干，相继出现下肢麻木酸困，足部皮肤色泽潮红，双目昏花。1999年3月趾部浮肿，紫红，疼痛。先在某医院就诊，内服中、西药物（不详），静脉滴注脉络宁注射液，效果不佳，活动受限。1999年11月底，左拇趾外侧起水泡如铜钱大，遂之溃破，呈湿性坏疽，灼胀疼痛剧烈，昼夜不能入睡，辗转于几家医院就诊，未见好转，渐见拇趾湿性坏死，遂求唐祖宣诊治。患者精神疲惫，口干渴无味，多饮，夜眠差，大便干结，小便短频赤。性情急躁，嗜食辛辣肥甘。

检查　体温36.4℃，心率86次/分，呼吸19次/分，血压158/90mmHg。形体消瘦，面色黧黑，表情痛苦。四肢麻木酸困，趾部湿性坏疽，紫绀，灼热疼痛，足背部浮肿，肢体肌肉及皮肤营养差，脱屑，趾甲肥厚干燥不长，口干渴多饮，足背胫后动脉搏动不能触及。舌质紫暗，苔厚腻微黄，舌底脉络色暗红，脉弦滑。

实验室检查　白细胞计数14.6×10^9/L。总胆固醇10.0mmol/L，三酰甘油3.67mmol/L，血糖9.0 mmol/L。尿糖（+++）。

心电图检查　窦性心律。

中医诊断　消渴脱疽（湿热毒盛）。

西医诊断　糖尿病坏疽（Ⅲ期一级）。

治则　滋阴生津，清热化瘀。

处方　金银花60g，生地24g，山药15g，山萸肉、云苓各12g，玄参、当归、草石斛、丹参、薏仁、连翘各30g，赤芍20g，甘草10g。

医嘱　低糖低脂饮食，畅情志，卧床休息，禁烟酒。中药每日1剂，水煎服，日3次。

外科处理　以三黄酊外敷。

二诊　3月26日，服养阴清热化瘀之品，并配合外科常规处理坏疽，坏疽灼胀剧痛较前改善，分界线不清，足背浮肿消退，精神改善，夜能眠3小时左右，纳食尚可，大便正常，小便短赤，舌质紫红，苔厚腻而不黄，脉弦滑。

三诊　4月2日，患者精神尚可，夜能眠3小时左右，坏疽灼胀剧痛已缓解，坏死组织已局限，但分界线仍不清，有少量渗出物，足部浮肿消退，色泽潮红，饮食不多，口干、口苦改善，大便正常，小便频短赤，舌质紫红，脉弦缓。查总胆固醇6.97mmol/L，三酰甘油2.47mmol/L，血糖7.89mmol/L。

四诊　4月8日，趾部坏死组织已分离，疼痛缓解，渗出血色脓液较多，但清创不彻底。下一步治疗后可停二次清创。患者精神、夜眠尚可。大便正常，小便频短赤。舌质紫，苔厚腻，脉弦缓。

五诊 4月12日，患者精神尚可，夜能眠4小时左右，坏死已清创，渗出不多，仍有部分死骨残留，疼痛缓解，足背皮肤色泽仍差，不能下床活动，饮食增加，二便同前，舌质淡紫，苔厚腻改善，脉弦缓。

六诊 4月15日，患者精神好转，坏疽疼痛明显减轻，创面渗出不多，肢体活动较前有力，足背、胫后动脉不能触及，皮肤色泽改善不明显，二便及舌脉同前。

七诊 4月26日，患肢皮肤色泽逐渐好转，疼痛基本缓解，伤口渗出减少，创面肉芽组织良好，有愈合迹象。精神良好，夜能入眠，饮食、二便正常，舌脉同前。查总胆固醇6.82mmol/L，三酰甘油1.43 mmol/L，血糖8.0 mmol/L。

八诊 5月6日，患肢伤口周围肉芽组织良好，能下地活动，皮肤干燥好转，温度改善，精神佳，二便正常，夜能入眠，舌质红，苔白腻，脉弦滑。

九诊 5月15日，患者自觉麻木酸困及疼痛明显好转，色泽温度改善，能下地活动，伤口逐渐愈合，精神良好，夜间睡眠好，二便正常，舌质红，苔白腻，脉滑数。

十诊 5月30日，患者麻木酸困症状消失，灼痛消退，足部无浮肿，色泽恢复正常，肢体营养良好，趾甲开始生长。查总胆固醇5.22mmol/L，三酰甘油1.45 mmol/L，血糖8.03 mmol/L，尿糖（++）。临床近期治疗显著好转。

按 患者消渴日久，气血津液亏耗，燥热内盛是其根本。患者平素性情急躁，五志过极，且饮食偏味，嗜好辛辣，脾胃积热，湿热内蕴，郁久化热，消渴日久，毒邪入络，瘀血阻滞，四末失养。消渴日久，后天失养，清窍失充，而见双目昏花等。舌质紫黯，苔厚腻微黄，脉弦滑，皆乃有湿热瘀，气阴两亏之象。综观舌脉表现，属本虚标实证。虚则气阴两虚，实则湿热内盛，辨证为湿热毒盛型。故治以清热托毒兼扶正，方用自拟养阴活瘀汤，此方有养阴清热，益气化瘀的作用，服药后患者外周血管扩张，动静脉痉挛缓解，微循环表现管袢长度增加，血流量增高，供氧情况改善，故临床症状改善明显，局部组织生长加速，创口愈合顺利，对消渴脱疽有很好的治疗效果。

❖ 治验6

杨某，女，65岁，退休工人。2002年5月6日初诊。

主诉 口干渴，消瘦9年，足部坏疽7日。

现病史 1993年患"非胰岛素依赖型糖尿病"，未能坚持用药，空腹血糖15～17mmol/L，未规律治疗。一周前患者右足第2、3、4、5趾突起水疱，颜色紫黯，剧痛，入夜则灼热疼痛，难以入睡。在某医院以"脱疽"治疗（内服外敷药物不详），症状未能控制，于今日求唐祖宣治疗。

检查 体温37℃，脉搏90次/分，呼吸19次/分，血压131/90mmHg。形体消瘦，精神不振，表情痛苦，面色微赤。右下肢肌肉消瘦，弹性差，皮肤干燥脱屑，坏疽疼痛，呈湿性坏疽，颜色紫黯，有少量脓性分泌物渗出。足背、胫后动脉搏动消失。伴口干口渴，大便干，小便黄。舌质红，苔黄，舌底脉络迂曲，脉细数。

实验室检查 白细胞计数12.0×10^9/L，总胆固醇17.0mmol/L，三酰甘油1.61 mmol/L，空腹血糖22mmol/L。尿糖（+++）。

心电图检查 窦性心律。

中医诊断 消渴脱疽（湿热毒盛）。

西医诊断 糖尿病坏疽（Ⅲ期一级）。

治则 滋阴清热，解毒化瘀。

处方 金银花45g，玄参、当归、薏仁、白芍、麦冬、花粉各30g，桃仁12g，苍术、黄柏、红花、甘草各10g。

医嘱 低糖低脂饮食，禁烟酒，慎起居。中药每日1剂，水煎服，日3次。

外科处理 以三黄酊外敷。

二诊 5月13日，患者神志清，精神可，纳食、睡眠较前好转，右足灼热疼痛不甚明显，坏疽疮面分泌物减少，颜色紫黯，余无改变。

三诊 5月23日，患者精神尚可，夜能眠5小时左右，坏疽灼胀剧痛已缓解，坏死组织分界线清，尤以第2趾为明显。

四诊 6月1日，右足灼痛基本消失，局部坏疽处无分泌物，界限分明，呈干性坏疽。由于患者体质较弱，俟其自然脱落。同时配合外科常规处理。

五诊 6月15日，患者精神状态较好，右足无灼痛，色泽正常，趾端呈局限性、干性、萎缩性坏疽，无分泌物，舌质黯，苔黄，脉细。

六诊 7月10日，右足灼痛消失，色泽正常，趾端坏疽部分相继自然脱落，伤口愈合良好。

实验室检查 白细胞计数9.0×10^9/L，总胆固醇8.9mmol/L，三酰甘油1.50mmol/L，空腹血糖8.5 mmol/L。尿糖（++）。

心电图检查 窦性心律。

按 患者系老年女性，消渴病日久，气血津液必为之不足。阴虚则生燥热，日久化瘀，瘀阻脉络，气血不荣于足趾，热久生毒，毒蚀肌骨，故见灼热疼痛；热毒腐肉化脓，故见湿性坏疽。脉络瘀阻，则见足背胫后之趺阳太溪脉搏动消失。舌质紫红，脉络迂曲，乃有瘀有热之征，脉细主虚，数主热。综合舌脉症表现，中医属消渴脱疽，辨证为阴虚燥热，毒蚀肌骨，病属本虚标实，故治以滋阴清热，解毒化瘀而收效。

❖ 治验7

方某，男，66岁，农民。1997年3月10日初诊。

主诉 消瘦，尿频5年，下肢发凉疼痛2日，坏疽1周。

病史 患糖尿病5年，服用中西药间断治疗，尿糖经常维持在（+++）~（++++）。近半年来时常头晕耳鸣，腰膝酸软，四肢不温，四肢无力，夜尿多，小便清长。1997年1月右足开始出现发凉、麻木，剧烈疼痛，皮色苍白，肌肉萎缩。服用复方丹参片等中西药物治疗，未见疗效，一周前右足第2、3趾颜色变黑，疼痛剧烈，夜不能眠，慕名前来就诊。患者双目视物模糊，夜尿频多，每夜8次左右，手足发凉。

检查 形体消瘦，表情痛苦，面色萎黄。右足趾发凉、麻木、剧烈疼痛，右足第2、3趾颜色发黑，劳累后加重，双下肢足背、胫后动脉搏动均消失。舌质淡，苔薄白，脉沉细。血压114/79mmHg。

实验室检查 白细胞计数8.6×10^9/L，血红蛋白110g/ L，胆固醇6.8mmol/L，三酰甘油1.78mmol/L，血糖8.7 mmol/L。

甲皱微循环检查 管袢数目减少，模糊不清，排列紊乱，有明显的微循环障碍。

中医诊断 消渴脱疽（阳虚瘀阻）。

西医诊断 糖尿病坏疽（Ⅲ期一级）。

治则 温经散寒，益气化瘀。

处方 炮附子、红参各10g，茯苓、泽泻、丹皮各12g，桂枝、白芍、生首乌、当归各30g，山萸、山药各15g，黄芪60g，生地24g。

医嘱 禁烟酒，低糖低脂饮食。中药每日1剂，水煎，日服3次。

二诊 3月20日，右足趾发凉、麻木、疼痛症状明显改善，夜间能睡眠3~4小时，夜尿次数减少，由每夜8次左右减少到4次左右，右足第2、3趾颜色无明显改善。

三诊 4月10日，右足趾发凉、麻木、疼痛症状显著减轻，夜间睡眠良好，右足第2、3趾颜色逐渐转为暗红，腰膝酸软、四肢不温等症状基本消失，舌脉同前。

四至五诊 5月12日，右足趾发凉、麻木、疼痛症状消失，四肢有力，全身症状消失，体温正常，右足第2、3趾颜色红润。再用药10剂，诸症完全消失。查血白细胞计数9.0×10^9/L，血红蛋白115g/L，胆固醇5.8mmol/L，三酰甘油1.68mmol/L，血糖6.8mmol/L。

甲皱微循环检查 管袢数目增加，视野清晰，排列整齐。

按 患者患病繁多，病程日久，阳虚及阴，气血虚少，脉络受阻，瘀滞不通；消渴日久，阴液大伤。其病机阴伤为本，脉络瘀阻为标。方用标本兼治之法，以生地、山药、山萸、茯苓、泽泻、丹皮滋阴降火，以炮附子温经散寒，当归、红参、黄芪益气化瘀，疗效显著。

糖尿病坏疽属于祖国医学消渴脱疽的范畴，本病多由素体阴虚，加以情志失调，长期恣食甘肥，日久酿成内热，消谷耗津发为消渴。病机为气阴不足、阴虚热郁、络脉瘀阻。治宜养阴清热，益气化瘀。常用药：生地、山茱萸、山药、丹皮、茯苓、泽泻、知母、黄柏、薏苡仁、苍术、银花、玄参、当归、黄芪等。加减：渴甚者加麦门冬、石膏、生地、玄参加量；善饥者加人参；心烦失眠者加炒枣仁，知母加量；湿性坏疽加蒲公英、连翘，重用银花、玄参；舌黄腻，脉沉数者黄柏、薏苡仁加量；干性坏死加水蛭、桃仁、红花。

唐祖宣认为，疾病的发展并非一成不变，类型可以相互转化，治疗也应随之而异。病变初期呈气阴两虚之证时，需顾护阴液，兼以活血化瘀；病变中期，阴损及阳，呈阴阳两虚之证，则应大补阴阳，兼以活血化瘀；病变后期，肢端溃破，呈热毒蔓延之势，则用大剂清热解毒，养阴活血之剂。

此病就诊时多到了中后期，对中期患者在阴阳俱补的同时加清热养阴之品。尿糖控制，则病情才有好转之机。节制饮食为可取的辅助疗法。但病到后期并发症甚多，视其并发症的情况而决定治疗原则，急则治其标，缓则治其本。

在临床治疗此病中，我们提倡内服与外用药物相结合。消渴脱疽的大部分患者的患肢都有明显的体征：坏疽或者是溃疡，所以局部用药往往是十分必要的，虽然局部清创是必要的方法，但同时临床应用中药外洗，也能对局部溃疡或坏疽的愈合起到积极的作用，且能够收到满意的疗效。

❖ 治验8

陈某，女，46岁，工人。1994年8月24日就诊。

主诉 口渴，乏力，消瘦18年，双下肢麻木灼痛1年。

现病史 患者患“糖尿病”已18年，常服甲苯磺丁脲、降糖灵、维生素B1、消渴丸等治疗，尿糖控制（晨尿+~++），血糖（空腹6.3~10.2mmol/L），身体仍自觉乏力，日渐消瘦，脘腹痞闷，纳呆。1993年8月下旬，出现双下肢麻木、酸困、趾部时有针刺疼痛，皮肤触及灼热感，皮肤色泽潮红，先在某医院误以“风湿病”，服中药（不详）治疗一段时间，效不显，症状日渐加重，肢体麻木乏力，内觉灼热，针刺样疼痛明显，影响休息，生活不能自理，辗转多处治疗仍无好转迹象，于今日来诊。患者患病以来，精神疲乏无力，纳呆，夜不得眠，大便干结，小便频数。

检查　体温36.5℃，呼吸18次/分，心率96次/分，血压130/80mmHg。神志清，发育正常，营养中等，被动体位，查体合作。双下肢麻木酸困，足部内觉灼热疼痛，肢体皮肤色泽潮红，触及发热。

实验室检查　血红蛋白120g/L，白细胞计数8.4×10^9/L。淡黄色尿液，蛋白（-），镜下（-）。黄色软便，镜下（-）。血糖9.2mmol/L。

心电图检查　窦性心动过速。

甲皱微循环检查　血色暗红，畸形管袢增多，管袢排列紊乱，管袢淤涨，管袢数目增多，血流缓慢。

中医诊断　消渴脱疽（湿热郁滞）。

西医诊断　糖尿病坏疽。

治则　养阴清热活瘀。

处方　生地24g，山萸肉、山药各12g，知母、黄柏各15g，银花、当归、丹参、蒲公英各30g，黄芪45g，潞参、全蝎各10g，蜈蚣3条。

医嘱　低糖低脂饮食，禁烟酒、长距行走和久站立。中药每日1剂，水煎服，日3次。

二诊　8月30日，患者精神不振，夜眠较差，肢体情况较以前略有改善，舌脉同前。

三诊　9月5日，患者精神尚可，纳食改善，大便已通，夜晚趾部疼痛较前缓解，夜眠3～4小时，余症同上。

四诊　9月10日，双下肢麻木、酸困、跛行减轻，足部仍灼热疼痛，肢体皮肤变色潮红，夜眠差，饮食，二便正常，舌质红，苔白腻，脉弦滑。

五诊　9月15日，患者自觉双下肢明显好转，肢体灼热疼痛缓解，活动后酸困症状消失，仍麻木，夜能入眠，饮食、二便正常，舌质紫、苔白腻，脉象滑数。临床近期治疗好转。

按　患者患糖尿病18年，既往身体肥胖，嗜好辛辣，性情急躁，现身体消瘦，肺胃积热于内，消渴日久，脾虚生湿化热，湿热之邪，蕴结脾胃，故脘闷纳呆；燥热伤阴虽为消渴的基本病理，但病程日久，阴损及阳，最终形成阴阳两亏之证，故有神疲乏力、口干渴等症。消渴日久，湿热蕴结中阻，下注肢体，阻滞气机，营卫不行，热气留滞，湿热郁蒸，气血两燔，血瘀气滞，而见肢体潮红，灼热疼痛；伤精耗血，气血亏虚，不能濡养肢体肌肉，而见肢体麻木酸困等症；大便干结，苔厚腻微黄，舌质紫，脉象细数为内有湿热蕴蒸，气血两燔，血瘀气滞之象。综观舌脉症表现，本病位于下肢，但与消渴病不能截然分开，属本虚标实证，乃由消渴日久，湿热郁滞，气血两燔，血瘀气滞所致。本证属外围血管疑难病、多发病。此证病程长，疗程亦长，多缠绵难愈，但若及时配合治疗，预后较好。

❖ 治验9

秦某，男，61岁，干部。1994年4月13日初诊。

主诉　尿频量多，消瘦5年，左下肢麻木、发凉、疼痛3个月。

病史　患者有消渴病史5年，间断服些甲苯磺丁脲、消渴丸及中药（不详）治疗，尿糖（++）～（+++），血糖6.0～8.10mmol/L，经常出现四肢无力，口干欲饮，舌燥，视物模糊，腰膝酸软。今年1月中旬，渐见左下肢怕冷、发凉、麻木、酸困，伴间歇性跛行，足前部皮肤色泽潮红，继之趾部出现针刺样疼痛，活动受限，遂于2月9日以“神经炎”住进当地县医院，静脉滴注脉络宁、青霉素等，治疗一段，效果不显，下肢疼痛、酸困、麻木症状加重，肢体活动无力，触及发凉，遂于今日来治疗。患者纳食尚可，夜眠虚烦不得安眠，大便干结，小便频数多白沫。

1983年发现患“冠心病”，时有心悸胸闷气短乏力等症，未患过肝炎，无外伤病史。

检查 患者神志清楚，营养中等，发育良好，精神疲惫，面色㿠白。左下肢发凉、麻木、酸困、趾部针刺样疼痛，伴间歇性跛行，足前部色泽潮红，皮肤干燥，趾甲增厚干燥不长。足背胫后动脉搏动消失，肢体肌肉弹性差。

实验室检查 血红蛋白130g/L，白细胞计数9.8×10^{9}/L。淡黄色透明尿，蛋白（-）镜检（-）。尿糖：晨尿（+++）。血糖：空腹10.10mmol/L。

心电图检查 异位心律。心房颤动伴室内差异传导。

甲皱微循环检查 微动脉血管痉挛，血管弹性差，畸形管样增多、迂曲、扭绞，微血流时快时慢。血色暗红，排列紊乱血流呈絮状流。

中医诊断 消渴脱疽（气阴两虚）。

西医诊断 糖尿病坏疽。

治则 滋阴清热化瘀。

处方 生地30g，山萸、山药、甘皮、知母、黄柏、泽泻各12g，当归、水蛭、丹参各30g，云苓15g，黄芪45g，全蝎10g，蜈蚣3条，红花10g，川牛膝25g。

医嘱 低糖低脂饮食，禁烟酒、长距行走和久站立。中药每日1剂，水煎服，日3次。

二诊 4月18日，患者精神不振，腰部酸软，趾部夜晚疼痛发作同前，活动肢体无力，扪之肢体不温，夜眠差，纳食尚可，小便频数。

三诊 4月30日，肢体麻木酸困症状缓解，趾部疼痛较前明显减轻，近几日疼痛发作次数减少，肢体温度改善，但足部色泽仍潮红，腰部酸软已消，口干好转，大便稀，小便短数，舌质红紫、苔腻，脉弦滑。

四诊 5月12日，肢体麻木酸困症状改善，跛行好转，趾部疼痛显著减轻，肢体温度明显增高，活动较前有力，夜能眠，腰部不舒感已消，纳食尚可，大便稀，小便频短，舌质紫、苔蕴腻，脉弦滑。

五诊 5月20日，趾部疼痛基本消失，足背部皮肤色泽仍现潮红，无汗出现象，活动同前有力，麻木酸困感同前，跛行消失。患者精神纳食尚好，二便同前，舌质淡紫、苔蕴腻，脉象弦滑。复查微循环较前显著改善，临床观察效果满意。

六诊 5月31日，患肢麻木酸困症状已显著减轻，趾部疼痛近几日未见发作。肢体温度同健侧相比稍差，足前部皮肤色泽已转淡，趾甲见生长，足部已汗出，夜能眠，饮食尚可，大便成形，小便短，舌质淡紫、苔厚腻，脉象缓。

七诊 6月15日，患者精神良好，触及肢体温度增高，麻木酸困症状显著减轻，趾部疼痛已消失，肢体活动有力，趾甲明显生长，但肌肉弹性仍差，是背胫后动脉搏动不及，口干已缓解，小便短，夜能眠，舌质淡紫减轻，苔厚腻，脉象缓。

八诊 6月19日，患者精神良好，肢体症状稳定，临床近期治愈。

按 患者年老，原有消渴病史5年，现以肢体怕冷、发凉、麻木酸困，跛行，趾部疼痛，足背胫后动脉不及为主症，伴有尿频量多、口干欲饮、腰脚膝酸软、视物模糊、皮肤干燥等，符合中医消渴脱疽诊断，属阴阳两亏型。由于患病消渴日久，肝肾阴虚，阴损及阳，阳虚运血无力，肢体失于温煦濡养则邪气乘虚而入，阻滞气血运行，脉络涩滞，血瘀气滞，故见肢体怕冷发凉，不通而疼，脉搏消失之表现；肝肾阴虚，肝之疏泄过度，肾之固摄失常，津液直趋于下，津不上承，而见口干欲饮，尿频量多；腰为肾之府，为肾所主，膝为筋之府，为肝所主之，筋骨失养，而见腰膝酸软无力；肝肾精血不能濡润清窍，故视物模糊；水谷精微不能营养于四肢肌肤，故皮肤干燥、肌肉萎缩等。阴虚则生内热，见虚烦不得眠，舌脉之象均为阴虚内热之象。综观脉症，实为消渴日久，阴液耗伤，故以养阴活瘀而获效。

糖尿病坏疽属于祖国医学消渴脱疽的范畴，病由气阴不足、阴虚热郁、络脉瘀阴而得。本病进展快，初期多栓塞小血管，晚期多累及大血管，既往多伴有糖尿病、动脉硬化、高血压、高脂血症和冠心病等病史。

疾病的发展并非一成不变，类型可以相互转化，治疗也应随之而异。病变初期呈气阴两虚之证时，需顾护阴液，兼以活血化瘀；病变中期，阴损及阳，呈阴阳两虚之证，则应大补阴阳，兼以活血化瘀；病变后期，肢端溃破，呈热毒蔓延之势，则用大剂清热解毒，养阴活血之剂。

此病就诊时多到了中后期，对中期患者在阴阳俱补的同时加清热养阴之品。尿糖控制，则病情才有好转之机。节制饮食为可取的辅助疗法。但病到后期并发症甚多，视其并发症的情况而决定治疗原则，急则治其标，缓则治其本。

通过微循环观察发现：消渴脱疽患者外周围血管明显减少，长度短，动、静脉口径小，清晰度差，排列紊乱，血液流态和血色异常者多。治疗后，微血管增加，代偿了外周血管的血液供应。虽然动脉搏动恢复较差，但自觉症状明显改善。又服药后扩张了外周血管。微循环灌流好转，使管袢清晰度有明显改善，紊乱的排列亦相继好转，血色反映了血液含氧的饱和度，正常人血色鲜红，糖尿病患者治疗前大多为深红或暗红色，服药后变为淡红或鲜红，说明供氧情况有所改善。治疗后血流速度也明显加快。糖尿病患者由于微血管收缩，管袢较正常人短，服药后外周血管扩张，动、静脉痉挛缓解。由于小静脉口径较小动脉大，所以能代偿小动脉的回流。服药后微小动脉供血改善，说明中药对微小动脉口径有扩张作用。

本病由素体阴虚，加以情志失调，长期恣食甘肥，日久酿成内热，消谷耗津发为消渴。病由气阴不足，阴虚内热，络脉瘀阻而得，发病初期病变多在小脉络，晚期则多侵犯大血管。通过微循环观察发现：糖尿病坏疽患者是动静脉同时受累的疾病，由于小静脉口径较小动脉大，所以能代偿小动脉的回流。本方剂生地、山萸、山药、丹皮、茯苓、泽泻、知母、黄柏滋阴降火，银花清热解毒，桃仁、红花活血通经，祛瘀止痛，黄芪益气，共同组成益气养阴、活血化瘀之剂。治疗后甲皱微循环的变化，充分证明了本方剂具有促进循环、扩张动脉口径的作用。

本型的治疗，应以清热解毒为主，以控制感染。常用药物有金银花、玄参、蒲公英、板蓝根、毛冬青、甘草等酌加活血通络之品。若辨证属热毒内蕴，气血不和，用清热解毒之品加活血化瘀之剂，取效理想，对于阳虚有瘀者以养阴清热、益气化瘀之剂而建功。

做好伤口的处理，亦是提高疗效的重要环节，不同的坏疽发展期，有不同的外科处理方法。热毒型脱疽坏死三期，在清洁换药的前提下，亦可用庆大霉素等湿敷。对于坏死组织予以部分切除，乃为控制感染手段之一。

第四节　多发性大动脉炎

❖ 治验 1

黄某，女，35 岁，农民。于 1983 年 1 月 17 日诊治。

主诉　双上肢麻木困痛已 5 年，左小指砸破已 1 个月。

现病史　1978 年因劳累后感双上肢发凉、沉困、麻木，挠及尺动脉消失。因症状不明显，未予以治疗，病情时轻时重。3 个月前，左上肢沉困、麻木、疼痛，色变苍白，后经上级医院检查，诊为“多发性大动脉炎”，服激素药及血管扩张药物治疗，均无明显好转。1个月前，右下肢亦感麻木、凉痛，又因不慎砸伤左小指以致溃破，久不愈合。

检查 双上肢发凉、麻木、左上肢肤色苍白。右下肢疼痛麻木，入夜疼痛加重。左足大趾指甲尖有一面积约0.5cm×0.5cm的黑色斑块。左手挠、尺、肱动脉及右足背、胫后动脉搏动均消失。左小指溃破，色淡，呈干性坏死。右上肢血压100/60mmHg，左上肢血压测不到。

实验室检查 白细胞计数13.8×10^9/L，中性粒细胞0.74，淋巴细胞0.20，单核细胞0.02，嗜酸粒细胞0.01，杆状细胞0.03，血红蛋白140g/L，红细胞计数4.9×10^{12}/L，血小板计数164×10^9/L，红细胞沉降率2mm/h。

甲皱微循环检查 甲皱血管管袢轮廓模糊，排列紊乱。血管管袢总数8根，其中正常2根，畸形6根，管袢口径短而细，血色淡红。血流速度192μm/s，血液流态呈虚线。血管运动计数10次/秒。

诊断 脉痹（多发性大动脉炎）。

辨证 脾肾阳虚，寒湿内侵，脉络受阻。

治则 温阳益气，活血化瘀。

处方 炮附片、当归、白术、桂枝、党参各15g，云苓、丹参、黄芪、白芍各30g，红花10g，川芎12g。

外科处理 伤口以三黄酊外敷，干纱布包扎。

服上方10剂后，头晕乏力减轻，疼痛亦减。继服33剂，疼痛完全消失，患肢色转红润，伤口愈合，温度上升，左寸口脉微能触及，可参加轻体力劳动。实验室检查：白细胞计数8.7×10^9/L，中性粒细胞0.67，淋巴细胞0.30，嗜酸粒细胞0.02，单核细胞0.01，血小板计数180×10^9/L，红细胞沉降率1mm/h。甲皱微循环检查：甲皱血管管袢清楚，排列整齐，管袢总数8根，其中正常6根、畸形2根。管袢口径仍短，血色淡红，血流速度550μm/s。血液流态仍为虚线，血管运动计数12次/秒，临床治愈。

❖ 治验2

刘某，男，54岁，教师。于1978年9月11日住院治疗。

现病史 因左上肢动脉搏动消失，合并头昏、头痛、眼花、胸闷，故而赴上海某医院检查，确诊为“大动脉炎”。后曾昏厥多次。先后住院1年余，曾用补益气血药物及西药治疗效果不明显。

有结核病史。

检查 形体消瘦，面色青黑，口唇紫暗，精神委靡。舌质紫黯、挟有瘀斑，舌苔黄厚腻。少腹部硬满，扪之疼痛。左上肢腋、肱、尺、桡动脉消失，血压测不到，肌肉萎缩、发凉、麻木、酸胀；右上肢及双下肢动脉搏动正常，右寸口脉沉数。

诊断 脉痹（多发性大动脉炎）。

辨证 瘀热阻于血脉。

治则 通瘀泻热。

处方 水蛭、大黄、桂枝、红花各15g，虻虫6g，桃仁10g，云苓30g。

上方服后，泻下黏黑如胶之便，扪之不碎，少腹硬满减轻。继用上方，先后共服80剂，舌质瘀斑已去，舌苔转薄黄，左上肢腋、肱动脉搏动恢复，尺、桡动脉已能触及，但仍沉细。血压已能测到，右寸口脉沉细。继以化瘀养阴药物调治，诸症减轻。

按 多发性大动脉炎属中医学脉痹的范畴，盖脉为血府，脉中水谷之精气，流注经络，灌溉脏腑，游行四肢，灌注百骸，若气血脏腑发生病变，其脉必受影响，此病为气血瘀阻、脉络不通所致。

方中诸药皆有破血行瘀之功，大黄、桃仁合用，推陈出新，润滑血脉；水蛭、虻虫血肉有情之品，通利血脉，使里热清，瘀血去，气血利，脉道通；更加桂枝、红花、云苓活血通阳祛湿，以加强抵当汤通瘀泻热之力。诸药合用，取得了较好的疗效。

❖ 治验3

丁某，女，28岁，干部。2000年8月10日初诊。

主诉 双侧桡动脉不能触及，头昏、乏力1年。

现病史 患者于1年前不明原因出现全身乏力，头晕目眩，心悸气短，低热，体温37.5℃，经常盗汗，四肢关节酸痛，双侧桡动脉不能触及，疑为结核病，到某市结核病防治医院检查后排除结核病，按“风湿热”进行治疗，服用中西药物（具体用药不详）治疗1个月，症状未能控制。后辗转几家医院治疗，先后诊断为“风湿热”、“心肌炎”等，服用中西药无数，症状时轻时重。7月中旬以来，症状加重，出现视力模糊，四肢关节酸痛无力，神疲乏力，心悸气短，常在午后发热，体温37.5℃左右。于今日就诊于唐祖宣。发病以来，神疲纳呆，腰膝酸痛，心悸气短。

检查 形体消瘦，面色萎黄。四肢软弱无力，双上肢桡动脉搏动不能触及，血压测不到。在颈部两侧、锁骨上窝可触及震颤，听诊时可闻及血管杂音，性质为收缩期吹风样，响度达Ⅲ级。眼底检查示：眼部缺血。舌质红，苔薄黄，脉无。

实验室检查 血常规：白细胞计数$12.5\times10^9/L$，红细胞计数$3.8\times10^{12}/L$，血小板计数$180\times10^9/L$。红细胞沉降率60mm/h。尿常规：尿蛋白（+++）。抗“O”正常。

心电图检查 S-T段改变。

多普勒超声检查 两侧颈总动脉供血较差，流速偏低。

血管造影检查 主动脉广泛狭窄，病变累及两侧颈总动脉。

中医诊断 脉痹。

西医诊断 多发性大动脉炎。

治则 滋补肝肾，活血通脉。

处方 当归、生地、玄参、赤芍各30g，丹皮、茯苓、牛膝各15g，水蛭、甘草各10g。

医嘱 肢体保暖。中药每日1剂，水煎服，日3次。

二诊 8月26日，患者头昏头晕，四肢酸软无力症状减轻，低热症状消失，双侧桡动脉搏动仍不能触及，血压测不到，舌苔同前，此乃气虚血瘀。

处方 当归、黄芪、生地、玄参、赤芍、麦冬各30g，丹皮、茯苓、牛膝各15g，水蛭、甘草各10 g。

三诊 9月11日，患者视力增加，双侧桡动脉搏动仍不能触及，血压可测及，为60/45mmHg。四肢关节酸痛症状消失，心悸气短症状得以显著好转。尿蛋白（+）。继服上方。

四诊 10月20日，经过2个多月的治疗后，两侧桡动脉不能触及，四肢症状消失，患者精神状态较佳，已恢复正常工作。眼底检查：眼部缺血明显改善。实验室检查：白细胞计数$8.5\times10^9/L$，红细胞计数$4.2\times10^{12}/L$，血小板计数$200\times10^9/L$。红细胞沉降率12mm/h。尿常规及心电图均正常。多普勒超声：两侧颈总动脉供血基本正常。临床治疗好转。

按 本案治疗采用了养阴活血法。此类患者临床多见头晕头痛，烦躁多梦，低热或午后潮热，周身关节酸痛，肢体酸痛无力或麻木，舌质红，苔薄白，脉细数或无脉。其病机为肝肾阴虚内热，血脉瘀阻。患者肝肾阴虚生内热，故盗汗，低热或午后潮热；外邪乘虚而入，阻遏脉络，气血凝滞，故肢体酸痛乏力，关节疼痛。治宜滋阴肝肾，活血通脉。常用当归、白芍、生地、玄参、麦冬、五味子、水蛭、丹参、甘草。本病发病之初，正气虚弱，血脉痹阻，故以当归补血汤、四物汤等化裁，扶正为先，待气阴恢复，病情好转后，按气虚血瘀论治，逐渐增加活血化瘀之品，收到较好疗效。

❖ 治验4

孙某，女，20岁，农民。2003年7月20日诊治。

主诉 双上肢乏力，发凉、麻木、困痛1年，加重3个月。

现病史 患者1年前劳累后感双上肢乏力，且发凉、沉困、麻木，桡、尺动脉消失。因症状不明显，未予以治疗，病情时轻时重。3个月前，症状加重，沉困、麻木、疼痛，色变苍白，后经某医院检查，诊断为“多发性大动脉炎”，服激素药及血管扩张药物治疗，均无明显好转。于今日就诊于唐祖宣。现面色苍白，纳呆气短，神疲乏力，头晕头昏，腰膝酸软。

检查 双上肢抬举无力，手指发凉、麻木、肤色苍白，活动后加重，不能参加体力劳动。手指肌肉萎缩。双侧桡、尺、肱动脉搏动均消失，血压测不到。在颈部两侧、锁骨上窝可触及震颤，听诊时可闻及收缩期吹风样杂音，向头部方向传导，响度达Ⅲ级。舌质淡，苔白，脉无。

实验室检查 白细胞计数13.8×10^9/L，中性粒细胞0.74，淋巴细胞0.20，单核细胞0.02，嗜酸粒细胞0.01，杆状细胞0.03，血红蛋白140g/L，红细胞计数3.9×10^{12}/L，血小板计数164×10^9/L。红细胞沉降率30mm/h。抗“O”正常。

甲皱微循环检查 甲皱血管管袢轮廓模糊，排列紊乱。血管管袢总数8根，其中正常2根、畸形6根，管袢口径短而细，血色暗红。血流速度192μm/s，血液流态呈虚线。血管运动计数10次/秒。

心电图 心室肥大，S-T段改变，为异常心电图。

中医诊断 脉痹（脾肾阳虚，寒凝血瘀）。

西医诊断 多发性大动脉炎。

治则 温阳益气，活血化瘀。

处方 炮附片、当归、白术、桂枝、党参各15g，云苓、丹参、黄芪、白芍各30g，红花10g，川芎12g。

医嘱 避免上肢过度用力。中药每日1剂，水煎服，日3次。

二诊 1月28日，服上方10剂后，头晕头昏、神疲乏力等症状明显改善，患肢血压、脉搏无明显改善。

三诊 2月18日，双侧桡、尺、肱动脉搏动不能触及。患者一般情况良好。处方：炮附片、桂枝、当归、白术、云苓各15g，丹参、党参、黄芪、白芍各30g，红花、水蛭各10g。

四诊 3月6日，患肢症状较前又有改善，方药不变。

五诊 3月27日，患者面色红润，饮食增加，精神状态良好，双上肢抬举有力，发凉、沉困、麻木等症状消失，但活动后症状又偶有发生。双侧桡、尺、肱动脉搏动不能触及。

六诊 4月5日，症状完全消失，但双上肢桡、尺、肱动脉搏动不能触及，可参加轻体力劳动。实验室检查：白细胞计数8.7×10^9/L，中性粒细胞0.72，淋巴细胞0.25，嗜酸粒细胞0.02，单核细胞 0.01，血小板计数 $180\times10^9/L$，红细胞沉降率 10mm/h。甲皱微循环检查：甲皱血管管袢清楚，排列整齐，管袢总数 8 根，其中正常 6 根，畸形 2 根。管袢口径仍短，血色淡红，血流速度 550μm/s。血液流态正常，血管运动计数 12 次/秒。心电图检查正常。临床治疗好转。

按　本病诱因多为寒湿内侵、劳累过度所致。盖寒湿内侵，脉络受阻，劳累过度，气血失养，血瘀经络而诱发此病，初期有全身发热，患肢色苍白、发凉、疼痛、麻木、全身乏力，间歇性跛行，记忆力减退，甚者抽搐及偏瘫。动脉搏动减弱或消失，患肢血压测不到，健侧血压则往往增高。本病的治疗，需视其不同情况适当选用温阳益气、活血通络之剂。

本例属脾肾阳虚，寒湿内侵，脉络受阻所致。患者脾肾阳虚，不温四末，故肢体发凉、怕冷；寒凝经脉，气血不行，肢体失养，则麻木、乏力；腰为肾府，肾虚则腰膝酸软；元阳不足，血脉失于温煦，故面色苍白；脾阳亏虚则纳呆，肾不纳气则气短。舌质淡、苔白等均为脾肾阳虚之象。治宜温阳益气，活血化瘀。临床治疗此类型多发性大动脉炎，常用炮附片、当归、白术、桂枝、党参、云苓、丹参、黄芪、白芍等，这是唐祖宣治疗本病脾肾阳虚型的经验方。方取炮附片温阳益气治其本，加当归、黄芪、桂枝益气通络，使阳气得通，血脉流畅；党参补脾生津，云苓健脾利湿，党参、白术、云苓相伍，以健脾化湿，鼓舞气血生化之源，丹参活血化瘀，共奏温阳益气，活血化瘀之功，临床以此方为基础，辨证加减，疗效显著。

❖ 治验 5

杜某，女，16 岁，学生。于 1998 年 8 月 8 日就诊。

主诉　全身乏力，双上肢发凉、麻木、酸胀 3 个月。

现病史　患者于 1998 年 6 月不明原因出现全身乏力，双上肢发凉、麻木、酸胀，经常头昏头晕，视力模糊，双眼常有一过性黑矇现象发生。起初认为是临近考试，劳累过度所致，未予在意，请假 3 天在家休息。但休息 3 天后症状日渐加重，且出现失眠、多梦现象，在某镇卫生院治疗，服用中、西药物（用药不详）治疗半个月未见效，后未继续治疗。1 周来症状又有所加重，患者不堪所扰，遂来院就诊。发病以来，精神不振，四肢倦怠无力，伴心悸气短，头晕头昏。

检查　形体消瘦，面色萎黄。双上肢发凉，自感麻木、酸胀，双手色泽苍白。视力下降，模糊不清。颈总动脉及双臂肱动脉搏动明显减弱，双侧桡动脉搏动不能触及，双上肢血压测不出。眼底检查示眼部缺血。舌质淡，苔薄白。

实验室检查　白细胞计数 $12.8\times10^9/L$，血红蛋白 140g/L，红细胞计数 $3.8\times10^{12}/L$，血小板计数 $170\times10^9/L$，红细胞沉降率 100mm/h。尿常规：尿蛋白（+ + +），抗“O”正常。

心电图检查　S-T 段改变。

多普勒超声检查　两侧颈总动脉供血较差，流速偏低。

中医诊断　脉痹（气血两虚，脉络瘀阻）。

西医诊断　多发性大动脉炎。

治则　益气养阴，活血通脉。

处方　黄芪 30g，党参、生地、麦冬、五味子、当归、丹参、牛膝各 15g，白芍、桂枝、水蛭各 10g。

医嘱　避免上肢过度用力。中药每日 1 剂，水煎服，日 3 次。

二诊　8 月 19 日，患者精神状态较好，头昏头晕、心悸气短、视物模糊等症状显著减轻，上肢麻木、发凉时间缩短，颈动脉搏动较前有力。治宜气阴两补，活血化瘀，自拟方药：黄芪 30g，党参、生地、麦冬、五味子、当归、丹参、赤芍各 15g，桃仁、红花、水蛭各 10g。

三诊 9月5日，头昏头晕、心悸气短、视物模糊等症状消失，饮食增加，四肢发凉、麻木、酸胀等症状基本消失，但上肢活动仍无力，双侧桡动脉搏动不能触及。

四诊 9月30日，患者饮食正常，一般情况良好，双侧桡动脉搏动不能触及，四肢活动有力，但活动后偶有麻木酸胀。

五诊 10月10日，患者全身症状稍改善，但消失动脉仍不能触及，视力恢复正常。眼底检查示眼部缺血症状改善。查白细胞计数 8.5×10^9/L，红细胞计数 3.9×10^{12}/L，红细胞沉降率15mm/h，尿蛋白（+）。多普勒超声：两侧颈总动脉供血基本正常。临床治疗好转。

按 本患者为气血两虚，挟瘀阻络所致，故治以益气养阴，补血活血。方中重用黄芪以补气，使气旺血行，祛瘀而不伤正。党参补脾益肺生津，生地滋阴清热，麦冬养阴益胃，五味子益气生津，当归味甘而重为补血上品，气轻而辛，既能补血，又能行血，补中有动，行中有补。丹参活血化瘀，白芍、桂枝和营通痹，水蛭活血通络，上药合用，使气足而血动，血动则脉通。

❖ 治验6

仇某，女，32岁，工人。于1995年10月12日初诊。

主诉 头昏头痛，胸闷乏力，右上肢麻木、无力10个月。

现病史 1995年初，患者不明原因突发头昏、头痛，心悸胸闷，自觉身体酸软无力，在本厂医务室以“感冒”治疗1周，症状无任何改善。后继续在本厂医疗室静脉滴注复方丹参注射液等，治疗5天，症状仍未控制。逐渐出现右上肢抬举无力，麻木、酸胀。继则右上肢肌肉萎缩，脉搏消失。经多方治疗，效果不佳。至今日就诊于唐祖宣，自述心悸胸闷，记忆力减退。

检查 形体消瘦，表情呆滞，面色苍白。双下肢及左上肢活动有力，血压正常。右上肢脉搏消失，血压测不出。苔薄白，质淡红。

实验室检查 白细胞计数 13.2×10^9/L，血红蛋白110g/L，红细胞计数 4.0×10^{12}/L，血小板计数 120×10^9/L，红细胞沉降率80mm/h。尿常规：尿蛋白（+++）。抗“O”正常。

心电图检查 S-T段改变。

动脉造影检查 右锁骨动脉远段显示不佳。

多普勒超声检查 两侧颈总动脉供血较差，流速偏低。

中医诊断 脉痹（气血两虚，脉络瘀阻）。

西医诊断 多发性大动脉炎。

治则 补益气血，和营通痹。

处方 黄芪30g，当归、白芍、川芎、丹参各15g，细辛6g，桂枝、水蛭、赤芍、生姜各10g，大枣5枚。

医嘱 注意休息。中药每日1剂，水煎服，日3次。

二诊 10月23日，患者心悸胸闷、头昏头痛、记忆力减退等症状显著减轻，右上肢脉仍不能触及。原方重用桂枝15g，加党参20g，以助温阳益气，和营通痹之力。

三诊 11月7日，右上肢脉仍不及，肌肉萎缩症状改善，右上肢上举有力，可以抬举至头顶。

四诊 11月22日，患者右上肢抬举有力，但脉博仍不能触及。查白细胞计数 9.8×10^9/L，红细胞计数 4.3×10^{12}/L，红细胞沉降率17mm/h。动脉造影未见异常。多普勒超声：两侧颈总动脉供血基本正常。临床治疗好转。

按 本案的主要病机是气血两虚，血脉痹阻。《素问·痹论》篇云：“风寒湿三气杂至合而为痹”，“痹在骨则重，在于脉则血凝而不流”。《素问·调经》论云：“寒独留则血凝泣，凝则脉不通。”本例属气血两虚，营血痹阻，经脉不通，凝滞血脉而发病。故治宜补益气血，和营通痹。方中黄芪益气振奋阳气，鼓动血行；桂枝、细辛温经散寒，蠲痹通滞；当归、川芎、赤芍、白芍、丹参养血活血化瘀，以促使血脉通畅；水蛭活血化瘀通络，生姜、大枣调和营卫，全方共奏益气养血、温经散寒、活血通脉之功效。

唐祖宣在临床实践中体会到，采用益气化瘀法治疗此病，其疗效明显优于单纯活血化瘀法。证实了中医气为血之帅，气滞则血凝，气行则血运的理论。益气化瘀法治疗多发性大动脉炎，重在补气行气，气足则能催血行、促血生、行血滞，从而达到活血化瘀的目的。

❖ 治验 7

何某，女，45 岁，干部。1993 年 3 月 16 日初诊。

主诉 左侧肢体发凉、麻木、酸困乏力 3 年，加重 5 个月。

现病史 1990 年 3 月 25 日 10 时，无明显诱因，出现头晕目眩欲倒地，自觉左侧肢体酸困乏力，发凉，翌日前去武汉协和医院就诊，当时查：左上肢血压测不到，右侧血压偏高，经多方面检查确诊为“多发性大动脉炎”并住院治疗 3 个月余，晕眩好转，肢体症状未见显效，经中医间断治疗仍效不显，一直坚持上班。去年 10 月中旬，自觉症状明显加重，精神极度疲惫、眩晕，双目干涩，面色㿠白，肢体麻木酸困，握物无力，小腿肚痉挛，虽又多方施治，无效，于今日求唐祖宣治疗。患者精神不振，夜眠多梦，不思食，二便自调。

检查 神志清楚，营养良好，发育正常。查左侧桡、肱、足背、胫后及腘动脉均不能触及。左侧肢体发凉麻木，酸困乏力，握物无力，小腿肚痉挛，肌肉弹性差，皮肤光薄，指趾甲脆薄。

实验室检查 血红蛋白 120g/L，白细胞计数 4.4×10^9/L，尿常规、便常规无异常。

甲皱微循环检查 管袢排列紊乱，畸形管袢增多，动静脉管袢膨大，血色暗红，血流呈柱线流。

中医诊断 脉痹（气虚血瘀，脉络痹阻）。

中医诊断 多发性大动脉炎。

治则 温阳益气，活血化瘀。

处方 黄芪 60g，附片、桂枝、川牛膝、白芍、水蛭、当归、首乌各 30g，全蝎、桃仁、红花各 10g，蜈蚣 3 条，茯苓、甘草各 15g。

医嘱 注意上肢保暖，避免上肢过度用力。中药每日 1 剂，水煎服，日 3 次。

二诊 3 月 23 日，患者精神好转，头晕目眩消失，肢体较前有力，小腿肚痉挛缓解，饮食改善，夜能眠，肢体温度未见改善。

三诊 3 月 30 日，左侧肢体发凉麻木，酸困乏力症状较前明显减轻，肌肉弹性较前增加。

四诊 4 月 10 日，患肢温度回升基本如常，麻木、酸困症状消失，握物有力，皮肤有弹性，指、趾甲开始增厚生长。好转出院。

按 患者入院见左侧上下肢体发凉，麻木，酸困乏力，持物无力，素体消瘦，精神不振，眩晕多梦，左寸口、桡、肱、足背胫后及腘动脉均不能触及，右侧肢体血压偏高，舌质淡紫，苔白腻，脉象细数，怀疑是动脉栓塞。由于本病病程较长，肢体未见严重缺乏营养而致筋枯肉腐及疼痛等症状，因此符合中医无脉症范畴，与脱疽之动脉栓塞完全不同。年逾中旬，气阴不足，邪得以入侵机体，致气血两虚，血瘀气滞，阻塞脉道，则见肢体诸多脉搏鼓动无力，不能触及；血虚不得荣筋，则见肢体麻木乏力痉挛，持物无力；气阴不足，不能上充，神明失养，则有时眩晕，多梦寐不安；罹病多年，气血内虚益甚，故有时症状加重；舌质淡紫，苔白腻，脉象细数为气虚血瘀之象。综观脉症，本病当属肢体左侧无脉症，以上下肢体并见为混合型，属气血不足，脉痹血瘀之象。本虚标实，本病程长，疗程亦长，多缠绵难愈，预后不佳。从治疗上来看，温阳是治疗的关键，大凡阳气有温煦、推动作用，只有阳充，气血才能周流畅通。

小　结

多发性大动脉炎是一种进行缓慢的全身动脉炎症病变，属中医的“脉痹”范畴。本病诱因多为寒湿内侵、劳累过度所致。盖寒湿内侵，脉络受阻，劳累过度，气血失养，血瘀经络而诱发此病，初期及有全身发热，患肢色苍白、发凉、疼痛、麻木、全身乏力，间歇性跛行，记忆力减退，甚者抽搐及偏瘫。动脉搏动减弱或消失，患肢血压测不到，健侧血压则往往增高。本病的治疗，需视其不同情况适当选用温阳益气、活血通络之剂。治验2辨其证属瘀热阻于血脉，用仲景抵当汤加减以通瘀泻热，使里热清，瘀血去，气血利，脉道通，故能获效。治验1虽有指端溃破等炎症病变，但未用清热解毒之剂，紧紧抓住了阳气虚弱、脉络瘀阻的病机，大剂运用温阳益气，活血通络之剂，而得到较好的效果。若患肢溃破，伤口感染，亦多出现热毒郁结、湿郁血络之证，可酌用清热祛湿之剂。病到后期，多出现阴阳两虚，宜益气养阴、活瘀通脉以善其后。

第五节　动脉硬化闭塞症（老年脱疽）

❖ 治验1

李某，男，67岁，退休工人。2002年3月1日就诊。

主诉　双下肢麻木、发凉、剧烈疼痛3个月。

现病史　2002年初，患者病因不明出现双下肢发凉、麻木、酸困、疼痛，活动后加重，继而足趾端青紫，遂入某医院住院治疗，症状时轻时重。后被诊断为“下肢动脉硬化闭塞症”，内服活血化瘀药物等治疗无效。有40年吸烟史。就诊于唐祖宣。

检查　形体消瘦，面色黧黑，表情痛苦。双下肢发凉、麻木、疼痛，遇冷加重，间歇性跛行。双足背、胫后动脉搏动消失，皮肤枯槁，肌肉萎缩，趾甲不长，汗毛脱落，患肢无汗，扪之冰冷。舌质淡、苔薄白，脉沉细。心率80次/分。血压130/80mmHg。

实验室检查　白细胞计数11.2×10^9/L，中性粒细胞0.85，淋巴细胞0.13，单核细胞0.02，血小板计数86×10^9/L，红细胞沉降率8mm/h，总胆固醇8.2 mmol/L，三酰甘油3.1mmol/L。

彩色超声多普勒检查　动脉内壁可见大小不等、形态各异的强回声结节，管腔与正常值比较有狭窄。

心电图检查　窦性心律、心房肥大。

中医诊断　老年脱疽（阳虚瘀阻）。

西医诊断　下肢动脉硬化闭塞症。

治则　温阳益气，活血化瘀。

处方　炮附子15g，黄芪、党参、麦冬、当归、丹参各30g，细辛6g，水蛭、干姜、炙甘草各10g。

医嘱　清淡饮食，勿过劳，禁烟酒、长距行走和久站立。中药每日 1 剂，水煎服，日 3 次。

二诊　3 月 12 日，患者双下肢发凉、麻木、疼痛等诸症减轻。但双下肢仍无力，上方加怀牛膝 15g，其他方药及用量不变。

三诊　3 月 26 日，患者患肢发凉、麻木症状较前有所减轻，患肢虽有疼痛，但疼痛程度轻，皮肤温度回升。

四至五诊　4 月 10 日，患者诸症好转。4 月 20 日，疼痛消失，麻木、发凉已明显好转，汗毛、趾甲开始生长，但足背胫后动脉仍不能触及。实验室检查：白细胞计数 7.4×10^9/L，中性粒细胞 0.72，淋巴细胞 0.26，单核细胞 0.01，嗜酸粒细胞 0.01，血小板计数 102×10^9/L，红细胞沉降率 15mm/h；总胆固醇 5.0mmol/L，三酰甘油 1.7mmol/L。血压 122/75mmHg。彩色超声多普勒检查示：动脉彩色血流充盈良好，边缘整齐。心电图检查仍为“左心室肥大”。

按　温阳益气、活血化瘀是治疗本病的基本法则之一。在本案治疗中，突出了“温阳”和“化瘀”这样两个关键点。本病本虚标实，气虚、阳虚是本，寒凝、血瘀是标，根据中医学“温则消而去之”、“气行则血行”、“瘀者化之”的理论，治宜标本兼治，即温阳益气，活血化瘀。在具体治疗中，唐祖宣视病情的不同阶段采用了相应的治疗方法。如四肢麻木疼痛，重者选用活血化瘀、益气温阳之品，如桃仁、红花、炮附子、当归、黄芪、丹参、赤芍；郁久化热溃破者酌用清热解毒之品，如金银花、玄参、板蓝根等；四肢发凉、苍白紫绀者以温阳益气为主，以达强心通脉、活血化瘀之功，但必须根据治病求本的原则，加用三七、丹参、赤芍、川芎等活血化瘀之品，以祛除血管中之沉渣。

❖ 治验 2

许某，男，78 岁。2004 年 3 月 9 日初诊。

主诉　右足趾发凉、麻木疼痛 1 个月。

现病史　患者 1 个月前足部受寒冷刺激后出现右足趾疼痛、发凉、麻木，长距离活动后即感右下肢酸困、胀痛，休息后可缓解，遇冷患足疼痛加重。曾在当地医院以“风湿病”治疗，服用中、西药物半个月而无明显疗效。后到当地按摩医院理疗按摩一周亦无效。现右足趾疼痛剧烈，遇冷加重，得温稍减，间歇性跛行。症见夜不得安眠，纳食减，大便稀溏，小便清长。

有长期吸烟史，有高脂饮食习惯，患高血压病 15 年。

检查　形体肥胖，精神不振，表情痛苦，全身畏寒怕冷。右足皮色苍白，干燥，趾甲肥厚不长，右足背、胫后动脉搏动消失。舌质淡有瘀点，苔薄白，脉弦紧。血压 169/96mmHg。

实验室检查　血糖 5.2mmol/L，尿糖（-），总胆固醇 7.5mmol/L，三酰甘油 2.59mmol/L。

血液流变学检查　红细胞压积 0.68，全血黏度 7.82，血浆黏度 2.98，红细胞电泳时间 25.5 秒。

多普勒超声检查　出现双角及低平波，提示血管弹性差，周围阻力高，有肢体供血不足。

下肢血流图　双下肢及双足呈低平波，弹性波消失，流量显著偏低。

中医诊断　老年脱疽（阳虚瘀阻型）。

西医诊断　下肢动脉硬化闭塞症。

治则　温阳益气，活血化瘀。

处方　细辛 6g，黄芪、党参、玄参、当归、丹参各 30g，怀牛膝、炮附子各 15g，水蛭、干姜、炙甘草各 10g。

医嘱　清淡饮食，禁烟酒，忌外伤及寒冷刺激。中药每日 1 剂，水煎服，日 3 次。

二诊 3月17日，右足趾疼痛、麻木明显减轻，夜能安眠，纳食增加，精神好转，继续服用，嘱高蛋白饮食。

三诊 4月3日，右足温度较前回升，触之无发凉感，患趾仍有疼痛，但疼痛程度较轻，患部皮肤色泽好转，舌脉同前。

四诊 4月17日，患趾疼痛、麻木基本消失，患足皮肤淡红，温度基本正常。多普勒超声：提示血管弹性较前好转，肢体供血基本正常。

五诊 4月30日，右足趾疼痛消失，右足发凉、麻木等症状亦消失，皮肤色泽及温度恢复正常，患者精神佳，饮食可，二便调。舌质淡，苔薄白，脉弦细。测血压127/84mmHg，血糖5.0mmol/L，尿糖（-），总胆固醇5.8mmol/L，三酰甘油1.8mmol/L。血液流变学检查：血细胞压积0.48，全血黏度5.8，血浆黏度1.78，红细胞电泳时间16.5秒。多普勒超声及下肢血流图无异常。随访半年无复发。

按 患者症状比较典型，如患足疼痛、发凉、麻木，跛行，有营养障碍表现，且有高血压、高血脂病史，血液流变学检查、多普勒超声、下肢血流图检查均提示血管弹性差，肢体供血不足，因此临床上不难诊断。因其具有全身畏寒怕冷，舌质淡，苔薄白，脉弦紧等一派寒象，故中医辨证属阳虚瘀阻，药用温阳益气，活血化瘀之剂而取效。

❖ 治验3

孙某，女，67岁，农民。2000年3月19日就诊。

主诉 左下肢发凉、麻木、疼痛2个月，加重3天。

现病史 2个月前患者自觉左下肢发凉、麻木、酸困，活动后加重。足趾部色泽苍白，继之趾端出现针刺样疼痛，入夜疼痛加重，影响休息，先后在当地辗转治疗（未明确诊断），内服中药（不详），并服用去痛片，静注丹参注射液，病情有增无减，于3天前趾端关节疼痛加剧，变色紫暗，活动受限，夜不得眠。患病以来患者精神不振，胃脘隐痛，呕不思食，大便不成形，小便短。

既往有胃脘痛病史5年。

检查 表情痛苦，面色萎黄，形体消瘦，肌肤干燥，目珠不黄，眼睑微浮，声音低沉，神疲乏力。左下肢发凉，麻木酸困，左足趾端皮肤色泽紫暗，疼痛剧烈，尤以夜间为甚，肢体肌肉弹性差，皮肤干燥脱屑，趾甲肥厚，干燥不长，活动受限，左足背有一硬币大小瘀斑。足背、胫后动脉搏动减弱。舌质暗淡，苔薄白，舌底脉络色暗，脉细弱。眼底视网膜动脉硬化。体温36.4℃，血压130/85mmHg，脉搏80次/分，呼吸18次/分。

实验室检查 白细胞计数12.3×10^9/L，血红蛋白125g/L，总胆固醇6.9mmol/L，三酰甘油2.6mmol/L。

心电图检查 无异常。

超声多普勒检查 左股动脉狭窄，血流不通，左下肢动脉硬化明显。

中医诊断 老年脱疽（气虚血瘀）。

西医诊断 下肢动脉硬化闭塞症。

治则 益气通络，活血化瘀。

处方 黄芪60g，当归、潞参、玄参、丹参各30g，桃仁、红花、赤芍、地龙、水蛭、延胡索各15g，甘草10g。10剂。

医嘱 禁烟酒、长距行走和久站立，忌外伤。中药每日1剂，水煎服，日3次。

二诊 3月30日，患者精神差，下肢发凉、麻木症状减轻，但夜晚疼痛仍剧，胃纳仍差。服上药后未见不舒。

三诊 4月12日，患者精神改善，左足疼痛基本消失，左足背瘀斑面积缩小，色泽好转。胃脘不痛，原方去延胡索。

四诊 4月22日，凉痛麻木症状基本消失，间歇性跛行较前改善，舌脉同前，纳食增加，二便正常，夜眠质量可。

五诊 5月1日，左足趾疼痛及间歇性跛行消失，左下肢及足部转温，无麻木发凉现象。实验室检查：白细胞计数 $9.3\times10^9/L$，血红蛋白 130g/L，总胆固醇 5.9mmol/L，三酰甘油 2.1mmol/L。超声多普勒检查示：动脉血流充盈良好，边缘整齐。临床近期治愈。

按 本例患者属气虚血瘀型。患者年老肝肾已亏，气虚血瘀，患肢失去濡养，不通则痛，其病在血脉，病理机制为气血凝滞，血脉阻塞所致。由于气虚血瘀，经脉阻塞不通，故有肢体发凉、怕冷、麻木、疼痛、间歇性跛行；气血瘀闭不通而有持续性固定性疼痛，夜间尤其加重；血瘀于肌肤则见皮色紫红、青紫、瘀斑、瘀点；气血不达四末，筋脉失养而有肢端营养障碍。舌质淡，苔薄白，脉细弱均为气虚血瘀之象。此型多属于Ⅱ期下肢动脉硬化闭塞症，严重者肢体缺血、缺氧，可能发生肢体坏疽。

方中黄芪益气健脾以益四肢肌肉，当归补血活血，丹参、桃仁、红花、川芎、赤芍活血化瘀舒筋，水蛭化瘀通络止痛。诸药合用，通而不伤正，补而不留滞，共奏活血化瘀，行气通络之效。现代药理研究也证明黄芪、当归等能调节免疫功能，改善周围血液循环，增加机体耐缺氧能力，丹参、红花、赤芍等能解除血管痉挛，使毛细血管网开放增多，改善微循环，促进侧支循环建立，并能降低全血黏稠度，促进血栓溶解。

❖ 治验4

张某，男，61岁，退休干部。1998年4月10日初诊。

主诉 双足发凉、麻木5个月，剧烈疼痛1个月。

现病史 患者于1997年3月因“脑血栓形成”住院治疗，2个月后好转出院。1997年12月双足出现发凉、麻木，怕冷，遇热时症状略减，受凉后加重，感觉迟钝，曾服用三七片、复方丹参片等活血化瘀药物及消炎止痛西药，疗效不佳。以后虽间断治疗，但一直未取得满意疗效。1个月前，出现双足剧烈疼痛，间歇性跛行，跛行距离为100m。无其他特殊病史。

检查 形体肥胖，精神不振，表情痛苦，胸闷气短。双足疼痛，入夜加重，彻夜难眠。间歇性跛行。足部皮肤有紫褐斑，皮温较低，双小腿肌肉萎缩，汗毛稀疏，皮肤干燥，双足趾甲增厚、干燥，小腿皮肤温度低，足部发凉，双足背动脉搏动消失。舌质淡紫，边有瘀点，脉沉细。

实验室检查 白细胞计数 $10.8\times10^9/L$，红细胞沉降率 3mm/h，总胆固醇 7.2mmol/L，三酰甘油 2.9mmol/L。

血液流变学检查 红细胞压积 0.72，全血黏度 8.82，血浆黏度 2.9，红细胞电泳时间 28.5 秒。

甲皱微循环检查 管袢轮廓模糊不清，排列紊乱不规则，管袢总数6根，其中正常管袢2根、畸形管袢4根，血色暗红，血液流态呈断线状，血管运动计数7次/秒。

中医诊断 老年脱疽（气虚血瘀型）。

西医诊断 下肢动脉硬化闭塞症。

治则 活血化瘀，益气通络。

处方 黄芪60g，当归、潞参、川牛膝、丹参各30g，赤芍、麦冬、红花、地龙、水蛭各15g，甘草10g。

医嘱 低糖低脂饮食，禁烟酒。中药每日1剂，水煎服，日3次。

二诊 4月17日，服上方后，患足症状略有好转，但效果不明显，因患者血脂较高，故配合应用活血化瘀通络之丹参注射液、腹蛇抗栓酶交替静脉滴注，每日1次。

三诊 4月28日，症状显著减轻，小腿开始转温，疼痛减轻，足部紫褐斑减少，跛行距离延长，精神状态较佳，夜间睡眠良好。停用参脉注射液和腹蛇抗栓酶。

四诊 5月10日，双足疼痛、麻木症状消失，足部紫褐斑消失，下肢皮肤温度恢复正常，肌肉弹性好，有光泽，趾甲开始生长。白细胞计数9.8×10^9/L，红细胞沉降率10mm/h。血液流变学检查：红细胞压积0.52，全血黏度6.10，血浆黏度1.68，红细胞电泳时间17.5秒。甲皱微循环检查：管袢轮廓清晰，排列较前规则，管袢总数8根，其中正常管袢6根、畸形管袢2根，血色淡红，血管运动计数10次/秒。

按 本案治疗以化瘀中药为主，兼以益气、养阴，并根据血液流变学检查结果，患者血液呈高凝状态，故在首诊服用中药疗效不明显的情况下，应用丹参注射液、腹蛇抗栓酶等药物静脉滴注，以降低血液黏度，扩张血管，解除血管痉挛，起到了迅速改善患肢血液循环，提高疗效、缩短疗程的作用。

❖ 治验5

肖某，男，70岁，农民。2000年3月27日就诊。

主诉 右下肢发凉、麻木、酸困疼痛1年，坏疽2个月。

现病史 患者于1999年3月出现右下肢发凉、麻木、酸困，活动及劳累后加重，足部变色苍白。因未及时治疗而逐渐加重，出现足趾部疼痛，入夜加重，跛行明显。虽屡经治疗，一直未见好转。2个月前因涉冰雪，症状再次加重，右足第二趾呈湿性坏疽，在当地卫生院行趾骨清除术，伤口未愈合（具体药物治疗情况不详）。1个月前右足大拇趾颜色渐变并溃烂，呈湿性坏疽，足背肿胀，彻夜疼痛，难以入眠。发病以来，患者精神不振，情绪低落，眠差纳呆，大便干，小便短赤。嗜烟，好辛辣，于今日就诊于唐祖宣。

检查 形体消瘦，表情痛苦，面色黧黑，肌肤无华。右下肢发凉、麻木、酸困，肌肤不温，趾甲肥厚不长，汗毛稀疏。右足第二趾疮口未愈，仍有脓液流出。右足大拇趾趾端湿性坏疽，呈暗黑色，灼胀疼痛，足前部色泽潮红，足背浮肿，活动受限。舌质红，苔黄腻，边尖有瘀斑，脉弦滑。

血液流变学检查 红细胞压积0.80，全血黏度8.1，全血还原黏度18.9，血浆黏度3.4，红细胞电泳时间25.5秒。

心电图检查 窦性心律。

超声多普勒检查 右股动脉狭窄，血流不通，右下肢动脉硬化明显。

中医诊断 老年脱疽（湿热毒盛型）。

西医诊断 下肢动脉硬化闭塞症（Ⅲ期Ⅰ级）。

治则 清热解毒，化瘀除湿。

处方 金银花、黄芪各45g，当归、玄参、薏苡仁、白芍各30g，苍术、黄柏、桃仁、红花、山药、甘草各15g。

医嘱 清淡饮食，禁烟酒、长距离行走和久站立。中药每日1剂，水煎服，日3次。

外科处理 用0.1%雷夫奴尔溶液清洁湿敷疮面，每日换药1次。

二诊 4月5日，患肢疼痛等诸症减轻，但坏疽未见明显好转，拟择期进行“咬骨术”。治疗方案不变。

三诊 4月12日，患者精神好转，纳可，右趾坏疽界限分明，分泌物减少，触之有活动感，疼痛。手术时机成熟，于当日行“咬骨术”，手术情况良好，坏疽完全分离，无残留死骨。加用抗生素以预防感染。中药继服原方。

四诊 4月22日，右足背不浮肿，色泽不潮红，伤口长势良好，无分泌物，基本无灼痛，舌质紫，苔黄，脉弦，右足趺阳太溪搏动消失。停用抗生素，中药继续服用原方。

五诊 5月15日，伤口愈合，无分泌物，右足背不浮肿，无潮红，舌质淡，苔薄黄，脉弦。血液流变学检查：红细胞压积0.50，全血黏度6.1，全血还原黏度13.9，血浆黏度1.64，红细胞电泳时间17.5秒。彩色超声多普勒检查：动脉彩色血流充盈良好，边缘整齐，色彩呈单一色。

按 本病的治疗在早期未溃时应以清热活血为主。根据气行则血行，气滞则血瘀的理论，在应用活血化瘀疗法时，适当加入益气、行气之品可提高疗效。实验证明活血化瘀药能扩张血管，改善血液循环和微循环，并可降低血脂，防止和减轻动脉粥样硬化的形成与发展。

❖ 治验6

冀某，男，58岁，农民。1994年8月12日就诊。

主诉 右下肢发凉、麻木、酸困、胀痛5日。

现病史 患者8月8日下午，冒雨在田间插秧，至夜晚8时左右，右下肢突然麻木、酸困，小腿肚挛急，屈伸不便，活动受限。自以为劳累过度，4小时后，小腿肚至趾端内觉胀痛难忍，不得眠。触及肢体发凉，膝关节以下皮肤潮红，在本村诊所未确诊，予口服药（不详），静脉滴注复方丹参注射液、维生素C、右旋糖酐等治疗2日。患者痛苦有增无减，遂于今日就诊，患者不思食，大便干，小便短赤。

平素身体健康。无心脏、肾脏、血液、内分泌及神经系统疾病；未患过肺结核、肝炎；亦无外伤病史。

检查 体温36.5℃，呼吸19次/分，脉搏78次/分，血压106/73mmHg。神志清，发育正常，被动体位，查体合作。痛苦面容，扶足而坐。右下肢发凉、麻木、酸困，足趾部内觉困胀疼痛，活动艰难，入夜疼痛加重，不得眠。肢体皮肤色泽潮红，触及肢体发凉，皮肤营养差，足背、胫后及腘动脉不能触及。

实验室检查 血常规：血红蛋白120/L，白细胞计数8.9×10^9/L。便常规：黄色软便，镜下（-）。尿常规：淡黄色尿液，蛋白（-），镜下：黏液丝（++）。

心电图检查 窦性心律。

甲皱微循环检查 血色暗红，畸形管袢增多，管袢排列紊乱，血流呈断线，血管运动计数减少。

中医诊断 老年脱疽（湿热内蕴，气滞血瘀）。

西医诊断 下肢动脉硬化闭塞症。

治则 清热除湿，活血化瘀。

处方 银花、蒲公英各60g，玄参、白芍各45g，当归、苡仁、水蛭、丹参各30g，苍术、黄柏、甘草各15g，赤芍20g。

医嘱 卧床休息，畅情志，饮食宜清淡。中药每日1剂，水煎服，日3次。

二诊 8月20日，患者精神仍较差，体温36.5℃，呼吸19次/分，脉搏75次/分，血压117/77mmHg，夜疼，眠较差，肢体抬举仍无力，皮肤色泽同前，不思食。

三诊 8月26日，患者大便今晨已通，夜间胀痛较以前改善，肢体麻木酸困减轻，说明腑气已通，病情有好转一面，但皮肤色泽仍同前，不能着地行走，舌脉同上。

四诊 8月31日，患者肢体活动有力，麻木酸困，症状较前减轻，趾部胀痛剧烈已消退，痛势能忍，夜能眠3~4小时，皮肤色泽较前改善，精神好转，纳食增加，大便溏，舌质紫暗减轻，苔厚腻而不黄，脉象滑。

五诊 9月6日，患者患肢麻木、酸困症状较前减轻，足部胀痛已明显缓解，皮肤色泽改善，肢体温度同前，活动有力，夜能眠，精神尚可，大便畅，舌质淡紫，苔厚腻，脉象弦大。

六诊 9月10日，患者精神尚可，自述其肢体抬举有力，麻木酸困症状已缓解，趾部疼痛明显减轻，皮肤色泽潮红，肢体温度较前增高，足背、胫后及腘动脉仍不能触及。夜能眠，饮食尚可，大便稀，舌脉同上。

七诊 9月15日，患者趾部疼痛明显消退，肢体酸困症状已减，皮肤色泽已转淡红，温度增高，精神良好，夜能眠，二便自调，舌质淡紫，脉象缓，治按原方案。

八诊 9月20日，患者皮肤色泽及温度同前，足背、胫后及腘动脉仍不能触及，临床治疗好转。

按 从四诊来看，患者急性起病，首发症状以单侧肢体出现发凉、麻木、酸困，趾部剧痛，肢体色泽潮红，活动受限，右腘动脉搏动已不能触及，皮肤营养差等，未见脏腑功能失调症状，符合中医老年脱疽，西医动脉硬化闭塞症诊断。

患者形体瘦削，喜食辛辣、烟酒，素有蕴热，又时值长夏季节，湿热邪气当令，冒雨劳作，感受湿热病邪，卫气不达，湿遏热郁，内外合邪，阻滞气机，痹阻气血，渐行渐瘀，甚则气滞血瘀不通，则趾部困胀疼痛。由于湿为阴邪易伤阳气，故入夜疼痛加重；湿热阻滞，气血运行不畅，则肢体发凉，麻木酸困；气滞血瘀，素体蕴热，津液受灼，则见大便干，小便短赤，舌苔黄厚腻。本病由湿热内蕴，气滞血瘀所致，故以清热除湿，活血化瘀而获效。

❖ 治验7

王某，女，65岁，工人。1993年8月9日初诊。

主诉 右下肢发凉、酸困，疼痛3年，本次发病半个月。

现病史 患者曾于1990年、1992年先后两次以"老年脱疽"住院，经服用温阳活瘀之品治疗，临床治愈，能够胜任工作。今年7月下旬，因过度劳累，右下肢症状再次发作，出现酸困、麻木，小腿肚挛急性疼痛，足部色泽潮红，在本单位职工医院，静滴脉络宁注射液1周，未效，趾部疼痛明显，于今日再次求治于唐祖宣。现症见纳呆，夜眠差，大便不成形，小便短。

平素身体健康，无心脏、肾脏、血液、内分泌及神经系统疾病，无传染病史可记录。

检查 神志清，精神差，营养良好，发育正常，查体合作。右下肢发凉、麻木、酸困，小腿肚挛急，趾部呈针刺样疼痛，活动后症状加重，色泽潮红，足背、胫后动脉不能触及，跛行。

实验室检查 血常规：血红蛋白110g/L，白细胞计数8.4×10^9/L。尿常规：淡黄透明，蛋白（-），镜检（-）。大便常规：黄色软便，镜检（-）。

甲皱微循环检查 微动脉血管痉挛，血管弹性差，畸形管袢增多迂曲，扭绞，微血流时快时慢，血色暗红，排列紊乱，血流流态呈絮状流。

中医诊断 老年脱疽（寒凝脉络，气滞血瘀）。

西医诊断 下肢动脉硬化闭塞症。

治则 温阳益气活瘀。

处方 附片、当归、水蛭、丹参、白芍、白术、川牛膝各30g，干姜、桂枝、潞参、麦冬、赤药各15g，黄芪45g，桃仁，红花各10g，五味子12g。

医嘱 肢体保暖，忌外伤，禁烟酒、长距行走和久站立。中药每日1剂，水煎服，日3次。

二诊 8月16日，近日来守服上药，患者精神好转，右下肢麻木、酸困症状仍同前，趾部疼痛发作次数减少，小腿肚挛急减轻，足部昼夜不温，夜眠3～4小时，饮食仍不多，大便不成形，继续原方案治疗。

三诊 9月1日，近日来由于天气变化，患者自觉下肢发凉，麻木酸困明显，趾部疼痛仍同前，夜眠不佳，足部色泽仍潮红，精神尚可，纳食同前，治宜温阳益气活瘀。治疗方案同上。

四诊 9月20日，患者下肢麻木酸困症状减轻，温度较前升高，皮肤色泽潮红，趾部疼痛已减轻，夜能眠。患者精神良好，二便自调，舌质紫，苔白腻，脉象沉缓而有力，足背胫后动脉仍不能触及，治疗方案同上。

五诊 10月5日，近日患者自觉麻木、酸困症状较前减轻，趾部夜晚疼痛已基本消失，小腿肚肌肉触及弹性仍差，温度改善，色泽淡红，纳食夜眠尚可，舌质淡紫，苔白腻，脉象沉而有力，治宜上方。

六诊 10月22日，近几日来，天气变化，患者下肢症状稳定，未见明显阳性体征，精神良好，夜能眠，二便自调，治宜温阳益气活瘀。效不更方，但应重用益气之品。

七诊 11月6日，患者趾部疼痛发作次数减少，足部夜能回温，色泽淡红，夜能眠，精神良好，饮食增多，二便自调，舌质淡，苔薄白，脉象缓有力。临床近期治疗显著好转。

按 患者原有老年脱疽病史，此次患病以右下肢发凉、麻木、酸困，跛行疼痛为特点，乃气血亏虚，不能充养所致，仍属老年脱疽范畴。患者得病日久，反复发作，正气亏损，精血亏耗，加之年过六旬，肾气不足，气血阴阳俱虚，肾阳虚不能温煦脾阳，脾阳虚不能培补肾阳，以致脾肾阳虚，阴寒内盛，寒性凝滞主收引，故导致气滞血瘀，不通则疼。舌质紫，苔白腻，脉象沉迟均为阳虚寒凝，血瘀气滞之象。

❖ 治验8

张某，男，75岁，干部。1996年6月17日初诊。

主诉 左下肢发凉，麻木，酸困，跛行6个月，灼胀痛10天。

现病史 患者1995年12月下旬，发现左下肢发凉酸困，足部皮肤色泽潮红，继之趾部凉痛彻骨，遇冷及夜晚痛剧不得眠，先在住地诊所治疗，未明确诊断，口服中、西药物（不明），效果不佳，病情日渐加重，跛行严重，不能做家务。10天前，足前出现灼胀疼痛，色泽紫暗，浮肿，虽经积极治疗无效，于今日求唐祖宣治疗。患者精神不振，发育正常，营养一般，神清。纳差，夜眠差，大便干结，小便短赤。

患高血压病多年，经常口服降压药物。

检查 左下肢发凉麻木酸困，跛行，足部灼热胀痛，色泽紫红，浮肿，肢体肌肉萎缩，皮肤粗糙，趾甲增厚干燥不长，足背、胫后动脉不能触及。舌质淡紫，苔厚腻，脉弦。血压140/77mmHg。

实验室检查 血常规：血红蛋白120g/L，白细胞计数11.6×10^9/L。尿、便常规均正常。

甲皱微循环检查 微动脉血管痉挛，血管弹性差，畸形管袢增多，迂曲、扭绞，血色暗红，排列紊乱，血流时快时慢。

中医诊断 老年脱疽（湿热内蕴，气滞血瘀）。

西医诊断 下肢动脉硬化闭塞症。

治则 清热除湿，活血化瘀。

处方 银花45g，玄参、当归、蒲公英、薏苡仁、水蛭、白芍、丹参各30g，黄柏12g，赤芍20g，乳香、没药各10g，苍术、甘草各15g。

医嘱 卧床休息，忌外伤，禁烟酒、长距行走和久站立。中药每日1剂，水煎服，日3次。

二诊 6月22日，患者精神较前改善，足部肿胀好转，剧痛缓解，大便通，饮食仍差，舌质紫红，苔黄厚腻，脉象弦滑。

三诊 6月27日，患者神清，精神好转，纳食增多，大便稀。夜能眠3小时左右，足部浮肿消退，灼胀疼痛明显缓解，局部色泽改善，舌质紫，苔厚腻，脉象弦滑，病情好转。

四诊 7月2日，患者精神良好，夜能眠，足部疼痛缓解，触及温度尚可，肢体活动有力，皮肤色泽仍差，足背胫后动脉仍不能触及，饮食增加，大便稍稀，舌质淡紫，苔腻，脉象弦。

五诊 7月7日，患者精神好，肢体活动有力，趾部色泽差，潮红，疼痛明显减轻，能够下床少量活动，舌质淡紫，苔白腻脉象弦滑，症状显著好转。

按 患者年高体衰，气血不足，真阴真阳虚弱，不能充养濡滋四末，故出现上述诸症，中医属“老年脱疽”范畴。辨证为气滞血瘀，又因感受水湿之邪，入里化热，湿热交结，蕴阻脉络，故湿热内蕴，气滞血瘀为主要病机。病位在脉、在内，患者虽年事已高，但属实证。故治疗宜清热除湿，活血化瘀为主，待症情改善后，再依据脏腑或气血阴阳之盛衰，损其有余，补其不足，但须坚持服药，方能改善。

❖ 治验9

申某，女，68岁，农民。1993年6月15日初诊。

主诉 右侧半身不遂2年，右下肢发凉、麻木1年，加重1个月。

现病史 患者于1991年6月11日18时，突然心慌，头晕倒地，被扶起时，发现右侧肢体完全不能活动，语言謇涩，神志尚清，即急送本市某医院。自诉以“中风”住院治疗近1年，留下右侧肢体发凉、麻木、酸困，皮肤干燥，脱屑，足部色泽苔白，活动后症状加重。又间断静滴注脉络宁注射液、内服中药（不详）治疗，效果不理想。1993年5月13日夜，右下肢出现挛急性疼痛，麻木、酸困明显，足部昼夜不温，呈尸体色泽。5月28日由家人陪送就诊于唐祖宣，查右足背及胫后动脉不能触及，诊为“中风脱疽”，发病以来，神志清楚，精神倦怠，食少、小便短、大便溏。

检查 体温36.5℃，呼吸23次/分，脉搏83次/分，血压107/81mmHg。营养中等，发育正常，右下肢发凉、麻木、酸困，皮肤干燥脱屑，趾甲生长缓慢，趺阳及太溪脉不能触及。

实验室检查 血常规：血红蛋白125g/L，白细胞计数11.0×10^9/L。尿常规、便常规正常。

甲皱微循环检查 管袢排列紊乱，血流速度缓慢，血液流态呈虚线状，血色淡红。

中医诊断 中风脱疽（心脾气虚，痰浊内阻，气滞血瘀）。

西医诊断 ①瘀滞性坏疽；②脑血栓形成后遗症。

治则 益气，化痰，活瘀。

处方 黄芪60g，竹茹、枳实、陈皮、半夏、当归、白术、五味子各15g，桃仁、红花、潞参、生姜、甘草各10g，云苓30g，麦冬20g，大枣5枚。

医嘱　低糖低脂饮食，畅情志，禁烟酒，忌外伤。中药每日1剂，水煎服，日3次。

二诊　6月25日，近日患者精神较好，无明显不适，诸症无明显改善，治法同前，继观疗效。

三诊　6月30日，患者精神较好，昨日因活动时扭伤膝关节软组织，疼痛不止，给抗炎、活血化瘀之品内服外擦，中药汤剂，仍以前方为主，佐以阴柔养肝，养血活血行气之品。

四诊　7月15日，患者精神良好，纳食尚可，膝关节处无疼痛，治以原方治疗为主，重用黄芪、当归，以温养益气，化痰通脉。

五诊　7月28日，患者精神良好，天气突变，下肢仍觉酸困无力，发凉明显，病情似有加重，夜眠不佳，纳食尚可，治宜上法，重用益气固正之品。

六诊　8月15日，近日来患者精神良好，饮食正常，肢体活动自觉有力，足部夜能回温，余证同上，治宜按原方案。注意调情志，尽量多休息。

七诊　8月22日，患者肢体触及温度较前改善，皮肤脱屑减轻，足背动脉、胫后动脉仍不能触及。趾甲未见生长，小腿肚酸困、麻木感缓解，精神良好，夜眠尚可，二便自调，舌质淡，苔腻，脉弦缓有力。

八诊　9月6日，患者自述双足部困胀不舒，活动后加重，伴有轻度疼痛，夜眠差，头昏口渴但不欲饮，纳差，治守上法，给西药感冒胶囊口服。

九诊　10月1日，今日患者不慎受凉，胸闷，头昏，纳食不下，舌质暗红，苔白腻，脉浮弦，肢体症状同前有所加重，治宜原方加柴胡、川朴、砂仁各10g，薏仁20g，滑石、杏仁各12g。

十诊　10月24日，患肢症状同前好转，肤色及温度与健侧相近，肢体麻木酸困感已消失，但活动后仍觉不舒，足背动脉及胫后动脉仍未触及，治当守法守方。

十一诊　11月20日，患肢症状稳定，温度及肤色基本正常，休息时无自觉症状，活动后无不适感，临床治疗症状好转。

按　此患者有中风病史3年，中风病例多有不同程度后遗症，但无缺血体征，现主要症状为右下肢发凉、麻木，酸困，肤色苍白，足背动脉及胫后动脉消失等肢体缺乏营养现象，因此可以诊断为中风诱发下肢脱疽，属中医脱疽范畴。

老年之人，发病较缓，因于疲劳及情志过极，诱发中风，加之素体痰盛，脉络痹阻，日久气滞血瘀，新血不生，脉道空虚，肌肉不得濡养，发为此病，故治以益气化痰，活血通脉。治疗的关键在于“痰”、“气”、“瘀”诸方面，只有痰化、气复、瘀祛，其症自然缓解。辨证是治疗的关键，治程中如有他症，应随时调整用药。

❖ 治验10

李某，男，62岁。1987年12月6日入院。

现病史　2个月前突发左足小趾肿胀，色紫红，手术切开引流后伤口腐烂，向四周迅速蔓延，踝以下水肿，按之凹陷，抗生素及中药治疗月余无效。1周前出现足背紫红、皱缩变细、坏死，伴口干欲饮，形体消瘦，尿赤便秘，舌质红绛，苔黄腻少津，脉象滑数。

检查　创面坏至足背，色紫暗，渗出黄绿色分泌物，其臭难闻，不痛，左下肢肌肉萎缩，皮肤枯槁。

实验室检查　血常规：白细胞计数$19.8\times10^9/L$，中性粒细胞0.83，淋巴细胞0.16，单核细胞0.01。

血液流变学检查　全血黏度5.7，血浆比黏度1.8，体外血栓形成，长度34mm，湿重76mg，干重39mg，血小板黏附性25.43%，红细胞变形性48%，红细胞电泳时间22.59秒，红细胞沉降率3mm/h，红细胞压积0.50。

甲皱微循环检查 管袢总数10根，其中正常管袢3根、畸形管袢7根，动脉管袢140μm，静脉管袢180μm，血色暗红，血液流态呈断线状，血管运动计数6次/秒。

辨证 证属热伤津血，气虚血瘀。

治则 清热养阴，益气化瘀。

处方 银花、玄参、石斛、丹参、黄芪、黄柏、薏苡仁各30g，麦门冬、五味子、当归、党参各15g，甘草、大黄各10g，蒲公英45g。

水煎服，每日1剂。上方加减共服65剂，伤口愈合，温度回升，皮肤红润。血液流变学检查：全血黏度5.1；血浆比黏度1.5；体外血栓形成长度25mm；湿重59mg，干重26mg；血小板黏附性25.14%；红细胞变形性62%；红细胞电泳时间22.18秒；红细胞沉降率6mm/h；红细胞压积0.48；血液流变学有明显改变。甲皱微循环检查：管袢形态恢复正常，轮廓规则清晰，管袢数目10根，正常管袢7根，动脉管袢长230μm，静脉管袢长度240μm，动脉口径20μm，静脉口径30μm，袢顶宽35μm，血管运动计数7次/秒，血液流态呈虚线状，血色淡红，微循环有显著改善。

❖ 治验11

赵某，女，66岁，农民。于1980年3月28日入院治疗。

主诉 左足剧痛10天，发黑坏死已5天。

现病史 10天前突发左足发凉、麻木，在本地用消炎止痛药无效。后发现拇趾起一暗紫色包块，疼痛剧烈。拇指渐呈暗紫色，干性坏死，不能行走，来求唐祖宣治疗。

检查 形体消瘦，面色黧黑，表情痛苦。股与股以下动脉搏动消失，左拇趾干性坏死，色呈暗紫，皮肤枯槁，肌肉萎缩。舌红、苔黄腻、脉缓。心率60次/分，血压119/68mmHg。

实验室检查 血红细胞计数4.2×10^{12}/L，血红蛋白110g/L，白细胞计数17.0×10^{9}/L，中性粒细胞0.82，淋巴细胞0.12，单核细胞0.04，嗜酸粒细胞0.02，血小板计数230×10^{9}/L，红细胞沉降率104mm/h；血胆固醇3.47mmol/L；血糖4.75mmol/L。

诊断 老年脱疽（动脉硬化闭塞症）。

辨证 年老体弱，气血运行失常，湿郁脉络，郁久化热。

治则 清热解毒，化湿益气。

处方 金银花、玄参各45g，白芍、蒲公英、黄芪、黄柏、薏苡仁各30g，当归15g，苍术、甘草各10g。

服上方2剂，疼痛减轻，余症均有好转。血白细胞计数16.4×10^{9}/L。上方继服4剂，静止痛减轻。治疗过程中由于左拇趾伤口化脓，配合用抗生素1周。继服中药15剂后，复查：白细胞计数9.7×10^{9}/L，中性粒细胞0.74，淋巴细胞0.25，单核细胞0.01，血小板计数210×10^{9}/L，红细胞沉降率16mm/h；血胆固醇3.88mmol/L；血糖5.67mmol/L。

上方共服38剂，静止痛基本消失。

外科处理 左拇趾溃疡初为干性坏疽，用三黄酊局部外敷包扎，化脓后引流，并以紫草膏、九一丹等外敷。肉芽组织鲜红时用玉红膏外敷，出院时溃疡愈合。

按 高龄之人，气虚血少，阳虚瘀阻者居多。该患者由于湿郁脉络，郁久而成化热之象，此乃脾湿不运、虚火上炎之证。虑其高龄体弱而用温阳之品，则助热生湿；大剂运用清热之剂，能使热清湿退，坏疽才能向愈。

❖ 治验12

李某，男，76岁，工人。于1982年4月19日入院治疗。

现病史 双下肢足趾端紫绀，遂入某医院住院治疗，症状时轻时重。后被诊为“血栓闭塞性脉管炎”，内服活血化瘀药物，外敷药膏等治疗无效。半个月前左足拇趾紫暗坏死，昼夜剧痛，不能控制而求治于唐祖宣。

有60年吸烟史，每天抽烟30支以上。

检查 形体消瘦，面色黧黑，表情痛苦。双足背、胫后动脉搏动消失，皮肤枯槁，肌肉萎缩，趾甲不长，汗毛脱落，患肢无汗，扪之冰冷。左足拇趾紫黑坏死。舌质红、苔薄白，脉沉细。心率80次/分。

实验室检查 白细胞计数11.2×10^9/L，中性粒细胞0.85，淋巴细胞0.13，单核细胞0.02，血小板计数86×10^9/L，红细胞沉降率40mm/h。血压130/80mmHg。

四肢血流图检查 双足背动脉弹性消失，血流量减少，双前臂波幅稍降低，左足波幅0.038欧姆，右0.065欧姆，图形呈低平波，前臂波幅左0.058欧姆，右0.065欧姆，图形均呈陡直波。

心电图检查 窦性心律、心房肥大。

诊断 老年脱疽（动脉硬化闭塞症）。

辨证 患者年老体弱，阴阳俱虚，脾主四肢，脾阳不足则四肢发凉，气血虚少，瘀阻血脉发为脱疽。

治则 益气养阴，温阳活瘀。

处方 金银花、云苓、白芍、玄参、当归、丹参各30g，白术、苍术、薏苡仁、黄柏各15g，炮附子、甘草、红花各10g。

外科处理 左足拇趾清洁换药，用干敷料包扎。

服上方20剂，紫黑色稍退，疼痛减轻。上方加黄芪30g继服，前后共服53剂，疼痛消失，麻木发凉已愈，足趾青紫消退，左足拇趾退了一层黑痂后色变红润，汗毛、趾甲开始生长，已能行走2000m以上无反应，但双足背、胫后动脉仍不能触及。实验室检查：白细胞计数7.4×10^9/L，中性粒细胞0.72，淋巴细胞0.26，单核细胞0.01，嗜酸粒细胞0.01，血小板计数102×10^9/L，红细胞沉降率24mm/h；血压130/80mmHg。双下肢血流图检查：双下肢及足背动脉弹性减弱，动脉搏动血流量减少，以右侧为著。足波幅左0.045欧姆，右0.035欧姆。小腿左0.043欧姆，右0.035欧姆，图形均呈低平波。血流较治疗前有所改善。心电图检查仍为“左心室肥大。”近期疗效评定，属临床治愈。

按 本案初看呈阳虚之体，但深入分析，患者形体消瘦，气短乏力，则有气阴不足之证，脾肾阳虚，心阴不足，患病日久，气血瘀滞，郁久发热，寒热错杂，若温阳则伤阴助热。高龄之体，不耐峻药之克伐，故温阳与养阴同用，清热益气与活血化瘀并施，收到了预期效果。

❖ 治验13

崔某，男，67岁，农民。于1982年2月22日初诊。

主诉 右足趾干性坏死、剧烈疼痛已13天。

现病史 1982年2月9日，原因不明突发右下肢疼痛、麻木、痉挛，继则向上发展至腓肠肌处，足背呈尸体样苍白色，趾端色暗紫，呈干性坏死，剧烈疼痛，夜难入眠。当地医院诊为“血栓闭塞性脉管炎”，治疗无效，经介绍求治于唐祖宣。

动脉硬化病史已10年；6年前曾患风湿性关节炎，右下肢膝关节强直疼痛，经治好转。

检查 形体消瘦，面色萎黄，表情痛苦，双足背、胫后、双挠、尺动脉均消失，足趾趾端色紫，呈干性坏死。患肢无汗，汗毛脱落，趾甲不长。四肢扪之冰冷，下肢尤甚。舌红、苔薄白，脉弦大迟。心率56次/分。

实验室检查 红细胞沉降率34mm/h。

诊断 老年脱疽（动脉硬化闭塞症）。

辨证 患病日久，气血虚少，肾阳不足，失去温煦之力，瘀阻脉络而成脱疽。

治则 温阳益气，活血化瘀，兼以清热养阴。

处方 白芍、云苓、丹参、金银花各30g，白术、炮附子各15g，红花10g，三七粉5g（冲服），玄参45g。

外科处理 外用三黄酊局部外敷包扎。

服药10剂后，疼痛减轻，夜能入眠，先后共服药90剂，静止疼痛完全消失。足趾退了一层黑痂，温度明显增高，右足色转红润，趾甲、汗毛开始生长，患肢出汗，可以连续行走1500m无不适感。经检查：红细胞沉降率2mm/h。

按 该例患者宿有久疾，肾阳不足，气血虚少，四肢失去阳气的温煦，故发为坏疽。治疗中，首先辨明年老体弱，肾阳不足这一要点，以真武汤以温肾补阳，促进血液循环，下肢疼痛之症得到了改善。患者久有动脉硬化病史，根据治病求本的原则，加用三七参、丹参、红花活血祛瘀，于温阳化瘀大剂药物中加金银花、玄参以清热养阴，辅助化瘀之剂以软化血管，又能祛血脉中之郁热。温阳清热养阴同用，一浊一清，促进气血循环，消退血管炎症之病变，乍看似谬，实有实际之效，治疗前红细胞沉降率高达34mm/h，这可能是由于脾肾阳虚，寒湿内侵，用温阳益气活血瘀药物使湿祛阳气恢复之故。

❖ 治验14

唐某，男，64岁。1985年12月2日入院。

主诉 左足小趾溃破2个月余，前半足湿性坏死已7天。

现病史 2个月前突发左足小趾肿胀，色紫红，误以疔毒治疗，手术切开引流后伤口腐烂延开，向四周迅速蔓延，踝以下水肿，按之凹陷，先后用抗生素及服中药治疗月余无效，1周前足背紫红，皱缩变细，坏死，又被诊为血栓闭塞性脉管炎，建议截肢，患者不愿，求唐祖宣治疗。

1948年右腿受枪伤致残废，有30年的吸烟史，每日1包半以上，日饮酒半斤。

检查 形体消瘦，面色青黄，精神委靡，营养欠佳，表情痛苦，口舌干燥，渴而不欲饮，纳差，心烦不宁，小便黄赤，大便秘结，舌质红绛，苔黄腻少津，脉象滑数，搏动110次/分。创面坏至足背，色紫暗，渗出绿黄色分泌物，异臭难闻，但不疼痛，左下肢肌肉萎缩，皮肤枯槁。

实验室检查 白细胞计数19.8×10^9/L，血红蛋白110g/L，中性粒细胞0.83，淋巴细胞0.16，单核细胞0.01，红细胞沉降率15mm/h，血小板计数98×10^9/L，血胆固醇2.32mmol/L，尿糖(－)。

心电图检查 左心室高电压，血压120/80mmHg。

甲皱微循环检查 管袢轮廓模糊不清，排列紊乱不规则，管袢总数10根，其中正常管袢3

根，畸形管袢7根，动脉管袢140μm，静脉管袢180μm，动脉口径10μm，静脉口径20μm，袢顶宽30μm，血色暗红，血液流态呈断线状，血管运动计数6次/秒。

辨证　证属热伤津血，气滞血瘀。

治则　清热养阴，益气活瘀。

处方　银花、玄参、草石斛、丹参、黄柏、薏苡仁各30g，麦门冬、五味子、当归、党参各15g，甘草、大黄各10g，蒲公英45g。

服上方5剂，创面组织周围水肿消退，大便通畅，腑热已祛，口渴舌燥，心烦等症状缓解，白细胞计数13.5×10^9/L，上方去大黄，加连翘30g，继服10剂，坏死组织分界线已清，渗出脓性分泌物减少，趾节分离脱落，创面新生肉芽鲜红，治疗过程中，由于创面较大，伤口化脓，合用抗生素静脉滴注一周。服上方25剂时，伤口用三黄酊局部外敷，脓性分泌物基本消失，肉芽鲜红，查血白细胞计数9.8×10^9/L，血红蛋白115g/L，中性粒细胞0.78，淋巴细胞0.18，单核细胞0.02，嗜酸粒细胞0.02，血胆固醇4.65mmol/L，精神好转，饮食增加，二便正常，睡眠尚可。患足皮肤色泽，温度改善。上方加减共服65剂，伤口愈合，温度回升，皮肤红润，复查血常规，红细胞沉降率，血小板，胆固醇等均在正常范围。甲皱微循环检查：管袢形态恢复正常，轮廓规则清晰，管袢数目10根，正常管袢7根，动脉管袢长度230μm，静脉管袢长度240μm，动脉口径20μm，静脉口径30μm，袢顶宽35μm，血管运动计数7次/秒，血液流态呈虚线状，血色淡红，微循环治疗后观察有显著改善。

按　本病多以温阳益气、活血化瘀论治，在具体治疗中视病情的不同阶段而采用相应的治疗方法。四肢麻木疼痛，重者选用活血化瘀、益气温阳之品，如桃仁、红花、炮附子、当归、黄芪、丹参、赤芍；郁久化热溃破者酌用清热解毒之品，如金银花、玄参、板蓝根等；四肢发凉、苍白紫绀甚以温阳益气为主，以达强心通脉、活血化瘀之功。但必须根据治病求本的原则，加用三七、丹参、赤芍、川芎等活血化瘀之品。

小　结

老年脱疽是一种原因不明的老年动脉闭塞性疾病，由于肢体缺血缺氧而发生坏疽，随着科学技术的进步和人民生活水平的提高，人群寿命不断增大，老龄化已成为世界较为突出的问题，老年脱疽的发病率也相继提高，加之此病易和其他周围血管病相混淆，容易误诊，导致晚年截肢断臂而残死，由于临床症状特异，为了严格鉴别诊断，故提出“老年脱疽”的病名。

1. 对病因病机的探讨

临床观察：寒冷刺激为此病的发病诱因，本病多发于冬季，唐祖宣经治的患者中，属寒冷刺激诱发者居多，他们对气候变化敏感，耐寒力减退，遇冷病情加重，由于寒湿外侵，“寒气入经而稽迟，泣而不行”导致血管收缩，管腔狭窄，加之血液黏滞性升高，局部血流障碍，代谢减慢，导致血栓形成。

高龄正虚，禀赋不足为此病发生之根本，唐祖宣经治的患者，初诊时大多呈面色苍白，心悸乏力等正虚病容，大多数患者在膳食方面达不到营养学标准。导致正气虚弱，元气失守，气血耗伤而不能御邪，治疗中，首先提高患者膳食，鼓励患者多食高蛋白食物，促使了病情向愈。

由于各种因素反复作用于机体，导致脏腑功能失调，经络闭塞，气血运行不畅，今心阳不足，功能紊乱，使气滞血瘀，寒邪内侵，一派寒象相继出现，血脉挛急，经络阻塞，郁久为瘀，气血不通，四末失荣，诸症丛生，病属阴症范畴，随着病情发展，郁久为热，伤及阴血，阳热之症相继以生。临床症情复杂，虚实互见，虚则正气虚，实则脉道实。

2. 对疗效机制的探讨

老年脱疽属年老体弱，正气虚衰，津血耗亏，气血运行不畅所致，由于郁久为热，发为脱疽，基本方中麦门冬养阴益胃，五味子益气生津，补养肾气，人参补脾益肺生津，黄芪益气，取其气行则血行之意。玄参治脏腑热结，直走血分而通脉，外行经络而散痈肿，石斛养阴益胃生津而清虚火，红花活血祛瘀，丹参活血凉血，当归补血行血，银花清热解毒，甘草和中解毒，共组成养阴清热，益气活血之剂。

由于此病呈高龄正虚之体，唐祖宣始终采用补的原则，在服用益气药物的基础上，给予高蛋白饮食，他们都直接或间接的作用于机体，抑制症状，消除病因，使机体的偏倾得到顺势的纠正而取效。

恢复期：患肢色呈红紫，舌质暗灰一派瘀血表现，唐祖宣采用益气活瘀的法则运用于临床，使舌质渐变红，温度好转，伤口愈合，益气活瘀并用，能解除挛急，消除瘀阻，增进血脉运行，使侧支循环建立而取效。

从微循环观察中发现：治疗前与对照组相比，管袢数目少，清晰度差，排列紊乱，血流缓慢，流态和血色异常者多，动静脉口径缩小，经过治疗，管袢数目上升，清晰度明显好转，血流加快，流态和血色异常减少，动静脉口径扩张，和治疗前相比，均有显著差异。微循环的这种变化，证明了此方有清热养阴，益气活瘀之功。通过微循环观察：了解到本病袢顶有陈旧性出血，弹性减弱，动静脉腔内都有血栓形成，由于微循环障碍加重了局部病变，造成恶性循环，所以纠正微循环障碍不仅有利于临床症状的缓解，对预防肢体坏死的发生亦有一定的积极作用。

早期诊断，及时治疗是保存肢体的关键，唐祖宣经治的患者，多数由于早期诊断，治疗及时取得了较好的疗效，由于误诊治疗失时者，则失去了治疗机会。

第六节　雷　诺　病

❖ 治验 1

蓝某，男，29 岁，农民。于 1980 年 3 月 17 日初诊。

主诉　右手指受冷后苍白、青紫已 1 年，中指溃破已 3 个月。

现病史　1 年前因接触冷水频繁，右手指畏冷、麻木，时而苍白、青紫，手指僵硬，时有疼痛，冬季严重。3 个月前中指尖溃破流水。

检查　2 侧桡动脉搏动正常，用冷水刺激后手指立即变紫并冷痛，遇热则轻。中指顶部一节溃破，周围皮肤干燥。

诊断　脱疽（雷诺病）。

辨证　寒湿内侵，脉络瘀阻。

治则　温经散寒，活血通络。

处方　桂枝、炮附子、干姜、熟地、水蛭、黄芪各 30g，肉桂、细辛各 10g，蜈蚣 3 条。

外用处方　生川乌、生草乌、肉桂、细辛、花椒各 30g，透骨草 40g，伸筋草、红花各 30g。水煎外洗，每日 2 次。

服上药 10 天，苍白、青紫发作次数减少。中指溃破处结痂。改服：桂枝、熟附片、透骨草、川续断、红花、熟地各30g，杜仲20g，乌梢蛇15g，丹参40g，肉桂10g。20剂。外用药同上。服药后，指尖硬皮剥脱，不受寒冷刺激则苍白、紫绀不再发作，改服温经散寒、通瘀活络之品40剂。

服药后，受冷不再出现苍白、紫绀，手指溃疡愈合，可做一般工作，停用其他药物。用硫磺粉0.5g，水冲服，连服20天，以巩固疗效。1982年12月随访，已恢复原来工作。

按　此病因寒伤阳气，正气衰微，不能达于四肢所致。治疗时用大量温经、益气养血、活血化瘀之品，标本兼治，配合外洗，改善了局部血液循环，解除了血管痉挛故而取效。

❖ 治验2

于某，男，23岁，工人。于1973年1月2日入院治疗。

主诉　四肢苍白、紫绀、潮红已2年，四肢趾（指）尖溃破已2个月。

现病史　1970年冬在东北工作，因冻伤诱发四肢发凉、麻木、疼痛、行走不便。四肢颜色时而苍白，时而紫绀，时而潮红，触之冰冷，冬重夏轻，多方治疗无效。1972年10月右足第4趾、左足第2趾、左手小指、右手第2指溃破，流清稀脓液，夜晚疼痛加重。1972年12月经某医院检查，确诊为“雷诺病”。

有吸烟嗜好，每日10支以上。

检查　形体较胖，面色青黄，表情痛苦。舌质红、苔薄白，脉沉细迟。四肢发凉、麻木、有针刺样疼痛。做冷水试验：两手处呈苍白，2分钟后紫绀，由指尖渐及手掌，发凉、麻木疼痛；4分钟后皮肤颜色潮红。两足实验后亦有上述症状出现。四肢扪之冰冷，均有伤口，伤口色紫暗。趾（指）甲生长缓慢，小腿肌肉萎缩，皮肤枯槁。双足背、胫后动脉及双挠、尺、肱动脉搏动微弱。

诊断　脱疽（雷诺病）。

辨证　寒湿入络，瘀阻血脉。

治则　温阳祛湿，清热化瘀。

处方　金银花90g，川牛膝、黄芪、当归、丹参、草石斛各30g，党参、红花、玄胡、乳香、没药各9g，炮附片、桂枝、黄柏各15g，土茯苓45g。

外科处理　四肢伤口均以75%乙醇消毒，黄连油纱布外敷，干纱布包扎，隔日换1次药。

服上方6剂后，双下肢伤口流脓，仍疼痛。原方加白芍30g。又服2剂后，上肢症状减轻，但左足第3趾发黑仍流脓，上方加玄参60g继服。在治疗过程中，由于坏疽发展，曾静脉滴注小分子右旋糖酐10瓶。该方服235剂后，伤口愈合，静止痛消失，肤温升高，四肢动脉可明显触及，临床治愈。

按　此病虽属血管病，但不同于血栓闭塞性脉管炎等血管慢性炎症病变。其可能是由于寒冷刺激及精神因素，脉络受阻，血管痉挛所致。在治疗中，病情曾几次反复，症状时好时坏，但当紧紧抓住气虚血瘀这一病机时，处方用药灵活变动，便收到了较好的疗效。

寒冷和精神刺激是此病的主要诱因，中医学认为，寒湿内侵，客于脉络，气滞血瘀；阳气不达，怒气伤肝，肝气不舒，气滞则血瘀；惊恐伤肾，肾阳不足，阳气不能达于四肢，均可发此病。

以上病例多为寒冷诱发，为原发性雷诺病，均有发凉、麻木、针刺样疼痛，苍白、紫绀、潮红三联征是其必备之症状，甚则肢端发生溃疡或坏疽。

临床体会：从冬到夏治疗的病例病情就易于好转，从夏到冬治疗的疗效就较差，这说明此病与外界环境的影响有直接的关系。综合所举治疗的病例情况看，无论从冬到夏或从夏到冬均取得一定的疗效。由于病机是寒邪内侵，气滞血瘀，故治疗以通络、化瘀、除湿、舒肝、温肾之法治之，溃者酌加清热之品。临床体会：掌握药物的剂量是治疗本病的重要一环，温阳益气药物需大剂量方可祛除沉寒。外用熏洗药物可促进循环，解除痉挛，创面的外理各有千秋，处理得当，都可收到一定的效果。

❖ 治验 3

李某，女，42 岁，农民。1995 年 12 月 13 日初诊。

主诉 双手指掌苍白、紫绀、潮红，疼痛 2 个月，加重 3 天。

现病史 患者 2 个月前因长时间洗物，出现双手掌麻木，继则与冷水接触及遇寒冷刺激，手指肤色变白，继而紫绀，伴轻度针刺样疼痛，发作数分钟后自行消失，未及时治疗。近 3 天，因和家人生气，诸症突然加重，发作频繁，疼痛剧烈，缓解时间延长，在当地医院以“风湿”治疗不效，静脉滴注青霉素 2 天，症状减轻，于今日求治于唐祖宣。神清，精神不振，纳食及睡眠较差，大便干稀不调，小便可。

既往身体健康，无特殊病史。

检查 发育正常，营养欠佳，查体合作。冷水试验双手指掌肤色变白，继而紫绀、潮红，恢复正常，伴轻度针刺样疼痛，遇寒冷刺激及情绪变化，肢体症状加重。

实验室检查 血常规：血红蛋白 130g/L，白细胞计数 9.0×10^9/L。尿常规：淡黄色透明，pH 6，蛋白（+），镜检（+），尿糖（+）。便常规：软黄便，镜检（+）。

心电图检查 窦性心率。

中医诊断 脱疽（阳虚寒凝，气滞血瘀）。

西医诊断 雷诺病。

治则 益气温阳，活血化瘀。

处方 附片 20g，黄芪、白术各 30g，云苓、干姜、全蝎（另煎）各 12g，白芍、当归、通草、桂枝各 15g，细辛、桃仁、红花各 10g，蜈蚣（另煎）2 条。

医嘱 避免双手接触冷水。中药每日 1 剂，水煎服，日 3 次。

二诊 12 月 23 日，患者情绪稳定，症状改变不明显，舌脉同前。

三诊 12 月 31 日，配合心理护理，给予自护知识的指导后，患者情绪稳定，纳眠可，双手指掌症状发作次数减少，发作时症状减轻，由苍白转为紫暗，疼痛已不明显。

四诊 1996 年 1 月 15 日，近日患者精神良好，纳便可，夜眠好，舌质淡红，苔白薄，脉弦细，手指掌症状偶发，发作时仅潮红，已不疼痛，临床治疗好转。

按 患者为中年女性，素营养不佳，性情急躁，致使正气不足，易为邪犯。此次急性发病于寒冷刺激之后，盖阳气不足，骤为寒冷所袭，阴阳之气不相续接，故出现皮色苍白、紫绀、潮红；阳气来复则复常，中医属“脉痹”范畴，辨证为阳虚寒凝，气滞血瘀，病位在上，属本虚标实。体检示：神清，下垂肢体时症状加重，治疗上宜标本兼治，治以温阳益气，活血化瘀，以扶正祛邪，改善血液循环。方中附片、干姜、细辛、桂枝温阳通经；云苓、白术、通草除湿通络；黄芪益气；当归、桃仁、红花活血化瘀；全蝎、蜈蚣走窜通络又祛风温；白芍之酸敛可制附、姜、辛之温燥，共奏温阳益气，活血化瘀之功。

❖ 治验4

蓝某，女，20岁，农民。于1995年1月17日初诊。

主诉 手指苍白、紫绀、潮红1年，左手中指溃破半个月。

现病史 1年前因经常接触冷水，双手指畏冷、麻木，时而苍白、青紫，手指僵硬，时有疼痛，遇暖后可逐渐恢复正常。在某医院检查类风湿因子为阴性，诊断为“雷诺病”，服西药（具体药物不详）半个月治疗，效果不佳。后虽经积极治疗，均未取得满意疗效。近期天气寒冷，症状发作频繁，双手指时常苍白、紫绀，潮红，伴麻木、胀痛，半个月前左手中指指尖溃破流水。今日就诊于唐祖宣。

检查 冷水试验双手指苍白，青紫，继而潮红，伴手指冰凉、麻木，有胀痛感。检查见十指皮肤绷紧，弹性差，十指远端肿胀、干裂。两侧桡动脉搏动正常，左手中指端溃破，周围皮肤干燥。舌质淡，苔薄白，脉沉细。红细胞沉降率11mm/h，类风湿因子（+）。

甲皱微循环检查 指端毛细血管数量减少，口径缩小，血流量减少。

中医诊断 脉痹（肾阳虚衰，脉络瘀阻）。

西医诊断 雷诺病。

治则 温经散寒，活血通络。

处方 炮附片、干姜、肉桂、细辛各10g，桂枝、熟地、水蛭、黄芪各30g，蜈蚣3条。

医嘱 避免双手接触冷水。中药每日1剂，水煎服，日3次。

外用处方 生川乌、生草乌、肉桂、细辛、花椒、伸筋草、红花各30g，透骨草40g。水煎外洗，每日2次。

二诊 1月27日，双手手指苍白、青紫、潮红等症状发作次数减少。中指溃破处结痂。改服：桂枝、炮附片、透骨草、川续断、红花、熟地各30g，杜仲20g，乌梢蛇15g，丹参40g，肉桂10g，20剂。外洗药同上。

三诊 2月17日，左手中指尖硬皮剥脱，不受寒冷刺激则苍白、青紫不再发作，改服温经散寒、通瘀活络之品，处方：桂枝、熟地、水蛭、黄芪各30g，炮附片、干姜、桃仁、红花、肉桂、细辛各10g，蜈蚣3条。

四诊 3月2日，双手十指受冷不再出现苍白、青紫，手指溃疡愈合，可做一般工作。微循环检查：指端毛细血管数量增加，口径正常，血流量明显增加。临床近期显著好转。

按 寒冷和精神刺激是此病的主要诱因，寒湿内侵，客于脉络；气滞血瘀，阳气不能下达四肢；怒气伤肝，肝气不舒，气滞血瘀等，皆可导致本病。本例患者病因为阳虚寒凝，患者有接触寒冷受凉病史，症状表现以肢端逆冷、麻木为主，遇冷则指（趾）发白，进则变青紫，遇热则变色潮红，伴见面色㿠白，畏寒喜暖等，辨证为寒滞经脉，血行不畅；阳气虚损，不能温煦，治以温经散寒，活血通络。

唐祖宣根据雷诺病的病因病机，选用具有温经散寒、活血通络功效的中药，对于阳虚瘀阻型雷诺病具有显著疗效。基本方药为：炮附片、桂枝、干姜、熟地、水蛭、黄芪、肉桂、细辛、蜈蚣。方中桂枝能解肌散浅表风寒，炮附片补阳祛伏寒湿，合用能温经通阳，祛寒止痛；细辛既能散风、祛寒、止痛，又能温散经脉寒湿而治痹痛；干姜温中回阳而治四肢厥冷；肉桂温阳助火，散寒止痛通脉，熟地滋阴养血，两药相配能滋阴温阳，养血通脉；黄芪益气升阳，鼓舞正气，水蛭、蜈蚣息风止痉，舒筋活络。诸药合用，共奏温经散寒、活血通络之功效。

❖ 治验 5

钟某，女，31 岁。1995 年 12 月 5 日初诊。

主诉 双手指受冷后苍白、紫绀、潮红 3 年，加重 2 个月。

现病史 1992 年 12 月以来，患者遇冷后出现双手对称性肤色苍白，继则青紫、潮红，遇暖或加温后可逐渐恢复正常，同时伴有麻木、胀痛，每遇秋冬季节发作较频繁。发作时手指僵硬、畏冷、麻木，有胀痛感。在当地医院就诊，以气血不和给予活血化瘀中药和扩张血管西药，断断续续服用一年，病情未得以控制，后未持续治疗，于今日就诊于唐祖宣。近 2 个月来，因天气变化进入寒冷季节，症状反复发作，且日渐加重。患者表情痛苦，精神委靡，四肢发凉，乏力，纳差。

检查 双手触之冰凉，活动不能自如。双手指紧握强硬，十指远端肿胀，干裂，触之发凉。寒冷刺激后双手指变色，开始苍白，揉搓后转青紫再转潮红，然后逐渐恢复。指甲生长缓慢，桡、尺、肱动脉搏动微弱。冷水实验（+），握拳试验（+）。舌质淡，苔白，脉细。

实验室检查 红细胞沉降率 17mm/h。类风湿因子（-）。

X 线检查 X 线示双手、双腕骨骼正常。

中医诊断 脉痹（阳虚寒凝，脉络瘀阻）。

西医诊断 雷诺病。

治则 温阳散寒，活血通络。

处方 桂枝、炮附片各 15g，干姜、水蛭、熟地各 30g，蜈蚣 2 条，肉桂、细辛、甘草各 10g。

医嘱 避免双手接触冷水。中药每日 1 剂，水煎服，日 3 次。

外用处方 黄芪 60g，伸筋草、当归、桂枝各 30g，红花 10g。水煎外洗，每日 2～3 次。

二诊 12 月 12 日，患者双手手指苍白、青紫、潮红等症状发作次数减少，麻木、疼痛症状减轻，手指僵硬较前改善，双手皮肤温度明显回升，继服上方，加重桂枝用量至 30g，同时继用外洗方。

三诊 12 月 22 日，同时用外洗方 10 天后，患者双手十指遇冷变色次数减少，麻木、胀痛较前又有减轻，干裂消失，指甲开始生长，桡、尺、肱动脉搏动增强，舌质淡，苔薄白，脉细。内服、外洗方药不变。

四诊 1996 年 1 月 12 日，患者双手十指受冷不再出现苍白、紫绀，各项症状消失，临床治疗好转。

按 本治验以桂枝为君药，乃取其温经通阳之功。《本经疏证》曰其“能利关节，温经通脉……其用之道有六：曰和营，曰通阳，曰利水，曰下气，曰行瘀，曰补中。其功最大，施之最广”。初以 15g 而取效，后加大用量至 30g，意在辛温助热。其与炮附片相伍，可加强附片补阳祛深伏寒湿之功，能温经通阳，祛寒止痛，用治阳虚外感风寒湿邪所致四肢疼痛、畏冷效果较好。

❖ 治验 6

范某，女，25 岁，农民。于 1998 年 2 月 28 日就诊。

主诉 手指苍白、紫绀、潮红、发凉、刺痛 1 年，加重 3 个月。

现病史 患者自 1997 年冬季出现双手对称性肤色苍白，继则紫绀、潮红，开始时用温水加温或热水袋暖手后可逐渐恢复正常，但发作较频繁。1 个月后，随着天气变化，双手十指呈持续性苍白、青紫，伴针刺样疼痛，双手触之发凉，在当地乡镇卫生院就诊，曾服用妥拉苏林片、烟酸片、利舍平等药治疗，疗效不佳，于今日就诊于唐祖宣。3个月来，双手苍白、紫绀、潮红持续发作不止，指端呈针刺样疼痛，现表情痛苦，精神委靡，怕冷，四肢发凉，乏力，纳差，每逢月经期加重。

检查　形体消瘦，面色㿠白。双手手指发白，冰凉，麻木僵硬，阵发性刺痛，活动不能自如，不能从事正常劳动。双手十指远端肿胀，干裂，指甲生长缓慢，桡、尺、肱动脉搏动微弱。冷水实验（+），握拳试验（+）。舌有瘀点，苔薄白，脉弦涩。

甲皱微循环检查　视野下血管管袢数目明显减少，动静脉口径淤涨，血流变慢，血色暗红，血管运动计数减少。

中医诊断　脉痹（寒湿内侵，脉络瘀阻）。

西医诊断　雷诺病。

治则　活血化瘀，温经通络。

处方　黄芪、丹参、当归、川芎、水蛭各30g，桂枝、赤芍各15g，蜈蚣2条，桃仁、红花、甘草各10g。

医嘱　避免双手接触冷水。中药每日1剂，水煎服，日3次。

外用处方　黄芪60g，伸筋草、当归、桂枝各30g，红花10g。水煎外洗，每日2～3次。

二诊　3月11日，双手手指苍白、紫绀、潮红三联征明显减少，麻木症状明显改善，手指阵发性刺痛发作次数减少，手指僵硬明显减轻，双手皮肤温度稍有回升。内服、外洗方药均守原方。

三诊　3月21日，双手十指偶有发凉、麻木，遇冷变色次数减少，麻木、僵硬较前又有减轻，十指远端肿胀、干裂消失，桡、尺、肱动脉搏动增强，舌质淡，苔薄白，脉细。处方：黄芪、丹参、当归、川芎各30g，桂枝、赤芍各15g，桃仁、红花、水蛭、甘草各10g。

四诊　3月28日，双手活动有力，皮肤温度触之改善，精神好转，纳食增加。

五诊　4月5日，双手麻木酸困，症状减轻，温度改善，皮肤色泽好转，临床近期治疗好转，能够从事正常劳动。甲皱微循环检查：视野下血管管袢数目增加，动静脉口径正常，血流速度加快，血色淡红，血管运动计数正常。1998年冬季随访未复发。

按　本治验属气虚血瘀型。其典型症状为肢体苍白紫绀、潮红频发，发凉，胀痛，受寒冷刺激症状加重。患者气血瘀滞，血行不畅，瘀血停聚肌肤脉络中，受寒冷侵袭，寒凝血瘀更甚，故受寒冷刺激症状加重；瘀血滞留于肢末，故手指瘀肿。舌质绛或有瘀斑、瘀点，脉弦涩均为血瘀之象。方中当归补血活血，黄芪补气升阳，桂枝能解表散寒，炮附片温经散寒，合用能温经通阳，祛寒止痛；丹参、桃仁、红花合用活血化瘀效佳；水蛭息风止痉，舒筋活络。诸药合用，共奏活血化瘀，温经通络之功，故用治气虚血瘀型雷诺病，效果理想。

小　结

唐祖宣临床体会到，情志调理和防寒保暖对促进本病痊愈具有重要作用。临床研究证实，雷诺病与情志变化有密切关系。精神紧张、恐惧和情绪激动等因素，均可使脏腑功能紊乱，营卫气血运行失调，血管痉挛，加重病情。而寒冷可以加重肢体血管痉挛、缺血，从而使疾病加重。保暖可以缓解患肢血管痉挛，改善肢体血液循环。因此，在运用药物的同时，应注意帮助患者树立战胜疾病的信心，保持心情舒畅；避免患肢受寒，注意保暖。此外，还要避免烫伤及冻伤，严格戒烟，并进行功能锻炼，以促进肢体血液循环，改善患肢缺血状况，加快恢复。

临床上应注意本病与手足紫症相鉴别。后者多发于青年女性，呈持续性手套和袜套区皮肤弥漫性发绀色，无间歇性皮色变化。冬季重、夏季轻，下垂重、上举轻。皮肤细嫩，皮温低，易患冻疮。寒冻可使症状加重，但温暖并不能使症状即刻缓解，情绪激动一般不诱发。常在25岁以后自然恢复正常。肢体动脉搏动良好。

第七节　红斑性肢痛症

❖ 治验1

李某，男，16岁。1997年3月20日入院。

主诉　双足红肿灼热疼痛阵发性加剧已1周。

现病史　1周前突发双足灼热疼痛，局部散见多片紫斑点，入夜加剧疼痛，发作频繁，遇热加重，浸入冷水疼痛稍减，步履维艰，多方治疗无效，经介绍求唐祖宣治疗。

即往身体健康。

检查　形体消瘦，面色萎黄，神疲乏力，胸脘痞闷，纳差，舌质紫、苔黄腻，小便秘结，脉象弦滑数；伴见双足灼热胀痛，局部色泽潮红，内觉灼热，得热痛甚，遇冷稍减，呈阵发性发作。

实验室检查　白细胞计数 $11\times10^9/L$，血红蛋白110g/L，中性粒细胞0.51，淋巴细胞0.49，红细胞沉降率3mm/h。

血液流变学检查　全血黏度3.8，血浆黏度1.4，红细胞电泳时间20.14秒，体外血栓长度14mm，湿重48mg，干重16mg，血小板黏附性玻球法24.8%，血小板计数 $200\times10^9/L$，红细胞压积0.41。

甲皱微循环检查　管袢数目10根，正常3根、畸形7根，管袢清晰度差，排列紊乱，血流缓慢，血流异常，血色呈暗红，动静脉口径扩大。

辨证　证属热毒蕴结，瘀阻脉络。

治则　清热解毒，活血化瘀，益气通络。

处方　桃仁、红花、乳香、没药各10g，当归、赤芍、黄柏各15g，银花60g，玄参、丹参各30g，黄芪45g。

服上方5剂，双足灼热疼痛红斑完全消失，麻木温度及皮肤色泽基本正常，夜能入眠，纳食增加，精神好转，大便通利，查血白细胞计数 $9.6\times10^9/L$，血红蛋白110g/L，中性粒细胞0.72，淋巴细胞0.26，嗜酸粒细胞0.02。血液流变学检查：全血黏度4.3，血浆黏度1.4，红细胞电泳时间20.87秒，体外血栓形成长度12mm，湿重45mg，干重13mg，血小板黏附性玻球法24.1%，血小板计数 $200\times10^9/L$，红细胞压积0.48，红细胞沉降率6mm/h。甲皱微循环检查：管袢总数11根，正常管袢8根，管袢清晰，排列整齐，血流较治疗前加快，血色为鲜红，动静脉口径缩小。

❖ 治验2

李某，女，58岁。于1983年8月21日诊治。

主诉　双下肢灼热疼痛已5天。

现病史　5天前原因不明感双下肢发热肿胀，肤色变红，双足尤重，入夜下肢呈阵发性疼痛，得冷则舒，遇热加重。近2天来症状加剧，昼夜剧烈疼痛，不能入眠，双足置于冷水中方感稍舒。

曾误诊为“急性风湿热”，口服泼尼松、安乃近等药后疼痛只能缓解片刻，旋即如故。

无吸烟嗜好。

检查　形体稍胖，面色红赤，表情痛苦，上下肢灼热疼痛，肤色发红，双足趾端部尤甚，扪之灼热，足背、胫后动脉搏动有力。舌质红、苔黄腻，脉弦数。

甲皱微循环检查　甲皱血管管袢模糊，排列紊乱，血管管袢9根，其中畸形5根、正常4根，血色炭红，袢顶宽25μm，血液流态呈直线，血流速度240μm/s，血管运动计数14次/秒。

实验室检查　白细胞计数17×10^{9}/L，中性粒细胞0.69，淋巴细胞0.30，单核细胞0.01，血红蛋白130g/L，红细胞计数5.2×10^{12}/L，红细胞沉降率4mm/h，血小板计数180×10^{9}/L。

诊断　热痹（红斑性肢痛症）。

辨证　湿热下注，脉络瘀阻。

治则　清热利湿，活血通络。

处方　金银花、蒲公英各60g，黄柏、薏苡仁、当归、板蓝根各30g，玄参45g，甘草、苍术各15g，蜈蚣3条，大黄10g（后下）。

服药3剂，疼痛、灼热感减轻，大便稀溏。继服3剂，夜晚可入眠4～6小时，仅有轻微疼痛，皮肤灼热感已除，但置入被内仍感发热不舒，肤色已转正常。上方去大黄，加生地30g，丹皮15g。又服5剂，疼痛缓解，但诊其舌质紫、有瘀斑，疼痛未完全消失，黄苔虽去，但少津。此阴虚内热，瘀阻脉络，改用活血化瘀，清热养阴。处方：桃仁、红花、乳香、没药各10g，金银花、玄参、花粉、苏木、刘寄奴、白芍各30g，甘草12g。

服10剂疼痛消失，余症如前。甲皱微循环检查：甲皱血管管袢清楚，排列紊乱，血管管袢10根，其中畸形3根，正常7根，血色暗红，袢顶宽25μm，血液流态呈直线，血流速度360μm/s，血管运动计数6次/秒。实验室检查：白细胞计数9.8×10^{9}/L，中性粒细胞0.72，淋巴细胞0.28，血红蛋白135g/L，红细胞计数5.2×10^{12}/L，红细胞沉降率1mm/h，血小板计数210×10^{9}/L。

按　本例为寒湿内侵，郁久化热，湿热下注，阻滞经络所致。治宜清热利湿，活血通络，故用金银花、玄参、蒲公英、板蓝根、甘草、苍术、薏苡仁清热化湿；用当归活血；蜈蚣通络；加大黄取其泻热之力，其湿热稍减，但瘀阻不除，后服用祛瘀之品与清热养阴之剂同用而取得较好的效果。

❖ 治验3

李某，男，16岁。1997年3月20日入院。

主诉　双足红肿灼热疼痛阵发性加剧已1周。

现病史　1周前突发双足灼热疼痛，局部散见多片紫斑点，入夜加剧疼痛，发作频繁，遇热加重，浸入冷水疼痛稍减，步履维艰，多方治疗无效，经介绍求唐祖宣治疗。

即往身体健康。

检查　形体消瘦，面色萎黄，神疲乏力，胸脘痞闷，纳差，舌质紫，苔黄腻，小便秘结，脉象弦滑数；伴见双足灼热胀痛，局部色泽潮红，内觉灼热，得热痛甚，遇冷稍减，呈阵发性发作

实验室检查　白细胞计数11×10^{9}/L，血红蛋白110g/L，中性粒细胞0.51，淋巴细胞0.49，红细胞沉降率3mm/h。

血液流变学检查　全血黏度3.8，血浆黏度1.4，红细胞电泳时间20.14秒，体外血栓长度14mm，湿重48mg，干重16mg，血小板黏附性玻球法24.8%，血小板计数200×10^{9}/L，红细胞压积0.41。

甲皱微循环检查 管袢数目10根，正常3根，畸形7根，管袢清晰度差，排列紊乱，血流缓慢，血流异常，血色呈暗红，动静脉口径扩大。

辨证 证属热毒蕴结，瘀阻脉络。

治则 清热解毒，活血化瘀，益气通络。

处方 桃仁、红花、乳香、没药各10g，当归、赤芍、黄柏各15g，银花60g，玄参、丹参各30g，黄芪45g。

服上方5剂，双足灼热疼痛、红斑完全消失，麻木温度及皮肤色泽基本正常，夜能入眠，纳食增加，精神好转，大便通利。查血白细胞计数9.6×10^9/L，血红蛋白110g/L，中性粒细胞0.72，淋巴细胞0.26，嗜酸粒细胞0.02。血液流变学检查：全血黏度4.3，血浆黏度1.4，红细胞电泳时间20.87s，体外血栓形成长度12mm，湿重45mg，干重13mg，血小板黏附性玻球法24.1%，血小板计数200×10^9/L，红细胞压积0.48，红细胞沉降率6mm/h。甲皱微循环检查：管袢总数11根，正常管袢8根，管袢清晰，排列整齐，血流较治疗前加快，血色为鲜红，动静脉口径缩小。

❖ 治验4

吴某，女，11岁。1987年3月20日入院。

主诉 双足红肿灼热疼痛阵发性加剧已1周。

现病史 1周前突发双足灼热疼痛，局部散见多片紫斑点，入夜疼痛加剧发作频繁，遇热加重，浸入冷水疼痛稍减，步履维艰，多方治疗无效，经介绍求唐祖宣治疗。

即往身体健康。

检查 形体消瘦，面色萎黄，神疲乏力，胸脘痞闷，纳差，舌质紫，苔黄腻，小便黄，大便秘结，脉象弦滑数。伴见双足灼热胀痛，局部色泽潮红，扪之冰冷，内觉灼热，痛加烫泼火燃，得热痛甚，遇冷稍减，呈阵发性发作。

实验室检查 血白细胞计数11×10^9/L，血红蛋白110g/L，中性粒细胞0.51，淋巴细胞0.49。

甲皱微循环检查 管袢轮廓模糊不清，排列紊乱不规则，管袢总数10根，其中正常管袢6根，畸形管袢4根，动脉管袢250μm，静脉管袢300μm，血色暗红，血液流态呈絮状，血管运动计数7次/秒。

血液流变学检查 全血黏度3.8，血浆黏度1.4，红细胞电泳时间20.14秒，体外血栓长度14mm，湿重48mg，干重16mg，血小板黏附性玻球法24.8%，血小板计数200×10^9/L，红细胞压积0.41，红细胞沉降率8mm/h。

辨证 证属热毒内蕴，瘀阻脉络。

治则 清热解毒，活血化瘀，益气通络。

处方 自拟解毒化瘀汤：桃仁、红花、乳香、没药各10g，当归、赤芍、黄柏各15g，银花60g，玄参、丹参各30g，黄芪45g。

服上方5剂，双足灼热疼痛红斑完全消失，麻木、温度及皮肤色泽基本正常，夜能入眠，纳食增加，精神好转，大便已通。查血白细胞计数9.6×10^9/L，血红蛋白110g/L，中性粒细胞0.72，淋巴细胞0.28。甲皱微循环检查：管袢轮廓规则清晰，管袢数目11根，正常管袢9根，动脉管袢长度300μm，静脉管袢长度350μm，动脉口径35μm，静脉口径45μm，袢顶宽50μm，血管运动计数6次/秒，血液流态呈虚线状，血色淡红。血液流变学检查：全血黏度4.3。血浆黏度1.4，红细胞电泳时间20.87秒，体外血栓形成长度12mm，湿重45mm，干重13mm，血小板黏附性玻球法24.1%，血小板计数200×10^9/L，红细胞压积0.45，红细胞沉降率6mm/h，临床治愈出院。

按 红斑性肢痛症，似属祖国医学热痹的范畴，多因风寒湿邪入侵经脉，郁而化热，侵犯血脉，瘀热留阻于肌肤之间，肝肾阴虚，火邪炽盛，湿热内蕴脏腑，外阻肌肤，气滞血瘀为此病的发病机理。由于肝胃阴虚，水亏火旺，故治宜清热解毒，凉血活瘀，佐以祛湿止痛。自拟方中，乳香、没药活血调气，消肿止痛，两药合用，既可活血，又能散血。桃仁、红花破血行瘀，活血通经，祛瘀生新，通利血脉。丹参、赤芍凉血消肿，行瘀止痛。银花、玄参清热解毒，滋阴降火、黄柏清热除湿、黄芪益气固表，利水消肿、当归补血活血，破恶血而生新血、诸药配伍，共奏清热解毒，活血化瘀，益气通络祛湿之功。

❖ 治验 5

王某，男，70岁，农民。1993年2月21日就诊。

主诉 双足部阵发性灼热胀疼潮红10天。

现病史 病因不明，患者于10天前双足趾部活动后呈针刺样疼痛，3天后，疼痛加重，内觉灼热，呈阵发性发作，足部变色潮红，夜晚尤甚。在当地某医未明确诊断，口服西药（药物不详），治疗2日无效，症状日渐加重，痛时手不可近，甚则欲置冷水浸泡，痛时不能活动，今日治疗。患者精神不振，表情痛苦，神志清，心烦不得眠，口干欲饮，小便短赤，大便干。

有痹证（风湿性关节炎）病史20余年，但无关节肿大，近年膝关节时有疼痛现象，无传染病史记录。

检查 营养一般，发育良好，查体合作。双足趾部内觉灼热，色泽潮红，痛时手不可近，不能活动，不痛时如常人。

实验室检查 血常规：血红蛋白110g/L，白细胞计数6.6×10^9/L。尿常规：黄色尿液，蛋白少量，镜检：红细胞少量，白细胞少量。便常规：黄色软便，镜检（-）。

甲皱微循环检查 血色淡红，排列整齐，管袢数目减少，血液流态呈虚线状，动静脉口径增粗。

中医诊断 热痹（湿热内蕴，气滞血瘀）。

西医诊断 红斑性肢痛症。

治则 清热解毒，活血化瘀。

处方 银花、蒲公英各45g，玄参、白芍、苡仁、连翘、水蛭各30g，黄柏15g，乳香、没药、桃仁、红花、甘草各10g。

医嘱 避寒热刺激，忌辛辣，调情志。中药每日1剂，水煎服，日3次。

二诊 2月27日，患者肢体麻木、酸困症状消退，疼痛减轻，发作次数减少，皮肤色泽良好，夜能眠，精神良好，纳食可，临床治疗显著好转。

按 热痹一病，范围极广，症状亦繁多，血瘀阻痹，或寒化或热化，须辨而施之。患者年过七旬，素体虽健，但正气已虚于内，是为本虚。此次急性起病，发于乍暖还寒，季节交替之时，首发症状为双足趾部活动后针刺疼痛，继日渐加重，乃气血阴阳不接，脉道不利，痰湿内生，脏腑功能虚衰，以致精亏血枯，脉涩血瘀，气滞痰火壅塞，日久化热蕴毒，燔灼气血所致，符合中医热痹的诊断。《医家必读·痹》曰："治外者，散邪为急，治藏者养正气为先……"此病虽为外科证治，实为内脏之疾，源于内外合邪，故当治标培本，以应机理，不致误治。此病预后一般良好，无变症，但如失治误治，症状亦会加重，甚则亦可出现趾端溃破。治宜热则寒之，塞则通之为原则，治以清热除湿，活血化瘀，待标实去后，当以培补肾为主。注意调情志，善饮食，禁烟酒，忌辛辣，防意外损伤。

❖ 治验6

张某，男，26岁，农民。1999年12月4日初诊。

主诉 双足部阵发性灼热胀疼痛1周。

现病史 患者于1周前，不明原因，双足部呈针刺样疼痛，2日后加重，内觉灼热，呈阵发性发作，足部触及发凉，色泽潮红，夜晚尤甚。在本乡卫生院未确诊，给予口服西药，治疗2日效果不及，症状渐见加重，步履困难，夜晚发作频繁，痛剧不得眠，痛苦呻吟，痛时手及衣被不可近，甚则用冷水湿敷，稍得缓解，今日求唐祖宣诊治。患者精神不振，表情痛苦，神志清，口干欲饮冷水，小便短赤，大便干，不思食。

检查 发育良好，查体合作。双足部内觉灼热、胀疼，呈阵发性发作，触及足部发凉，色泽潮红，活动艰难，足背胫后动脉搏动加快，不痛如常人，痛时痛苦呻吟。得暖症状加重，遇冷稍显舒适。

实验室检查 血常规：血红蛋白130g/L，白细胞计数12.6×10^9/L。尿常规：淡黄色透明尿，pH 7，蛋白（-），镜检（-）。便常规：黄色软便，镜检（-）。

甲皱微循环检查 血色淡红，排列整齐，管袢数目减少，血液流态呈虚线状，动脉口径增粗。

中医诊断 热痹（湿热内蕴，气滞血瘀）。

西医诊断 红斑性肢痛症。

治则 清热解毒，活血化瘀。

处方 银花、玄参、蒲公英、当归、苡仁、水蛭、连翘、白芍各30g，乳香、没药、桃仁、红花、黄柏、甘草各10g。

医嘱 避寒热刺激。中药每日1剂，水煎服，日3次。

二诊 12月11日，患者精神良好，足部灼热胀痛较前明显减轻，发作次数减少，夜能眠3～4小时，触及足部温度增高，大便干已转稀，小便短，饮食增加，肢体症状明显好转。

三诊 12月18日，患者精神良好，纳食增多，舌质由紫红已转淡，苔白腻，脉已转缓，肢端疼痛基本消失，温度基本正常，活动有力。

四诊 12月21日，患者肢体抬举有力，疼痛已解，临床近期治愈。

按 患者青年男性，阳刚之体，平素嗜好辛辣厚味，损伤脾胃，湿热蕴结，加之性情急躁，五志过极，气郁化火，血流运行加快，迫血妄行，而出现灼热胀疼，符合中医热痹诊断，辨证为湿热内蕴，气滞血瘀，治宜塞则通之，热者寒之为原则，投以清热解毒化瘀之品治疗。药投病机，故治疗守方守法，坚持治疗，方能取效。同时患者注意休息，忌食辛辣。

❖ 治验7

海某，男，20岁，学生。2001年3月10日初诊。

主诉 双足红肿灼热疼痛阵发性加剧1周。

现病史 1周前突发双足灼热疼痛，局部散见紫斑点，入夜疼痛加剧，发作频繁，遇热加重，得凉疼痛稍减，步履维艰，经某医院治疗无效，今日求唐祖宣治疗。患者内觉灼热，得热痛甚，遇冷稍减，呈阵发性发作，神疲乏力，伴胸脘痞闷，恶心，纳差，口渴，唇干。

检查 形体消瘦，面色萎黄，双足灼热胀痛，局部色泽潮红，散见多片紫斑点，下肢肿胀。舌质红，苔薄黄，脉弦数。

实验室检查　白细胞计数 11×10^9/L，中性粒细胞 0.71，淋巴细胞 0.29，红细胞沉降率 3mm/h，血红蛋白 115g/L。

血液流变学检查　红细胞压积 0.84，全血黏度 9.8，全血还原黏度 22.5，血浆黏度 2.8，红细胞电泳时间 29 秒，红细胞沉降率方程 K 值 92，血浆纤维蛋白原定量测定 5.3g/L。

甲皱微循环检查　管袢排列不规则，模糊不清，管袢总数 7 根，其中正常 2 根，畸形 5 根，血色暗红。袢顶宽 40μm，动脉长度 100μm，静脉 140μm，动脉口径 20μm，静脉口径 40μm，血流速度 420μm/s，血管运动计数 6 次/秒。

中医诊断　热痹（风热阻络）。

西医诊断　红斑性肢痛症。

治则　疏风清热，化瘀通络。

处方　荆芥、防风、白芷、桂枝、赤芍各 15g，金银花、玄参各 30g，地龙 12g，生地 20g，乳香、没药各 6g，甘草 10g。

医嘱　避寒热刺激。中药每日 1 剂，水煎服，日 3 次。

二诊　3 月 15 日，双足灼热疼痛明显减轻，温度及皮肤色泽基本正常，夜能入眠，纳食增加，精神好转，大便正常。

三诊　3 月 21 日，双足灼热疼痛完全消失，足部瘀斑消失，皮肤色泽恢复正常，诸症全除。实验室检查：白细胞计数 9.5×10^9/L，中性粒细胞 0.73，淋巴细胞 0.27，红细胞沉降率 8mm/h，血红蛋白 120g/L。血液流变学检查：红细胞压积 0.54，全血黏度 6.4，全血还原黏度 13.8，血浆黏度 1.68，红细胞电泳时间 16.9 秒，红细胞沉降率方程 K 值 52，血浆纤维蛋白原定量测定 3.8g/L。甲皱微循环检查：管袢排列规则清晰，管袢总数 10 根，其中正常 8 根，畸形 2 根，血色淡红，血管运动计数 10 次/秒，临床近期治愈。随访一年无复发。

按　红斑性肢痛症属中医热痹证，然痹证辨治，既易，亦难。言其易是皮肉筋骨脉搏，病有定所；言其难是因三气杂至，五体五脏错综为病。治痹须“知常达变”，不可“墨守成规”。王海藏云：“治病之道有三法焉，初、中、末也。初治之道，法当猛峻者，谓所有药势疾利猛峻也……中治之道，法当宽猛相济……末治之道，法当宽缓。”治痹亦当如此。本病初期当辨风、湿、寒、热邪，以大剂、猛剂速去其邪，清热利湿，活血通络；中期邪未尽去，气阴两伤，当于祛邪猛药中少加扶正之品，清利湿热之余佐以益气养阴；后期正气渐衰，脏腑受损，余邪未清，又当益气养血，佐以清热利湿。另外，本治验中加入地龙这一虫类药，因痹证邪气深经入骨，津血凝滞不行，经络闭塞不通，非草木之品所能宣达，必借虫蚁搜剔窜透方能浊去凝开，气通血和，经行络畅，深伏之邪除，困滞之正复。

❖ 治验 8

苗某，男，32 岁，工人。1993 年 5 月 21 日初诊。

主诉　双足灼热疼痛 5 天。

现病史　5 天前受寒冷刺激后感双下肢发热肿胀，肤色变红，双足尤重，入夜双足呈阵发性疼痛，得冷则舒，遇热加重。曾诊为“急性风湿热”，口服泼尼松、安乃近等药后疼痛只能缓解。今日求唐祖宣治疗，两天来症状加剧，夜间剧烈疼痛，不能入眠，双足得凉稍缓解。

检查　形体稍胖，面色红赤，表情痛苦，双足灼热疼痛，肤色潮红，双足趾端部尤甚，扪之灼热，轻度指压性水肿，足背、胫后动脉搏动有力。舌质红、苔薄黄，脉弦数。

实验室检查　白细胞计数 12.5×10^9/L，中性粒细胞 0.79，淋巴细胞 0.20，单核细胞 0.01，血红蛋白 130g/L，红细胞计数 5.2×10^12/L，红细胞沉降率 4mm/h，血小板计数 160×10^9/L。

甲皱微循环检查 管袢排列不规则，模糊不清，管袢总数 6 根，其中正常 2 根，畸形 4 根，血色暗红。袢顶宽 42μm，动脉长度 110μm，静脉 145μm，动脉口径 25μm，静脉口径 40μm，血流速度 410μm/s，血管运动计数 7 次/秒。

中医诊断 热痹（风热阻络）。

西医诊断 红斑性肢痛症。

治则 清热利湿，活血通络。

处方 黄芪 45g，薏米、当归各 30g，苍术、玄参、地龙、桂枝各 12g，秦艽、生地、赤芍、川芎各 15g，甘草 10g。

医嘱 避寒热刺激。中药每日 1 剂，水煎服，日 3 次。

二诊 5 月 27 日，患足疼痛、灼热感减轻，大便稀溏，加茯苓、白术各 15g。

三诊 6 月 3 日，夜晚可入眠 4～6 小时，仅有轻微疼痛，皮肤灼热感已除，但置入被内仍感发热不舒，肤色已转正常。

四诊 6 月 8 日，疼痛缓解，但诊其舌质紫、有瘀斑，疼痛未完全消失，黄苔虽去，但少津。宜加入清热养阴之品，遂在上方的基础上加花粉、麦冬各 15g。

五诊 6 月 18 日，患足症状消失，诸症痊愈。实验室检查：白细胞计数 9.8×10^9/L，中性粒细胞 0.74，淋巴细胞 0.26，血红蛋白 135g/L，红细胞计数 5.3×10^12/L，红细胞沉降率 10mm/h，血小板计数 210×10^9/L。甲皱微循环检查：血管管袢清晰，排列规则，血管管袢 10 根，其中正常管袢 8 根，血色淡红，袢顶宽 30μm，血液流态呈直线，血流速度 360μm/s，血管运动计数 12 次/秒。

按 红斑性肢痛症，属祖国医学热痹证，多因风寒湿邪入侵经脉，郁而化热，侵犯血脉，瘀热留阻于肌肤之间所致。火邪炽盛，湿热内蕴脏腑，外阻肌肤，气滞血瘀为此病的发病机理。遵经旨"因其实而泻之"，在治疗上应以祛邪为主，但对许多病例单用祛邪通络之品，并无明显效果，其多失误于扶正。正虚、外邪、瘀血三者紧密相联，相互影响。痹证之根源悉本于湿，湿为主气，属阴邪，与风寒相合，易伤营卫，湿从热化，易耗散气阴。故本治验立方时始终以黄芪为君，鼓舞气机，气行血行，病邪即无留着，脉络中气机流贯，何以凝塞为痛，且大气一转，纵有留湿，亦可趋下从气而解，益气祛邪，寓泻于补，相辅相成，可增强其他药物疗效。

临床上，红斑性肢痛症应与神经痛、雷诺病鉴别。神经痛，如末梢神经炎多以疼痛为主，神经感觉呈敏感或迟钝反应。外伤后灼性神经痛，均可发生此症。其临床表现比较复杂，多有外伤史，以放射痛和受伤局部痛为特点。皮色正常，过热过冷或叩击时均使疼痛加重。外伤性植物神经功能紊乱，是以感觉麻木和血管舒缩功能紊乱为特点，皮色多呈紫。雷诺病多见于青年女性，开始为单侧，日久可侵及双侧手足，指（趾）突发厥冷、苍白，有刺痛或麻木感。每次发作可持续数分钟至 1 小时。情绪激动或寒冷可诱发，温热可使症状缓解，冬季易复发。间歇性发作，间歇期局部正常。

❖ 治验 9

丁某，男，18 岁，农民。1995 年 11 月 5 日初诊。

主诉 双足阵发性烧灼样疼痛 1 周。

现病史 10 月 30 日，患者在田间干活，晚上回家后出现双足疼痛麻木，如烧灼样，呈阵发性发作，入夜痛剧，将双足浸于冷水中才能缓解，先后服用布洛芬、复方丹参片等药，未能止住疼痛，症状无改善。于今日求唐祖宣诊治。现症见：痛苦面容，精神委靡。赤足行走，疼痛发作时抱足嚷叫，将双足泡入冷水或赤足放在水泥地上，疼痛略减。双足疼痛麻木，痛如火烧火燎，抬高患肢，局部泡入冷水疼痛减轻，或夜间把双脚裸露在被外，疼痛也可稍减，夜间不能安寐，口渴，小便短赤，大便秘结。

检查　形体消瘦。局部双足足趾足底皮肤发红，皮肤温度升高，足背、胫后动脉搏动增强。无感觉和运动障碍。舌质红绛，舌尖有红点，苔薄黄，脉数有力。查体：血压 110/75mmHg，心脏听诊及心电图检查正常，腹部触诊正常，肝脾肋下未扪及。

甲皱微循环检查　管袢轮廓模糊不清，排列紊乱不规则，管袢总数 7 根，其中正常 2 根，畸形 5 根，血色暗红，血液流态呈絮状，血管运动计数 6 次/秒。

血液流变学检查　红细胞压积 0.94，全血黏度 8.8，全血还原黏度 24.5，血浆黏度 3.2，红细胞电泳时间 29.5 秒，红细胞沉降率方程 *K* 值 82，血浆纤维蛋白原定量测定 6.3g/L。

中医诊断　热痹（湿热瘀阻）。

西医诊断　红斑性肢痛症。

治则　清热解毒，凉血化瘀。

处方　金银花 60g，桃仁、红花、乳香、没药各 10g，当归、赤芍、黄柏各 15g，玄参、丹参、苏木、刘寄奴各 30g。

医嘱　避寒热刺激，中药每日 1 剂，水煎服，日 3 次。

二诊　11 月 13 日，足部疼痛大减，烧灼感也明显减轻，疗效显著。

三诊　11 月 20 日，足部烧灼样疼痛麻木症状消失，足部皮肤色泽正常，足背、胫后动脉搏动正常。甲皱微循环检查：管袢轮廓清晰，排列规则，管袢总数 10 根，其中正常管袢 8 根，血色淡红，血液流态呈直线状，血管运动计数 10 次/分。血液流变学检查：红细胞压积 0.54，全血黏度 6.5，全血还原黏度 15.5，血浆黏度 1.72，红细胞电泳时间 17.5 秒，红细胞沉降率方程 *K* 值 55，血浆纤维蛋白原定量测定 3.9g/L，临床治愈。随访月余未见复发。

按　本治验病机在瘀，但单纯活血效果不佳，皆因此瘀乃血分之实热所致，故以清热凉血为法，热清而瘀自化，故方中以丹参、玄参增强清热凉血之力，以金银花、赤芍、黄柏清君相之火，并引血分郁热从小便出，给邪以出路。

❖ 治验 10

刘某，女，40 岁，农民。1990 年 9 月 10 日就诊。

主诉　双足、双手出现阵发性灼热疼痛半年。

现病史　患者半年前不明病因出现双足部阵发性剧烈疼痛，以夜间为甚，痛如针刺，曾在某医院诊断为“动脉硬化”，服用西药治疗 1 个月，未见明显疗效。随后双手部也出现阵发性剧烈疼痛，手、足皮肤潮红。虽经不间断治疗，始终疗效不佳。遂求唐祖宣诊治。手、足部无外伤史。现症见：表情痛苦，双手、双足阵发性剧烈疼痛，痛如针刺，固定不移，夜不能眠。患者手足灼热，喜冷恶热，心烦，口舌干燥。

检查　形体肥胖，两颧赤色如赭，唇舌紫暗，脉弦细。诊见双手指爪甲青紫，手、足皮肤暗红，肢端皮肤指甲变厚，足部紫，并有多个约 2cm×2cm 大小不等的红斑，压之褪色，有时红斑内出现如黄豆大小的棕褐色斑，压之不褪色。

甲皱微循环检查　管袢轮廓模糊不清，排列紊乱不规则，管袢总数 8 根，其中正常管袢 3 根，畸形管袢 5 根，血色暗红，血液流态呈絮状，血管运动计数 5 次/秒。

中医诊断 热痹（湿热瘀阻）。

西医诊断 红斑性肢痛症。

治则 滋阴凉血，清热解毒。

处方 金银花60g，石膏、生地、玄参、丹参各30g，乳香、没药各10g，当归、赤芍、黄柏各15g。

医嘱 肢体避免寒热刺激。中药每日1剂，水煎服，日3次。

二诊 9月17日，双手、双足发作性剧烈疼痛较前明显减轻，发作时痛势较缓，但仍有灼热感，手、足皮肤色泽无明显变化。

三诊 9月25日，疼痛发作次数减少，每日1~2次，疼痛性质由原来的针刺样转为胀痛，皮肤色泽较前改善，由暗红转为淡红，皮肢温度稍高，仍有喜冷恶热症状。

四诊 10月5日，双手、双足针刺样疼痛基本消失，偶有发作，夜间睡眠质量良好，皮肤色泽有明显改善，灼热感消失，饮食恢复正常，二便自调，精神状态较佳。金银花用量由60g减至30g。

五诊 10月16日，患者诸症消失，能干农活。甲皱微循环检查：管袢轮廓规则清晰，管袢数目10根，正常管袢9根，血管运动计数10次/秒，血液流态呈直线状，血色淡红，临床近期治愈。

按 患者病程较长，其病机为阴血耗伤，毒热壅遏，气血瘀滞。治宜滋阴凉血，清热解毒。故在清热解毒的同时，以石膏、生地、玄参清热凉血，养阴生津。用石膏意在取其辛甘大寒，以制内盛之热，使其热清烦除，津生渴止。

❖ 治验11

马某，女，31岁，农民。1991年3月12日初诊。

主诉 双下肢红肿灼热刺痛2个月，加重3天。

现病史 患者于1991年1月中旬突发双下肢至足部红肿灼热，痛如火燎，朝轻暮重。在多家医院求诊，未明确诊断，服用中西药物治疗月余无效。近3天来突然加重，双足呈阵发性针刺样疼痛，痛时需用冷水浸泡，经介绍求唐祖宣诊治。症见面色少华，神疲乏力，纳差，足部剧痛，痛如针刺，夜间尤甚，发作时将双足浸泡在冷水中方可缓解，触摸患肢可加重疼痛。

检查 形体消瘦，足部皮肤暗红，发作时两足背动脉及胫后动脉搏动加快，在疼痛间歇期正常。神经科检查，腰部无压痛、反射痛，双下肢生理反射正常，病理反射未引出。舌质紫暗，舌有瘀斑，脉弦细。

血液流变学检查 红细胞压积0.9，全血黏度8.5，全血还原黏度22.5，血浆黏度3.4，红细胞电泳时间26.5秒，红细胞沉降率方程*K*值85，血浆纤维蛋白原定量测定5.8g/L。

中医诊断 热痹（湿热瘀阻）。

西医诊断 红斑性肢痛症。

治则 活血化瘀，通络止痛。

处方 金银花60g，桃仁、红花、乳香、没药各10g，当归、赤芍、川牛膝各15g，玄参、丹参、刘寄奴、苏木各30g。

医嘱 避免双足过度冷水浸泡。中药每日1剂，水煎服，日3次。

二诊 3月20日，足部疼痛症状减轻，发作次数减少至每日3~4次，双足浸泡冷水次数减少。

三诊 3月28日，两下肢皮肤由暗红转为淡红，疼痛较二诊时又有减轻，饮食增加，白天可不浸水，晚间浸水1小时即可入睡，舌质淡，苔薄白，脉沉细。处方：金银花、玄参、丹参各30g，桃仁、红花各10g，当归、赤芍、黄柏、川牛膝各15g。

四诊 4月3日，双下肢及足部肤色正常，疼痛症状消失。血液流变学检查：红细胞压积0.5，全血黏度6.5，全血还原黏度14.5，血浆黏度1.74，红细胞电泳时间16.5秒，红细胞沉降率方程*K*值55，血浆纤维蛋白原定量测定3.8g/L。1年后随访，患者体质强健，肢痛未发。

按 患者久病入络，气血运行不畅而致血瘀，故皮色暗红；经脉瘀阻，不通则痛；血瘀阻络，营血不荣四末，故见肢端皮肤指甲变厚，甚至溃疡。舌质紫暗、有瘀斑，脉弦细均为血瘀之象。治宜活血化瘀，通络止痛。运用自拟的解毒化瘀汤加减治疗，屡收奇效。方中乳香、没药消肿止痛、活血散瘀，桃仁、红花破血行瘀，善治瘀血肿痛，丹参、苏木、刘寄奴活血化瘀止痛，赤芍行瘀止痛，银花清热解毒，玄参滋阴降火，除烦解毒；黄柏苦寒，有清热除湿，泻火解毒之功，当归补血活血，破恶血而养新血，诸药配伍，共奏清热解毒，活血化瘀，益气通络之功。

疼痛是中医“不通则痛”的表现，其疼痛之原因诸多，如气滞、寒凝、热灼等均可致疼痛。而湿滞、气虚血少、阴虚阳亢亦可引起疼痛。气滞血瘀是周围血管病的总病机，无论其什么原因，最后导致血瘀者即可形成疼痛。本例主要病机在一个“瘀”字，其基本特点是痛如针刺，痛有定处。瘀为有形之邪，其阻碍气血运行则痛如针刺，痛有定处，夜间疼痛尤甚。因夜间阳气入脏，阴气用事，阴血凝塞加重，故夜间疼痛为甚。从西医角度讲，血管张力变化是引起红斑性肢痛症肢体疼痛的主要病理原因。如红斑性肢痛症患者，肢体暴露于温热环境及活动、肢体下垂时明显疼痛感，这是因血管过度扩张所引起。但在血管显著痉挛时，由于血流减少，引起周围血管神经缺血，也可产生肢体疼痛，如雷诺病、震动病等。此外，如网状青斑、手足发绀症也可出现肢体疼痛，这类疾病则是由于细小动脉痉挛和小静脉扩张引起的病变。

❖ 治验12

朱某，男，20岁，学生。1996年1月9日初诊。

主诉 双足部灼热胀痛潮红3个月。

现病史 患者于1995年10月初，因受寒冷刺激，诱发双足部阵发性针刺样疼痛，在当地医院以“风湿病”治疗无效，某医院诊断为“末梢神经炎”，治疗以中药，同时给抗菌消炎等西药（不详）口服及静脉滴注，症状时轻时重，今来求治于唐祖宣。患者双足部潮红，行走时困胀灼痛，呈阵发性，夜间频发，不欲近被褥，不能安眠，触之发热，得凉痛减，神清，精神差，纳差，二便尚可。

既往身体健康，无特殊病史。

检查 发育正常，营养良好，查体合作。足背及胫后动脉搏动浮数。

实验室检查 血常规：血红蛋白140g/L，红细胞计数490×10^9/L，白细胞计数15.9×10^9/L。尿常规：pH：6，蛋白（-），糖（-），镜检（-）。便常规：褐色软便。镜检：脓球0～3/高倍，细菌：+/高倍。

甲皱微循环检查 血色淡红，管袢排列整齐，管袢数目有增多现象，血流速度时快，血管运动计数增多，血流呈直线流。

中医诊断 热痹（湿热郁滞）。

西医诊断 红斑性肢痛证。

治则 清热解毒，活血化瘀。

处方 乳香、没药、桃仁、红花各10g，苏木、水蛭各20g，刘寄奴、银花、玄参、当归、丹参、白芍各30g，黄芪、苡仁各45g，甘草、黑栀子各15g。

医嘱 避免双足冷热刺激。中药每日1剂，水煎服，日3次。

二诊 1月14日，患者精神较好，自觉症状有减轻，一般状况同前。

三诊 1月20日，患者自诉疼痛发作次数明显减少，发作时症状减轻，夜间可睡3～4小时，舌质淡红，苔薄白，脉弦数。

四诊 1月30日，肢体症状已完全消失，活动后无发作迹象，足背及胫后动脉搏动正常，舌质淡红，苔薄白，脉弦缓有力，纳眠可，二便调，临床治愈，带药巩固治疗。

按 本患者素体健康，病发于寒冷刺激后，病程3个月。首发症状为双足部阵发性刺痛，灼痛，潮红，遇冷得减，活动后及见热加重，因此可诊为热痹。此为瘀而化热，湿热瘀阻脉络所致，与末梢神经炎有本质区别。

初冬之时，寒温反复，若生活不自制，失于调节，寒邪内侵居于脉道，寒凝血瘀，经络阻痹，不通则痛。瘀久化热与湿相搏结，蕴蒸脉道，燔灼气血，则内觉灼痛，肤色潮红；入夜阴气盛，血瘀加重，则诸症加重。综观脉症，病位在下肢，证属本虚标实，实则气血瘀滞，湿热蕴结；虚则气血不足。故治疗宜清热解毒，活血化瘀，兼以益气养血。方中乳香、没药、苏木、刘寄奴、水蛭、桃仁、红花、丹参共奏活血化瘀之效；银花、玄参、黑栀子清热解毒；黄芪、当归、白芍益气养血。其中黑栀子用法比较巧妙，一方面清热，另一方面反佐活瘀药之偏激。

❖ 治验13

连某，女，36岁，工人。1993年8月22日初诊。

主诉 双足部阵发性灼热胀疼变色10天。

现病史 患者10天前，原因不明，出现双足趾部出现针刺样疼痛，呈阵发性发作，疼时足部皮肤色泽潮红，自觉内热感，每遇夜晚，疼痛频作，病势加重，手不可近，甚至不能近衣被，稍用凉水湿敷灼痛得缓解，下肢活动沉重无力，先在某地级医院以“神经炎”服些药物（不详）1周效果不及，症状渐见加重，就诊于唐祖宣。患者夜痛发作频，不能安眠，痛时不欲近衣被，不敢触碰，活动不便，精神不振，神志清，不思食，夜眠差，大便干结，小便短赤。

检查 体温36.7℃，脉搏92次/分，呼吸19次/分，血压120/90mmHg。营养中等，发育良好，查体合作，舌质紫，苔黄厚腻，脉象细数。双足部阵发性灼热胀痛，轻度浮肿，皮肤色泽潮红。

实验室检查 尿常规：淡黄色透明尿液，蛋白（-），镜检（-）。大便常规：黄色便，镜检（-）。血常规：血红蛋白120g/L，白细胞计数5.2×10^9/L。

甲皱微循环检查 血色淡红，管体排列整齐，管体数目减少，血流速度加快，血管运动计数增多，血流呈虚线流。

中医诊断 热痹（湿热内蕴，气滞血瘀）。

西医诊断 红斑性肢痛症。

治则 清热解毒，活血化瘀。

处方 银花、玄参、当归、丹参、水蛭、苡仁、刘寄奴各30g，赤芍20g，乳香、没药、桃仁、红花各10g，白术25g，黄柏、甘草各15g。

医嘱 避免双足过度冷水浸泡。中药每日1剂，水煎服，日3次。

二诊 9月1日，近几日足部灼热胀痛缓解，发作次数减少，皮肤色泽仍见潮红，痛时加重，下肢沉困感减轻，精神好转，夜眠改善，大便稀，小便短，舌质紫，苔黄厚腻，脉象细数。

三诊　9月8日，精神良好，肢体抬举同前有力，沉困感已消失，足部阵发性灼热胀痛较前减轻，色泽仍潮红，饮食尚可，二便自调。

四诊　9月15日，近日来肢体活动明显同前有力，趾部疼痛较前缓解，足前部皮肤色泽淡红，触及温度基本正常，夜晚能够覆盖，足部发现有汗出现象，说明局部微循环改善；精神良好，夜能眠，纳食增多；二便自调，舌质淡，苔薄白，脉象细而有力。

五诊　9月22日，肢体活动未见特殊变化，趾部色泽淡红，疼痛近2天基本消失，明显有汗出现象，趾甲生长，精神夜眠良好，饮食二便较前好转，舌质淡，苔白腻，脉象细缓而有力。

六诊　9月25日，患者精神良好，肢体症状已瘥。

按　患者起病较急，病发于双下肢，脏腑功能症状不明显，符合红斑性肢痛症诊断。患者虽出现阵发性灼热胀痛，但足背、胫后动脉搏动良好，未伴见明显肢体缺血体征，且患者系青年女性，故与脱疽之血栓闭塞性脉管炎迥然不同。患者素体脾胃有积热，水津输布不施，湿热内生，下注经络，邪水溢于肌肤故见浮肿；水为阴邪，趋于下焦，故肢体沉困无力，症状夜间加重；经络受阻，血流不畅，血瘀气滞，不通则疼。五志过极，湿热互结，湿热蕴结化毒，气血两燔，脉络壅滞则见灼热胀疼，肤色潮红，不欲覆被。舌质紫，苔黄厚腻，脉象细数，大便干结，小便短赤均为湿热互结气血两燔，脉络瘀阻之象。综观脉症，病位在下肢，为实证热证，乃湿热蕴结日久，气滞血瘀，气血两燔，故见肢体灼痛诸症。本病例属外周血管疑难病、多发病，此症一般预后良好，无并发症，但若治疗不及时，或五志过极，饮食不调，则有复发或加重病情，乃致肢端坏疽之弊。

第八节　血栓性浅静脉炎（青蛇便）

❖ 治验1

张某，男，60岁，农民。1999年9月2日就诊。

主诉　左小腿筋脉红肿疼痛半个月。

现病史　1999年8月中旬，患者因劳累致使左小腿内侧筋脉潮红、肿胀，灼疼不适，活动及久站后加重，自服“螺旋霉素”治疗3天，效果不佳，病情又有所加重，局部红肿范围扩大，疼痛加剧，1周后病变部位皮肤出现索条状硬结，活动轻度受限。患者精神尚可，饮食一般。伴发热，口渴不欲饮。

检查　形体消瘦，面色黧黑。左下肢内侧能触及到多处索条状硬结，筋脉横解，硬结及其周围组织局部皮色发红、肿胀、皮温增高，压痛明显。舌质红，苔黄腻，脉滑数。

实验室检查　白细胞计数$12.3\times10^9/L$，中性粒细胞0.78，淋巴细胞0.22。尿常规及心电图、肝、肾功能无异常。

血液流变学检查　红细胞压积0.83，全血黏度9.4，全血还原黏度25.5，血浆黏度3.8，红细胞电泳时间20.4秒，红细胞沉降率方程K值63，血浆纤维蛋白原定量测定6.3g/L。

中医诊断　青蛇便（血热瘀结）。

西医诊断　血栓性浅静脉炎。

治则　清热解毒，活血化瘀。

处方 金银花、当归、玄参、薏苡仁、赤芍、丹参、公英、连翘各30g，苍术、水蛭各10g，全虫6g，黄柏、甘草各15g。

医嘱 不能长期站立，休息时抬高双腿。中药每日1剂，水煎服，日3次。

二诊 9月9日，患肢症状有所改善，皮色发红及局部肿胀略有减轻，患肢皮肤温度降低。

三诊 9月23日，患肢温度已显著降低，压痛减轻。

四诊 10月1日，患者左下肢皮肤温度已基本恢复正常，红肿部位肿胀消失，肤色转变为暗褐色，索条状硬结范围较前缩小、变软，但仍有压痛，黄腻苔已基本消退。

五诊 10月10日，患者活动时肢体已无明显不适，左下肢索条状硬结大部分消散，压痛消失，肤色变为浅黄褐色。血常规示：白细胞计数7.6×10⁹/L，中性粒细胞0.72，淋巴细胞0.28。

血液流变学检查 红细胞压积0.53，全血黏度6.4，全血还原黏度15.5，血浆黏度1.78，红细胞电泳时间17.4秒，红细胞沉降率方程*K*值62，血浆纤维蛋白原定量测定3.9g/L。肝肾功能正常，心电图正常，临床治愈。随访3个月无复发。

按 本案诊断为血热瘀结型血栓性浅静脉炎。在治疗中唐祖宣常用金银花、当归、赤芍、玄参、薏苡仁、丹参、全虫、蜈蚣、黄芪、黄柏、牛膝等。方中金银花清热解毒凉血；黄芪利水消肿、托毒；当归、赤芍、牛膝、丹参清热凉血，活血散瘀；黄柏、苍术、薏苡仁清热利湿，全虫、蜈蚣活血消瘀、攻毒散结，通络止痛。以上诸药共奏清热利湿、凉血解毒、散瘀通络之功效。现代药理研究证实，金银花、黄柏具有抗菌、消炎、解毒的作用；当归、赤芍、牛膝等则能抗血小板聚集、抗血栓和改善外周微循环。

❖ 治验2

单某，男，50岁，机关干部。1998年5月20日初诊。

主诉 右下肢筋脉红肿，灼疼2天。

现病史 患者因欲行大隐静脉曲张剥脱术入院，常规术前行泛影葡胺静脉造影。造影后2天右小腿内侧及足背出现红肿索条状硬物，疼痛明显。今来我院求治于唐祖宣，发病以来，精神一般，伴发热，口渴。

检查 形体微胖，面色正常。查体见右下肢内侧红肿明显，并可触及索条状硬物，色鲜红，压痛明显。舌质红，苔黄腻，脉滑数。

实验室检查 白细胞计数12.0×10⁹/L，中性粒细胞0.75，淋巴细胞0.25。尿常规、心电图及肝肾功能检查正常。

血液流变学检查 红细胞压积0.73，全血黏度8.74，全血还原黏度23.5，血浆黏度2.8，红细胞电泳时间19.5秒，红细胞沉降率方程*K*值63，血浆纤维蛋白原定量测定7.4g/L。

中医诊断 青蛇便。

西医诊断 血栓性浅静脉炎。

治则 清热利湿，活血化瘀。

处方 银花、当归、玄参、薏苡仁、白芍、丹参、公英、连翘各30g，苍术10g，全虫6g，蜈蚣2条，黄柏、甘草各15g。

医嘱 避免站立过久。中药每日1剂，水煎服，日3次。

静脉给予生理盐水加丹参注射液静脉滴注，每日1次。

二诊 5月27日，患者疼痛明显减轻，局部仍有红肿，压痛稍减轻。

三诊 6月2日，患者右下肢疼痛基本消失，局部皮色由鲜红转为暗红，索条状结节变软，仍有轻度压痛，活动正常。但服药后便溏，日3～4次。守上方加陈皮10g，半夏12g，茯苓30g以助健脾除湿之功。停用丹参注射液。

四诊　6月10日，患者疼痛完全消失。索条状结节变软，长度约为3cm，无压痛，皮色转为暗褐色。大便正常。

五诊　6月12日，患者索条结节基本消失，无压痛，局部皮肤呈淡褐色。复查血尿常规、心电图、肝肾功能无异常。血液流变学检查：红细胞压积0.52，全血黏度6.04，全血还原黏度15.0，血浆黏度1.68，红细胞电泳时间17.4秒，红细胞沉降率方程*K*值65，血浆纤维蛋白原定量测定3.6g/L，临床近期治愈。

按　本案患者为下肢静脉曲张并发血栓性浅静脉炎，西医病因为医源性，中医病因为湿热蕴毒，导致气血失和，形成血瘀，进而脉道闭塞，故治以清热解毒，活血化瘀，配合运用丹参注射液静脉滴注，此为标本兼治，中西医结合治疗而奏效。

❖ 治验3

司某，男，42岁，农民。1996年10月25日初诊。

主诉　左小腿内侧筋脉红肿胀痛5天。

现病史　患者5天前发现左小腿出现硬索条状结节，肿胀疼痛，并逐渐向上延伸至大腿内侧，曾在乡卫生院检查诊断为“气血不和”，应用中、西药物治疗（用药不详），疗效不佳，前来就诊。发病以来，精神不佳，痛苦面容，伴有口舌干燥，大便秘结、小便黄。

检查　形体消瘦。检查见左小腿内侧硬性索状结节，触痛明显，皮色发红、肿胀明显，皮肤灼热。舌质红，苔黄腻，脉滑数。

实验室检查　白细胞计数13.3×10^9/L，尿常规无异常。

血液流变学检查　红细胞压积0.64，全血黏度9.08，全血还原黏度21.5，血浆黏度3.5，红细胞电泳时间25.5秒，红细胞沉降率方程*K*值52，血浆纤维蛋白原定量测定6.5g/L。

中医诊断　青蛇便。

西医诊断　血栓性浅静脉炎。

治则　清热解毒，活血化瘀。

处方　金银花、当归、玄参、薏苡仁、丹参各30g，苍术、水蛭各10g，全虫6g，黄柏、甘草15g。

医嘱　避免长期站立。中药每日1剂，水煎服，日3次。

二诊　11月1日，患者述服药后第3天左下肢局部疼痛已减轻，皮温下降。

三诊　11月8日，患肢疼痛明显减轻，左小腿静脉硬索状结节软化，色泽发红症状减轻，触之仍有轻度压痛。

四诊　11月13日，患者左小腿红肿疼痛全部消失，压痛基本消失，深触时仍有微痛。

五至六诊　11月20日，患者左小腿除索条状结节未完全消失外，余无异常，能参加正常劳动。血、尿常规检查均正常。11月26日，继服脉络疏通颗粒剂1周后索条状物消失。血液流变学检查：红细胞压积0.52，全血黏度6.5，全血还原黏度15.5，血浆黏度1.70，红细胞电泳时间17.2秒，红细胞沉降率方程*K*值54，血浆纤维蛋白原定量测定4g/L，临床痊愈。追访2年未复发。

按　本例属血栓性浅静脉炎急性期。患者湿热蕴结，留滞脉络，瘀阻不通，故筋脉红肿热痛，有硬结或硬索条状物；湿热循经流注，则红肿硬结此起彼伏；湿热壅盛，气血津液不行，故肢体肿胀，甚则大片红肿；湿热内蕴，故发热；湿热阻遏气机，津不上承，故口渴而不欲饮。舌质红，苔黄腻，脉滑数为湿热之象。

其发病机理当责之于湿热下注，浸淫肌腠，壅塞脉道，致令湿毒稽留，血行泣滞，从而导致下肢肿胀疼痛。故治疗大法当以清热解毒、化瘀通络为主。但由于各期的病理变化不同，治疗亦应有所侧重。一般而言，急性期以湿热为主，重在清热利湿，佐以化瘀；慢性期以脉络瘀滞为主，重在活血化瘀，佐以清热。而阻塞症状明显者，又当从开始就要行气化瘀、清热利湿并重。

❖ 治验 4

赵某，女，28岁，干部。1998年10月10日就诊。

主诉 左侧胸壁筋脉红肿胀痛1周。

现病史 患者1周前因琐事和邻居发生口角，气恼不已。次日抬举上肢时，突然感到左侧胸壁疼痛，扪之左侧胸壁至胁下有一长约16cm索条状物，红肿硬痛，遂到当地卫生院诊治，服药3日而不见效。否认有手术史，无外伤史。今日来诊治，发病以来，精神倦怠，纳差，伴胸闷、胁胀。

检查 形体肥胖，体征正常，心、肺、肝、脾未见异常。左胸壁乳房外侧有垂直走向长约16cm的索条状物，直径3mm，触之稍硬，略现红肿，有压痛，抬举或活动上肢时胸壁疼痛加重。左上臂外展高举或用手绷紧左侧胸壁皮肤，可见覆盖索条状物的皮肤凹陷形如浅沟，索状物更加明显。局部淋巴结无肿大。舌质红，苔薄黄，脉弦涩。

实验室检查 白细胞计数11.9×10^9/L，中性粒细胞0.76，淋巴细胞0.23，嗜酸粒细胞0.01。

血液流变学检查 红细胞压积0.72，全血黏度8.8，全血还原黏度19.5，血浆黏度3.53，红细胞电泳时间17.2秒，红细胞沉降率方程*K*值58，血浆纤维蛋白原定量测定6.22g/L。

中医诊断 青蛇便（血热瘀结，肝气不舒，经络阻滞）。

西医诊断 左侧胸壁浅静脉炎。

治则 清热解毒，行气化瘀。

处方 柴胡、金银花、栀子、连翘、赤芍、丹参各30g，黄芩、当归、郁金、红花各15g，蜈蚣2条。

医嘱 戒烟，避免损伤胸部皮肤，调情志。中药每日1剂，水煎服，日3次。

二诊 10月29日，患者精神好转，左胸壁索条状物压痛减轻，饮食增加，仍偶有胸闷、胁胀。

三诊 11月16日，自觉疼痛已止。索条状物有色素沉着，呈现淡棕色，触之较软。原方去柴胡、郁金。

四诊 12月10日，疼痛消失，可自由活动左上肢而无不适，索条状物无明显改变。

五诊 服用以上中药1个月后，左胸壁索条状物消失。实验室检查：白细胞计数8.8×10^9/L，中性粒细胞0.75，淋巴细胞0.21，嗜酸粒细胞0.04。血液流变学检查：红细胞压积0.54，全血黏度6.2，全血还原黏度14.5，血浆黏度1.70，红细胞电泳时间17.4秒，红细胞沉降率方程*K*值56，血浆纤维蛋白原定量测定3.9g/L。临床近期治愈。半年后随访未复发。

按 本案属胸腹壁血栓性浅静脉炎急性期。患者情志不舒，肝气郁结，气滞则血瘀，瘀血停聚胁络，故见索条状物，固定不移；肝经布于胸胁，气滞则胀痛，血瘀则刺痛，而痛患胸胁；郁久化热，则皮色发红；肝气不舒，疏泄不利，则胸闷胁胀。舌质红，苔黄腻，脉弦涩为气郁化火之象。故治以清热解毒，行气化瘀。

方中柴胡、郁金长于解郁，黄芩善能泄热，相配则既能疏理肝胆气机不舒，又能清泄内蕴温热；金银花、栀子、连翘清热解毒；当归、赤芍、丹参、红花活血化瘀，蜈蚣有较强的解毒散结作用。诸药合用，使瘀阻化解、气血通调而获效。

❖ 治验5

陈某，男，37岁，农民。1988年8月11日就诊。

主诉 左腹壁筋脉肿胀刺痛5个月。

现病史 患者一直在建筑工地干活，5个月前发现脐部左侧向上有一硬索条状结节，时痛时止，在当地某医院服用中、西药物后，疗效欠佳，后间断服药，亦未取得理想疗效。无明显外伤史。

检查 形体消瘦，精神疲惫，面色黑红。体温、血压正常，心、肺、肝、脾无异常。自脐左侧至乳晕有长约15cm结节，局部皮肤有色素沉着，质硬，不红不肿，皮温不高，按之有针刺样疼痛。嘱其挺胸伸腰时，沿索条状结节走行部位的皮肤可见嵴状隆起，呈弓弦状。全身无其他症状，二便调，饮食正常。舌质暗红，苔黄，脉滑数。

实验室检查 白细胞计数 $12.7\times10^9/L$，中性粒细胞0.74，淋巴细胞0.24，嗜酸粒细胞0.02。

血液流变学检查 红细胞压积0.83，全血黏度8.04，全血还原黏度23.5，血浆黏度3.3，红细胞电泳时间17.4秒，红细胞沉降率方程 K 值63，血浆纤维蛋白原定量测定6.4g/L。

中医诊断 青蛇便（血热瘀结）。

西医诊断 左腹壁血栓性浅静脉炎。

治法 活血化瘀，清热通络。

处方 金银花、当归、玄参、丹参各30g，水蛭10g，桃仁、红花、牛膝、赤芍、甘草各15g。

医嘱 节饮食，避免感冒。中药每日1剂，水煎服，日3次。

二诊 8月20日，患者精神佳，自述服药后左侧腹壁疼痛减轻，余症未明显改变，二便调，饮食可。

三诊 8月27日，患者自述疼痛基本消失，检查见索条状结节触之变软，按之无针刺样疼痛，局部色素沉着基本消失，皮温正常。

四诊 9月5日，患者疼痛症状已消失，局部皮肤色泽明显改善。脐左侧索条状结节缩短至10cm，余无不适。

五诊 9月20日，左侧腹壁索条状明显减轻，体格检查无异常。

实验室检查 白细胞计数 $8.4\times10^9/L$，中性粒细胞0.75，淋巴细胞0.22，嗜酸粒细胞0.03。

血液流变学检查 红细胞压积（HCT）0.52，全血黏度6.2，全血还原黏度16.8，血浆黏度1.73，红细胞电泳17.5秒，红细胞沉降率方程 K 值60，血浆纤维蛋白原定量测定3.74g/L。临床治疗显著好转。

按 本案属胸腹壁血栓性浅静脉炎慢性期。患者湿热内结，瘀血留滞于脉中，脉络闭塞，故有硬结节；瘀血结聚，故有刺痛；瘀血阻滞肌肤，则有色素沉着。舌质暗红，脉滑数为瘀血内阻之象。故以活血化瘀，清热通络之药而奏效。

小结

血栓性浅静脉炎是血管外科中的一个常见病，对其辨证论治我们一般分为湿热蕴毒型（急性期）和湿热瘀阻型（慢性期）。急性期以湿热证多见，其病机为湿热阻碍气血，痹阻脉络，甚者灼伤营血。治疗时除应用清热利湿之剂外，如局部出现大块紫红色出血斑块，还需配伍丹皮、丹参等凉血活血之品。如湿热化火成毒，热瘀搏结，形成痈肿，则需应用大剂清热解毒之品，争取短期内控制病势，以防出现热毒内陷。慢性期多见瘀痰交结。此因治疗不当，或延误时机，湿热余邪留恋脉络，凝聚成痰，阻血成瘀。一遇新邪触动，痰瘀化热，流注它处脉络，旧病再作。此时大剂苦寒清利之品不宜应用，以免伐气伤阳，余邪更难外出，痰瘀更难消散，应以软坚散结、通络开隧之虫类药为主制成散剂长期服用，缓缓图之，则结块逐渐消失，并能控制复发。临床选方用药既遵循以上治疗规律，又灵活多变，且内治、外治可同用，疗效较好。

第九节　股肿（深静脉血栓形成）

❖ 治验1

裴某，男，50岁，农民。1996年10月5日初诊。

主诉　右下肢肿胀，灼热疼痛10天。

现病史　患者于10天前右下肢突发红肿，灼热疼痛，步履困难，在某医院检查确诊为“深静脉血栓形成”，曾用激素及多种抗生素等中西药物，疗效不佳。于今日求诊于唐祖宣。患者表情淡漠，心烦少寐，纳差，大便不畅，小便短赤。

检查　形体肥胖，面色萎黄。右下肢腹股沟至足趾端部呈凹陷性水肿，下肢皮肤色泽潮红，腓肠肌可触及两条硬性索状结节，按压疼痛，膝以下35cm至足背部浅表静脉曲张，内觉灼热，昼轻夜重，舌质紫，苔黄腻，脉滑数。

实验室检查　白细胞计数17.5×10^{9}/L，中性粒细胞0.65，淋巴细胞0.31，单核细胞0.01，嗜酸粒细胞0.03，红细胞计数4.3×10^{12}/L，血红蛋白150g/L，血小板计数110×10^{9}/L，红细胞沉降率2mm/h。

甲皱微循环检查　管袢轮廓尚清晰，血管排列紊乱，管袢数目6根，其中正常2根、异型4根，管袢口径短而扩张，血色暗红，袢顶有瘀血，血流速度明显减慢，血液流态呈絮状，静脉淤涨程度严重。

中医诊断　股肿（湿热内蕴，气滞血瘀）。

西医诊断　右下肢深静脉血栓形成。

治则　清热解毒，活瘀通络。

处方　苍术、黄柏、公英各15g，当归、玄参、金银花、黄芪、薏米各30g，全虫6g，蜈蚣2条，水蛭、甘草各10g。

医嘱　卧床休息，抬高患肢。中药每日1剂，水煎服，日3次。

二诊　10月15日，下肢水肿凹陷程度、灼热疼痛均已减轻，但活动后仍有肿胀，皮肤色泽改变，食欲增加，大小便正常。

三诊　11月30日，患肢膝以下肿胀及灼热疼痛消失，皮肤色泽好转，腓肠肌硬性索状结节已消失，但膝以下活动后有轻度浮肿，行走时自觉有沉困感，仍继续服用上方，加重黄芪用量。

四诊　12月20日，肿痛酸困症状消失，皮肤色泽基本恢复正常，患肢行走后无任何阳性反应，复查红细胞计数4.5×10^{12}/L，血红蛋白145g/L，白细胞计数6.2×10^{9}/L，中性粒细胞0.67，淋巴细胞 0.26，单核细胞 0.01，嗜酸粒细胞 0.04，血小板计数 130×10^{9}/L。

甲皱微循环检查　管袢轮廓清晰，血管排列整齐，管袢口径由短变长，扩张形态消失，袢顶宽增为 40μm，血流速度 500μm/s，血液流态由絮状转变为虚线状，血管运动计数 12 次/秒，治疗后微血管有明显改善，Homan 征试验、Neuhof 征试验及血压表充气试验均无阳性反应。

随访 1 年未见复发。

按　本案病例湿热内郁，气血凝滞为此病的主要病机。所以在治疗此病取得疗效的基础上，筛选出清热祛湿，益气活血化瘀的当归、二花、玄参、苍术、黄柏、薏米、水蛭、全虫、蜈蚣、黄芪、甘草十一味药物组成清热通瘀汤，取得了一定疗效。方中金银花清热解毒，对于毒未成者能散，毒已成者能消；玄参能治脏腑热结，直走血分而通脉，外行经隧而散痈肿，药检发现其含皂苷，有显著的溶血和扩张外周血管的作用；黄柏苦寒，凡湿热为病的下肢水肿，诸痛痒疮用之多效；苍术燥湿，走而不守，与黄柏配伍能逐下焦湿热所致的水肿，若和清热解毒的药物合用则热可清而湿自去；薏苡仁利水，凡湿盛在下而引起肿痛者最宜用之；当归味甘而重，为补血上品，气轻而辛，又能行血，补中有动，行中有补，癥瘕结聚，痈疽疮疡每多用之；蜈蚣、全蝎为虫类走窜之品，内而脏腑，外而经络，凡气血凝滞之处多能开之，因湿热毒引起的疮疡亦能解之；妙在水蛭破血通络，其性迟缓而善入，迟缓则生血不伤，善入则坚积易破，药检证实，水蛭素能阻止凝血酶对纤维蛋白的作用，扩张毛细血管，阻碍血液凝固；黄芪益气，利水消肿取其气行则血行之意；甘草和中解毒，痈疽疮疡用之多效。共组成清热解毒，化湿和中，益气化瘀之剂，使热可清湿自去，气运行，瘀血散，发挥其单味药所不能起到的作用。

❖ 治验 2

王某，女，45 岁，教师。2001 年 2 月 23 日初诊。

主诉　左下肢肿胀疼痛 20 天。

现病史　患者于 20 天前不明原因左下肢出现肿胀酸困疼痛，在小区诊所口服西药 20 天无效，具体用药不详。遂到求诊于唐祖宣。患者精神委靡，表情痛苦，小便短赤。

检查　形体消瘦，面目虚浮、左下肢明显肿胀，按之凹陷，皮肤色泽紫暗，皮温比健侧略高，膝上 15cm 处周径 55cm，膝下 15cm 处周径 35cm，大腿内侧及腓肠肌压痛明显。舌质红绛，苔黄腻。血、尿常规正常，心电图、肝肾功能均正常。

彩色多普勒超声　左股总、股、胫静脉内径增宽，壁不光滑，管腔内可探及等强回声区域，回声不均匀，周边可探及线样血流绕行。

凝血系列　TT 19.3 秒，PT 13.1 秒，Fbg 4.9g/L，D-二聚体>0.5μg/ml。

中医诊断　股肿（湿热内蕴，气血瘀滞）。

西医诊断　左下肢深静脉血栓形成。

治则　清热解毒，益气化瘀。

处方　当归、苍术、黄柏、水蛭、川牛膝各 15g，白芍、薏仁、黄芪、金银花、玄参各 30g，甘草 10g。10 剂。

医嘱　治疗期间，卧床休息，抬高患肢。中药每日 1 剂，水煎服，日 3 次。

二诊　3 月 5 日，患者疼痛明显减轻，肿胀略消。

三诊　3 月 20 日，患者已无明显疼痛，有时发胀，皮肤色泽正常。膝上方 15cm 处径围 51cm，膝下 15cm 处径围 32cm。

四诊　4 月 15 日，患肢症状明显减轻，自觉下肢有时发胀，有发热感，皮色正常，但长时间站立后仍有不适感，膝上15cm处径围46cm，膝下15cm处径围32cm。彩超、微循环前后对照，同前明显改善，凝血系列：TT 17.1秒，PT 11.7秒，Fbg 2.1g/L。D-二聚体<0.5μg/ml。基本痊愈，随访1年未见复发。

按 股肿一证，属于周围血管病中的一种常见病。临证时必须细审脉证，辨寒热虚实、气血阴阳。具体本案，乃由湿热内蕴，气滞血瘀而致，湿热内蕴为本，故治疗宜清热化湿为方，湿热得解，瘀阻之症自然缓解。方中清热除湿之品中佐以活血祛瘀之水蛭、牛膝，以改善血脉瘀阻症状。且牛膝有引药下行之功；气行则血行，加一味黄芪补气，疗效更好。

❖ 治验3

袁某，男，48岁。2002年8月15日初诊。

主诉 右下肢肿胀疼痛5个月。

现病史 1999年冬受寒冷刺激，诱发右下肢麻木，酸困，肤色红紫，右侧髂股以下至踝关节肿胀，先后赴多家医院检查，均诊断为“髂股静脉栓塞”。经治疗有所好转，2002年3月由于劳累过度而复发，经治疗10天无效（用药不详），遂求诊于唐祖宣。

检查 形体稍胖，面色黧黑，小便黄，舌质红，苔黄腻，脉迟。右下肢色泽紫暗，有片状紫斑，膝以下凹陷性水肿，扪之疼痛，并伴有多条硬性索状结节。

多普勒彩超检查 左股总、股、胫静脉内径增宽，壁不光滑，股静脉内可探及等强回声区域，充满管腔，回声不均匀，股总静脉管内未探及血液信号，周边可探及细窄血流绕行。

凝血系列 TT 20.7秒，PT 13.5秒，Fbg 4.3g/L，D-二聚体>0.5μg/ml。

中医诊断 股肿（湿热内蕴，气滞血瘀）。

西医诊断 下肢深静脉血栓形成。

治则 清热化湿，行气化瘀。

处方 当归、苍术、黄柏、水蛭、川牛膝各15g，白芍、薏苡仁、板蓝根、黄芪、金银花各30g，玄参45g，甘草10g。

医嘱 卧床休息，抬高患肢。中药每日1剂，水煎服，日3次。

二诊 8月30日，患者肿胀、疼痛症状明显减轻，余症未减。

三诊 9月15日，患肢双侧局部有压痛，硬性索状结节已基本消失，凹陷性水肿消退，凝血系列：TT 19.0秒，PT 12.3秒，Fbg 3.3g/L，D-二聚体>0.5μg/ml。

四诊 9月25日，患者精神好转，患肢皮色正常，症状消失。彩超检查无异常，凝血系列：TT18.2秒，PT 11.3秒，Fbg 1.5g/L，D-二聚体<0.5μg/ml，临床治愈。

按 本案患者乃由湿热蕴热，痹阻脉道，气血循环不畅所致，故遵循“热则清之”、“塞则通之”之治疗大法，拟定清热化湿、行气活血之方。方用苍术、黄柏、薏仁取三妙散之意，清热化湿；当归、水蛭、川牛膝、赤芍行气活血；湿蕴日久，化热生火，故用板蓝根、金银花、玄参清热养阴；病之日久，气虚血瘀，佐黄芪以补气行气。全方以祛邪为主，兼以扶正，攻补兼施，符合患者的病因病机。

❖ 治验4

李某，男，35岁，干部。1997年5月20日初诊。

主诉　左下肢肿胀，酸困疼痛5天。

现病史　患者于15天前患感冒，治愈后发现臀部痉挛性疼痛。5月15日早上起床后觉左下肢肿胀，发热，小腿肚困痛，腹股沟以下至足踝部皮肤色泽潮红，呈凹陷性水肿，不能着地，伴见脸面潮红，大汗淋漓等症状，住本地医院静脉滴注右旋糖酐，交替运用抗生素治疗5日无效，左下肢肿胀酸困疼痛明显加重，活动受限，遂求诊于唐祖宣。患者精神疲惫，表情痛苦，心烦不宁，虚汗淋漓。既往身体健康，有吸烟史10年，无家族遗传病史及外伤史。

检查　形体肥胖，面色潮红，体温39℃，呼吸急促。左下肢扪之灼热，困痛，不得眠，大便干、小便短赤，口唇干燥，舌质红绛、苔黄腻。左腹股沟至足背水肿，按之凹陷，皮肤色泽紫红，膝以下散见深褐色瘀斑，髂股部淋巴结肿大，左下肢内侧可触及硬性索状物。

甲皱微循环检查　管袢轮廓模糊，排列不规则，管袢总数8根，其中畸形管袢6根，袢顶有陈旧性出血点渗出，血色暗红，血流速度减慢，血液流态呈断线流。

心电图　窦性心律不齐。

多普勒彩超检查　左下肢髂股静脉栓塞。

中医诊断　股肿（湿热郁结，瘀阻脉络）。

西医诊断　左下肢髂股静脉栓塞。

治则　清热除湿，活血化瘀通络。

处方　金银花20g，当归、丹参、赤芍、苏木各30g，水蛭、玄参各15g，川芎12g，红花、大黄各10g。

医嘱　卧床休息，抬高患肢。中药每日1剂，水煎服，日3次。

二诊　6月5日，患肢疼痛肿胀明显减轻，但仍有散见瘀斑，髂股部淋巴结肿大，左小腿肚内侧仍触及硬性索状物。

三诊　6月20日，配合外洗后，患肢肿胀疼痛明显减轻，可扶杖下地活动，但活动后仍有轻度凹隐性水肿，触之硬性索状物消失，患肢扪之有发热现象，皮肤色泽已改变。

四诊　7月5日，患肢左下肢腹股沟至足趾端水肿凹陷水肿消失，左下肢小腿内侧触及硬性索状物已散，并能下地活动。

五诊　7月25日，左下肢疼痛肿胀消失，皮肤色泽明显改善，硬性索状物消失。甲皱微循环检查：管袢排列整齐，管袢总数增多，畸形管袢减少，管袢扩张袢顶陈旧性出血点消失，血流速度及血液流态明显改善。随访2年未见复发。

按　本案例患者，平素体健，发病时间短暂，一派邪实征象。依据脉症，为湿热蕴结，脉络瘀阻而起，故治疗中应掌握“邪去正自安”的治则，拟定清热除湿、活血化瘀为法。方中金银花、玄参、大黄清热除湿，其中大黄有双重作用，一方面清热解毒，另一方面祛瘀生新；当归、红花、丹参、川芎、赤芍、苏木共奏活血化瘀之效。瘀血散、湿热清，其症自然向愈。

❖ 治验5

岁某，女，35岁，工人。1996年8月24日初诊。

主诉　左下肢疼痛肿胀1个月。

现病史　患者1996年7月17日因结扎手术后引起左下肢疼痛伴小腿肚肿胀，肤色潮红，遂到当地某医院求治，诊为“深静脉血栓形成”，给以青霉素800万U，及“复方丹参”针静脉滴注，治疗5天，效果不佳，经介绍前求诊于唐祖宣。患者精神不振，表情一般。二便正常，舌紫有瘀斑，苔黄腻，脉迟涩。

检查 形体肥胖，面色红润，左膝关节以下肿胀，腓肠肌饱满，有明显压痛，膝关节以下15cm处较对侧肢体增粗5cm，有明显压痛。血、尿常规正常。

彩色多普勒检查 左股总、股、胫静脉内径增宽，壁不光滑，股静脉内可探及等强回声区域，充满管腔，回声不均匀，周边可探及细窄血流绕行。

凝血系列 TT 19.7秒，PT 14.5秒，Fbg 5.3g/L，D-二聚体>0.5μg/ml。

心电图、肝肾功能均正常。

中医诊断 股肿（气滞血瘀）。

西医诊断 左下肢深静脉血栓形成。

治则 活血化瘀除湿。

处方 当归、川芎、水蛭、白术各15g，白芍、牛膝各30g，薏苡仁、云苓各20g，黄芪60g，桂枝6g，全蝎5g。

医嘱 卧床休息，抬高患肢。中药每日1剂，水煎服，日3次。

二诊 9月10日，患肢症状开始好转，肌肤松软。测肢体膝关节以下15cm处，较对侧仍增粗2.5cm，压痛减轻，皮肤颜色变浅，已可下床活动。苔黄腻已基本消退，脉象较前平和。

三诊 10月5日，左下肢肿胀已大部分消退，晨起时测量患肢膝关节以下15cm处较健侧增粗1.5cm，疼痛消失，肤色恢复正常，患者下床活动后无任何反应。彩色多普勒检查无异常。凝血系列：TT 16.9秒，PT 11.2秒，Fbg 1.9g/L，D-二聚体<0.5μg/ml。血、尿常规正常，心电图、肝肾功能均正常。

按 本案患者，在外科手术中极易发生。西医多认为由脂肪栓塞引起，而现在医学研究证实，“高脂血症”与中医的“血瘀”相近。据此，在治疗此类疾患时，多采用活血化瘀除湿之剂方能取效。方中当归、川芎、水蛭、牛膝、赤芍活血化瘀；薏仁、白术、云苓除湿健脾，黄芪益气行血，全蝎剔风通络，桂枝温经以行血。诸药共奏活血化瘀，通经活络之效。

❖ 治验6

赵某，男，58岁，干部。2004年6月10日初诊。

主诉 右下肢肿胀半个月。

现病史 患者半个月前石头砸伤右足部，当晚右下肢酸困，足趾肿胀，逐渐肿至小腿，某医院急诊按外伤处理，嘱其卧床休息。次晨右下肢肿胀更厉害，又去医院检查诊为“静脉血栓形成”，经1周溶栓治疗未效，遂住院治疗。无发热，无外伤，否认高血压、心脏病、糖尿病病史。

检查 患者右下肢肿胀，呈凹陷性肿胀，压痛。右小腿比左侧粗4cm，皮色发白发暗。苔白薄，脉沉细。

甲皱微循环检查 管袢轮廓模糊，血管排列紊乱，管袢数目8根全部为畸形管袢，管袢口径短而扩张，血色暗红，袢顶有瘀血，血流速度明显减慢，血液流态呈瘀血状，静脉淤涨程度严重。

中医诊断 股肿（气滞血瘀）。

西医诊断 右腘静脉血栓形成。

治则 清利湿热，活血化瘀。

处方 黄柏6g，苍术、银花、当归、赤芍、茯苓、防己、山甲、乌梢蛇各10g，元参、牛膝、木瓜各12g。

医嘱 患者卧床休息，抬高患肢，适当屈伸右下肢。中药每日1剂，水煎服，日3次。

二诊 6月20日，患者小腿肿胀减轻，但活动后仍肿胀，晨轻暮重。

三诊 7月1日，患者右下肢肿胀明显减轻，右小腿粗于左小腿1.5cm，活动量大仍肿胀，晨轻暮重，配用弹性袜后肿轻。

四诊 7月15日，患者症状减轻，右下肢肿胀渐消，两小腿相比差1cm，无疼痛，右大腿中段压痛已消，右踝关节肿胀已消，饮食、二便正常。拟活血化瘀，健脾利湿。处方：党参、白术、茯苓、黄芪、木瓜、防己、赤芍、红花、泽泻各10g，甘草6g。

五诊 8月20日，患者症状明显减轻，仍不能过多活动，有时踝关节略肿，饮食、二便正常。

甲皱微循环检查 管袢轮廓由模糊变为清晰，管袢排列同前整齐，管袢数目增多，其中正常管袢4根，畸形管袢5根，管袢口径由短扩张变为长而扩张，血色淡红，血流速度明显增快，证明治疗后微循环有明显改善。

按 本案患者为外伤引起，局部气滞血瘀，日久化热，阻滞血脉而成。故治疗的关键在于活血化瘀，清热除湿。方中苍术、黄柏、牛膝、二花、元参、茯苓、防己清热除湿；当归、山甲、赤芍活血化瘀；用乌梢蛇之目的取抗凝作用，有利改善瘀血状态。

❖ 治验7

丁某，男，49岁，农民。2003年5月8日初诊。

主诉 右下肢肿胀2个月。

现病史 患者于2003年7月在建筑工地上左大腿不慎被钢管碰伤，当时疼痛剧烈。尔后患者左小腿肿胀疼痛，在当地医院检查，怀疑是“左下肢股静脉血栓形成”，未做特殊治疗。今日求治于唐祖宣，患者左下肢肿胀，左大腿肿胀加重，不能走路。

检查 患者发育正常，营养好，神清合作，饮食、二便均正常。左下肢肿胀明显，压痛轻，呈凹陷性水肿，左右下肢相比大腿差8cm，小腿差6cm。心率80次/分，血压130/84mmHg，苔厚腻，脉沉细。

实验室检查 血糖6.72mmol/L，红细胞4.2×10^{12}/L，白细胞计数9.0×10^{9}/L，中性粒细胞0.8，淋巴细胞0.18，单核细胞0.02。

中医诊断 股肿（气滞血瘀）。

西医诊断 左下肢静脉血栓形成。

治则 清利湿热，活血化瘀。

处方 黄芪、金银花、玄参、当归、丹参各30g，黄柏、赤芍、水蛭各10g，苍术、桃仁、川牛膝各15g。10剂，水煎服，每日1剂。

外用处方 另用中药透骨草、伸筋草、桂枝各15g，干姜、独活各12g，水煎取药液湿敷股三角区30~60分钟，尿激酶40万单位+5%葡萄糖注射液500ml，静脉滴注，每日1次，连用1周。

医嘱 卧床休息，抬高患肢，适当屈伸左下肢。中药每日1剂，水煎服，日3次。

二诊 5月18日，患者左下肢肿胀减轻，两侧大腿粗细相差4cm，小腿相差3cm，左大腿胀痛减轻，夜间能入睡。继续服用上方10剂，继续尿激酶静脉滴注，中药湿热敷，抬高患肢，做屈伸运动。

三诊 5月28日，患者病情好转，左下肢肿胀减轻，两侧大腿粗细只差2cm，小腿相差3cm，左踝关节仍肿胀。

四诊 5月20日，患者左下肢仍肿胀，晨轻暮重，长距离行走后下肢仍觉沉困无力。5月8日方加茯苓、猪苓、泽泻各15g。

五诊 5月31日，两侧大腿粗细只差1cm，小腿差2cm，左踝关节肿胀减轻。嘱患者穿弹性袜后做下蹲活动或屈伸下肢。

六诊 6月10日，患者自觉症状好转，左下肢肿轻，两大腿相比只差1cm，小腿差2cm，皮下静脉扩张明显。

按 静脉血栓形成是现代医学的病名，通过临床观察，此病多由风寒外侵，湿热下注，外邪引动内热，导致气血凝滞，脏腑功能失调，若肝气凝滞，则郁久为瘀。故湿、热、瘀为此病的主要病机。

在辨病中，唐祖宣考虑到静脉血栓形成的主要矛盾是血栓，故临床中大量运用活血化瘀药物，力争收到溶化血栓的效果。临床中虽取得一些疗效，但对于初发病机属湿热蕴毒者运用无效。有的病情反而加重。临床体会到，辨证和辨病均有所长，亦有其短。只注意中医传统的辨证，往往易忽视主要矛盾——血栓。只注意辨病，易忽视次要矛盾——湿热瘀结的证候表现。在总结经验和教训的同时，我们注意到辨证和辨病相结合，在辨病情况下，将其临床表现分为三个类型，灵活施治，疗效有所提高。

临床实践中，唐祖宣认为病初期宜“祛湿清热”为主，忌用“祛风温燥”之法。唐祖宣初治时曾视其肢体色呈苍白，误以为风寒为患，投以祛风温燥之剂，致使湿不能去，热反炽盛，病情加重。后来他认识到本病初发之时，肢体肿胀，灼热疼痛，变色发热，舌苔黄腻，脉象滑数等症。其病机属湿热之邪所致，投苍术、黄柏、薏苡仁、防己等以清热祛湿。银花、玄参、连翘、公英以解其蕴毒，共奏湿祛热清之效。

“化瘀”必须结合“祛湿”、“清热”、“养阴”、“益气”等法才能取效。肢体变色，色暗紫，舌紫瘀斑，脉象滑涩等一派瘀血的表现，在急性期消退的情况下接踵而来。唐祖宣选用了桃仁、红花、丹参、赤芍、乳香、没药等活血化瘀之品，配以清热、利湿、益气之药以达到活血通脉，消除瘀浊的目的。活血药物对静脉血栓确有一定效果，但运用时必须根据其病情变化灵活运用才能有效。唐祖宣在病机属湿热蕴毒型的血栓形成的患者中运用活血化瘀的药物，病情反而加重，这使他体会到，在炎症进展的情况下不宜运用活血化瘀药物，以免使炎症扩散，病情加重，必须在炎症消退之后出现瘀血的症状时运用活血化瘀药物才能有效。

疾病的发生发展是极其复杂的，临床中不能孤立地对待，必须在辨证的基础上结合其他的治则运用才能取得更好的效果。若合并表浅游走性静脉炎者，可加虫类走窜之品，引瘀而行。若肢体酸困肿胀、舌腻而黄、脉缓而涩者，祛湿化瘀合用，既辨病又辨证，多能奏效。

对患肢发凉者，疼痛有瘀者，应益气活血，使气鼓而血充，每用黄芪百克，促进血液循环，进一步起到溶化血栓的目的。病到后期，阴血耗伤，采用养阴化瘀，使血充而瘀化。除湿热并重之类型外，始终运用黄芪是有益的。

❖ 治验8

王某，女，71岁，农民。2003年4月20日初诊。

主诉 左下肢肿胀、疼痛4个月。

现病史 患者于4个月前不明原因，左下肢逐渐肿胀、疼痛，行走困难，平卧时症状略有缓解，活动后加重。在本村诊所治疗1个多月未见好转，亦未明确诊断。后间断治疗，未见疗效。现精神委靡，痛苦面容。二便正常，纳差。

检查 形体肥胖，面色萎黄，舌质暗红，苔薄，脉细数。左下肢肿胀，膝上15cm周径50cm，膝下15cm周径39cm，皮色略青，且下垂时加深，胫前、足背有凹陷性水肿，伴有毛孔增大，腓肠肌挤压试验阳性，股三角区压痛试验阳性，皮温略高，足背、胫后动脉搏动明显。右下肢正常，膝上 15cm 周径 12cm，膝下 15cm 周径 36cm。

下肢彩超检查 左股总、股、胫静脉内径增宽，壁不光滑，管腔内未探及血液信号，静脉内可探及等低回声区域，周边可探及线样血流绕行。

凝血系列 TT 20.1 秒，PT 12.7 秒，Fbg 4.7g/L，D-二聚体>0.5μg/ml。

中医诊断 股肿（气虚血瘀）。

西医诊断 左下肢深静脉血栓形成。

治则 益气活血，清热化瘀。

处方 黄芪 45g，当归、川芎、红花、金银花、茯苓各 30g，公英、丹皮各 15g，玄胡、桃仁、甘草各 10g。

医嘱 卧床休息，抬高患肢。中药每日 1 剂，水煎服，日 3 次。

二诊 5 月 1 日，左下肢肿胀明显减轻，膝上 15cm 周径 46cm，膝下 15cm 周径 38cm。

三诊 5 月 14 日，左下肢肿胀加重，凹陷性水肿加重，去金银花、公英、玄胡，加用纠正淋巴回流障碍的通络药物：党参 20g，地龙 15g，赤小豆、生薏米、猪苓各 30g，泽泻 40g，防己、川牛膝各 10g。

四诊 5 月 24 日，左下肢肿胀明显减轻，膝上 15cm 周径 44cm，膝下 15cm 周径 37cm，疼痛症状明显缓解，凹陷性水肿消失。

五诊 6 月 10 日，双下肢对比，对应处周径相差不超过 1cm，皮色正常，疼痛消失。下肢彩色超声多普勒检查无异常。凝血系列：TT 16.1 秒，PT 12.5 秒，Fbg 2.7g/L，D-二聚体<0.5μg/ml。临床近期治愈。

按 患者有左下肢血栓病史 4 个月，处于血栓再通期，淋巴回流障碍造成的下肢肿胀成为主要矛盾。临床上常常仅看到血栓的存在而忽略了淋巴问题。通络活血，重视健脾益气的运用，以参苓白术散为基础，得以治愈。

❖ 治验 9

刘某，女，62 岁。2002 年 8 月 20 日初诊。

主诉 左下肢肿胀 1 个月。

现病史 2002 年 7 月份，不明原因，突发左下肢肿胀红肿灼痛，入夜加重，步履困难，后赴某医院检查，诊断为“深静脉血栓形成”，给以中西医药物治疗，病情时轻时重，今日求诊于唐祖宣，下肢呈凹陷性水肿明显，皮肤色泽紫暗，小腿肚触到硬性索状结节。精神委靡，口渴少饮，小便短赤，纳差。

检查 形体消瘦，面目虚浮。左下肢肿胀，拒按，色紫暗，汗毛稀疏，按之凹陷，遇热加重。舌质淡胖，苔薄白，脉沉细。经血压表冲气试验均为阳性，患肢触之发热，双下肢动脉搏动正常。

甲皱微循环检查 管袢轮廓尚清晰，血管排列紊乱，管袢数目 6 根，其中正常管袢 2 根，畸型管袢 4 根，管袢口径短而扩张，血色暗红，袢顶有瘀血，血流速度明显减慢，血液流态呈絮状，静脉淤涨程度严重。

中医诊断 股肿（气滞血瘀）。

西医诊断 左下肢静脉血栓形成。

治则 益气活血，清热化瘀。

处方 黄芪 45g，生地、当归、金银花、红花各 30g，白芍、丹皮各 15g，玄胡、桃仁、甘草各 10g。

医嘱 卧床休息，抬高患肢。中药每日1剂，水煎服，日3次。

二诊 8月30日，患者精神好转，食欲增加，双下肢肿胀减轻，皮温仍有发热。加蜈蚣2条，全虫15g。

三诊 9月10日，患肢肿胀锐减，疼痛程度减轻，皮肤温度基本正常，小腿肚紫斑及硬性索状物未消失。行走后有沉困感。

四诊 9月25日，肿胀疼痛基本消失，按之无凹陷，小腿肚紫斑明显消退，硬性索状物较前变软。

五诊 10月5日，患肢症消失。甲皱微循环检查，管袢轮廓清晰，血管排列整齐，管袢口径由短变长，扩张形态消失，袢顶宽增为40μm，血流速度500μm/s，血液流态由絮状转变为虚线状，血管运动计数12次/秒，治疗后微血管有明显改善，Homan征试验，Neuhof征试验及血压表充气试验均无阳性反应。

按 本例患者，气虚是本病的基本病机，人到中老年气常不足，由于术后、伤后、产后或劳累过度，久病卧床，久卧伤气，气虚而致脉络凝滞，湿浊阻塞，出现血瘀湿浊，使气运受阻而出现气滞，瘀久化热，治疗时益气是最根本的。益气药中黄芪最适宜，黄芪益气升阳，利水消肿，“黄芪能扩张全身末梢血管，解除平滑肌痉挛，改善皮肤缺血状况。”该病发展过程中，气虚、湿浊、血瘀、气滞、发热虚实夹杂，故加玄胡理气止痛，川芎、桃仁活血化瘀，茯苓、防己利湿消肿，金银花、蒲公英清热解毒。

❖ 治验10

吴某，男，69岁，退休工人。1993年9月23初诊。

主诉 左膝关节以下肿胀疼痛4个月。

现病史 患者今年4月26日，因外感高热诱发左下肢肿胀，酸困，两天后出现小腿肚困胀疼痛，扪之皮肤发热，色泽潮红，步覆艰难，先在郑州铁路医院以“血栓性静脉炎”静滴及口服药物（药物不明）治疗2个月余，局部发热及胀疼较前明显减轻，肿势消退不明显，踝部周围皮肤散见多片紫斑，症状晨轻暮重，虽又内服中药间断治疗一段时间，效果不佳，肢体症状时轻时重。今日求诊于唐祖宣。患者精神不振，纳食尚可夜眠不佳，大便黏滞，小便短赤，平素身体健康，无传染病史可记录。

检查 神志清楚，营养中等，发育良好，查体合作。左膝关节以下水肿，胀满疼痛，扪之皮肤发热，踝部周围皮肤散见紫斑，Homan氏，Neuhof征及血压表试验均为阳性，症状晨轻暮重。体温36.7℃，呼吸19次/分，心率79次/分，血压190/110mmHg。血常规：血红蛋白100g/L，红细胞计数10.8×10^9/L。尿常规：淡黄色微混，pH 7，蛋白（-）。便常规：黄色软便，镜检（-）。

甲皱微循环检查 静脉管袢瘀胀，袢项有陈旧性出血点，血流流态呈虚线流，畸形管袢增多，管袢周围有水肿。

中医诊断 股肿（湿热内蕴，气滞血瘀）。

西医诊断 腘静脉血栓形成。

治则 清热除湿，益气活瘀。

处方 当归、二花、苡仁、黄芪、丹参各30g，玄参25g，苍术、黄柏、红花各10g，水蛭、甘草各15g。

医嘱 卧床休息，抬高患肢，适当屈伸右下肢。中药每日1剂，水煎服，日3次。

二诊 9月30日，患者近3日来肢体困胀较前减轻，局部皮肤温度及色泽同前，疼痛不减，精神改善，大便畅，小便短，夜眠尚可，舌质紫，苔白厚腻，脉象弦滑。

三诊 10月16日，患者踝部触及皮肤温度无以前灼手，仍散见紫斑块，自觉肿胀缓解，疼痛减轻，下肢活动较前灵活，精神饮食良好。

四诊 11月10日，患者肢体肿胀疼痛明显减轻，触及小腿肚肌肉弹性仍差，扪之温度减退，局部仍见紫斑，下肢活动较前有力，大便稀，舌质淡紫，苔白腻，脉象弦。

五诊 11月28日，患者肢体活动较前有力，肿势消退显著，踝部皮肤色泽出现紫褐色，胀疼基本消失，昨日活动后未见明显阳性体征，精神尚可。

六诊 12月15日，患者下肢肿胀基本消退，踝部周围皮肤仍紫暗，触及皮肤弹性差，扪之温度与健侧相比基本正常，精神良好，舌质淡，苔白腻，脉象弦滑而有力。

七诊 12月29日，近几日下肢症状稳定，活动后未见明显阳性体征，精神纳食良好，夜能眠，舌质淡，苔白腻，脉象弦滑，临床近期治疗显著好转。

按 从四诊来看，患者系老年男性，此次因外感高热诱发本病，起病较急。首发症状为单侧下肢肿胀困痛，扪之发热，晨轻暮重，符合中医股肿范畴，且本病例承山穴处压痛，无明显五脏病变，与内科水肿迥然不同。由于患者年事已高，气血阴阳俱衰，卫外不固，外感高热表邪未解，入里化热，加之患者嗜好烟酒厚味，肺胃积热，湿热内盛，湿热移于下焦，久驻肢体，蕴蒸肌肤，脉道涩滞，气血营运不畅，血瘀气滞，水津外溢，水湿积聚，故有水肿胀疼，肤色紫红；晨为一日阳中之阳，暮为阳中之阴，同类从聚，故晨轻暮重；水不自行，赖气以动，活动后更伤心气，故见活动后加重；舌质紫，苔白腻，脉弦滑为湿与热交蒸，血瘀气滞之象。综观诸症，病位在下肢，属本虚标实征，乃湿热内蕴，气滞血瘀听致。本病例一般预后较好，若失治误治，则易反复发作，缠绵难愈，甚则导致廉疮等患。

❖ 治验11

郑某，女，60岁。1994年5月3日初诊。

主诉 左下肢肿胀，酸困变色，潮红70天。

现病史 患者今年2月初，因胆囊炎卧床静脉滴注5天后，出现左下肢肿胀、酸困，在某医院诊断为“静脉炎”，用左旋糖酐、丹参注射液等静脉滴注7天无效，后又服中药数剂，症状仍继续加重，今日求诊于唐祖宣，皮肤潮红，左下肢肿胀、酸困明显，活动受限，症状晨轻暮重，下垂肢体成活动后症状明显加重，精神不振，夜眠差，纳食量少，大便黏滞不爽，小便短赤。平系身体健康。

检查 体温36.6℃，呼吸18次/分，脉搏78次/分，血压140/90mmHg。神志清楚，营养中等，发育良好，查体合作。左下肢酸困胀满，肤色潮红，活动受限，症状朝轻暮重，下垂肢体或活动后症状明显加重，做Homan征，Neuhof征及血压表冲气试验均为阳性。血常规：血红蛋白120g/L，白细胞计数6.4×10^9/L。尿常规：淡黄色尿液，蛋白（-）。粪常规：黄色软便，镜下（-）。三酰甘油2.20mmol/L，胆固醇6.9mmol/L。

甲皱微循环检查 微静脉管袢瘀涨，血流速度时快时慢，血流呈断线流，袢顶增宽，有陈旧性出血点。

中医诊断 股肿（湿热郁滞）。

西医诊断 下肢深静脉血栓形成。

治则 清热除湿，活血化瘀。

处方 当归、二花、苡仁、黄芪、丹参各30g，玄参25g，苍术、黄柏、红花各10g，水蛭、甘草各15g。

医嘱 卧床休息，抬高患肢。中药每日1剂，水煎服，日3次。

二诊 5月8日，经服上药，患肢浮肿减轻，余状同前，改变不明显。

三诊 5月13日，患肢浮肿明显减轻，酸困胀满消失，肤色改善，可做少量运动，精神好转，纳眠可，二便自调。

四诊 5月18日，患者精神良好，纳眠可，二便自调，舌质紫红，苔黄腻，脉弦缓，患肢症状较前改善，活动后仍有加重。

五诊 5月23日，患肢浮肿消退明显，酸困胀满感消失，肤色改善，温度趋于正常，但做Homan征、Neuhof征及血压表冲气试验仍为弱阳性，活动后诸症仍有所反复。

六诊 5月28日，患肢症状较稳定，近日无明显改变，一般情况良好。

七诊 6月2日，患肢症状稳定，休息时无不适，肤色及温度趋于正常，活动后仍觉小腿肚轻度胀满，一般情况良好，临床治疗好转。

按 本案为输液治疗后，诱发左下肢浮肿，胀满酸困，继则加重，肤色潮红，乃输液损伤脉络，脉道涩而气血运行不畅，渐行渐疼，致使气滞血瘀，痹阻脉道，日久化热，蒸灼脉道肌肤所致，符合中医股肿诊断。辨证为湿热内蕴，气滞血瘀，当以急治标，塞则通之，热则寒之为原则。治以清热除湿，活血化瘀之品而收效。治疗的重点是守法守方，坚持治疗，方能取效。

❖ 治验12

胡某，男，41岁，干部。1994年1月13日初诊。

主诉 右膝关节以下肿胀，灼痛，潮红2个月。

现病史 患者于2个月前无明显诱因，出现右膝下浮肿，继则肤色变潮红，内觉灼热，胀痛，酸困无力，小腿肚内侧有硬性索状物，踝部散见紫色斑点，下垂或活动后肢体症状加重，色变青紫，休息后症状缓解，在当地医院未明确诊断，多种药物治疗（不详），症状未见改善。患者精神不振，神志清楚，纳寐差，大便干，小便黄赤。

检查 体温36.5℃，呼吸17次/分，心率76次/分，血压116、82mmHg。营养一般，发育良好，查体合作。右膝下肿胀，内觉灼痛，酸困无力，肤色潮红，小腿肚内侧有硬性索状物，踝部散见紫斑点，Homan征、Neuhof征及血压表冲气试验均为阳性。血常规：血红蛋白110g/L，白细胞计数6.2×10^9/L，嗜酸粒细胞0.65，嗜碱粒细胞0.35。尿常规：淡黄色明蛋白（-），pH<7，镜检（-），粪常规：黄色软便，镜检（-）。

甲皱微循环检查 微静脉管袢内瘀涨，血色淡红，血流呈线状，流速减慢，血管运动计数增多。

中医诊断 股肿（湿热内蕴，气滞血瘀）。

西医诊断 腘静脉血栓形成。

治则 清热除湿，活血化瘀。

处方 当归、金银花、苡仁、黄芪、丹参各30g，玄参25g，苍术、黄柏、红花各10g，水蛭、甘草各15g。

医嘱 卧床休息，抬高患肢。中药每日1剂，水煎服，日3次。

二诊 1月20日，患者精神好转，二便自调，纳眠可，肢体浮肿明显减轻，余状亦有所改善。

三诊 1月30日，患者精神良好，右膝下浮肿消失，灼痛明显减轻，肤色及温度好转，踝部浮肿仍较明显，活动后诸症加重，索状物变软缩短，褐色沉着斑点无明显变化，临床治疗好转。

按 从四诊来看，患者急性发病，无明显诱因，首发症状为右膝下浮肿，灼痛，变色潮红，属中医股肿范畴，与内科之阴水、阳水在病机症状方面迥然不同。本病仅限于单侧下肢浮肿，而无明显脏腑症状，当与以鉴别。盖患者素嗜烟酒，肺胃积热，肺主治节，为水之上源，肺气虚则治节不行，百脉不畅，水津布施失职，水道不通，聚于下焦之邪水，走窜经络，溢于脉外，则生浮肿；脾胃积热，则湿热内生，运化不健，故纳少；湿热下注则肢体沉困无力；日久蕴毒化火，内灼气血脉络，则觉灼热；迫血妄行，损伤脉络，则离经之血瘀聚皮下，见点状色素沉着；湿热结于脉道，气血凝滞不行，则触发索条状物。晨为阳中之阳，暮为阳中之阴，故阴气盛而阳消，无力运血，血瘀更甚，则诸症晨轻暮重。舌脉症，均为津液输布不行，津停血瘀，化热蕴毒之象。综观脉症，病位在下肢，辨证为湿热内蕴，气滞血瘀，如治疗及时准确无误，则预后良好，反之则缠绵难愈，反复发作，甚则肌腐内溃而成臁疮。

❖ 治验 13

魏某，男，53 岁。

主诉 右下肢肿胀，灼痛已 7 天。

现病史 患者于 7 天前病因不明，右下肢突发红肿，灼热疼痛，拇趾间有豆粒大肿块，质硬拒按，步履困难，本地区医院检查诊断为“深静脉血栓形成”，曾用激素及多种抗生素治疗无效。白细胞计数持续在（13～18）$\times 10^9$/L，全腿肿胀，左下肢亦轻度浮肿。

检查 形体肥胖，面色萎黄，表情淡漠，心烦少寝，纳差，大便不畅，小便短赤，右下肢腹股沟至足趾端部呈凹陷性水肿，色素沉着，小腿部散见深褐色瘀斑，斑块皮肤皱裂脱屑，腓肠肌可触及两条硬性索状物，按压疼痛剧烈，膝以上 35cm 至足背部表浅静脉曲张，肿胀程度：右膝以上 15cm 处 58cm，左 50cm，右膝以下 15cm 处 45cm，左 41cm。内觉灼热，入夜加重，常用冷水湿敷及抬高患肢灼痛稍减轻，Homan 征试验、Neuhof 征试验及血压表充气试验均呈阳性，舌质紫，苔黄腻，脉象滑数，88 次/分。

实验室检查 白细胞计数 17.5$\times 10^9$/L，中性粒细胞 0.65，淋巴细胞 0.31，单核细胞 0.01，嗜酸粒细胞 0.03，红细胞计数 4.3$\times 10^{12}$/L，血红蛋白 150g/L，血小板计数 110$\times 10^9$/L，红细胞沉降率 2mm/h。

甲皱微循环检查 管袢轮廓尚清晰，血管排列紊乱，管袢数目 8 根，其中正常 5 根，畸形 3 根，管袢口径短而扩张，袢顶宽 30μm，血色淡红，血流速度 350μm，血液流态呈絮状，血管运动计数 14 次/秒，提示，静脉扩张程度严重，少数管袢有瘀滞，测四肢血压，上肢 120/70mmHg，左下肢 132/85mmHg，右下肢 135/85mmHg。

辨证 证属湿郁脉络，郁久化热。

治则 清热化湿，活瘀通络。

处方 用清热通瘀汤（苍术、黄柏、当归、水蛭、玄参、薏苡仁、银花、黄芪、蜈蚣、全蝎、甘草）。

治疗第 1 个月，服药 30 剂，下肢肿胀，灼热疼痛均已减轻，但活动后仍肿胀，皮肤色泽已改变。

治疗第 2 个月，患肢膝以下肿胀及灼热疼痛消失，皮肤色泽好转，腓肠肌部硬性索状物已消失。但膝以下仍轻度浮肿，自觉麻木沉困，并有蚁行感。

治疗第 3 个月共服药 90 剂后，肿痛、酸困症状消失，皮肤色泽基本恢复正常，表浅性静脉曲张显著好转，患肢行走无阳性反映，血红蛋白 145g/L，白细胞计数 6.2$\times 10^9$/L，干状粒细胞 0.02，中性粒细胞0.67，淋巴细胞0.26，单核细胞0.01，嗜酸粒细胞0.04，血小板计数$130 \times 10^9/L$。甲皱微循环检查，管袢轮廓同前，血管排列已整齐，管袢口径由短变长，扩张形态消失，袢顶宽增为40μm，血流速度500μm/s，血液流态由絮状转变为虚线状，管运动计数12次/秒，治疗后微血管有明显改善，Homan征试验、Neuhof征试验及血压表充气试验均无阳性反应，四肢血压双侧上肢120/78mmHg，右下肢140/100mmHg，右膝以下15cm处50cm，左49cm，右膝以下15cm处38cm，左36cm和治疗前相比肿消8cm，现已参加工作。

❖ 治验14

曹某，男，54岁。1982年8月10日入院治疗。

主诉 双下肢肿胀疼痛，色暗紫，踝部溃疡已10个月。

现病史 1968年受寒冷刺激，诱发双下肢麻木、肿痛、肤色红紫，右髂股部及左膝以下均肿胀，先后赴多家医院检查，均确诊为“髂股静脉栓塞”。经治疗，有所好转，1987年11月由于劳累过度而复发，左小腿肚肿痛，经治疗10天无效，入我院求唐祖宣治疗。

以往有烟酒嗜好，患病后已戒。

检查 形体稍胖，面色黎黑，精神委靡，溲黄，舌质红绛，舌苔黄腻，脉迟，心率58次/分，双下肢色呈暗紫，有片状黧黑色硬块，右下肢髂股部及左下肢膝下水肿，双下肢扪之疼痛，并伴有多条硬性索状物，表浅静脉曲张，汗毛脱落，肌肤甲错。Homan征、Neuhof征及血压表充气试验，均呈阳性。左小腿溃疡，创口面积4cm×5cm，有黄水样分泌物流出，抬高患肢症状可得改善，血压120/70mmHg。

心电图检查 窦性心律不齐。

诊断 股肿（深静脉血栓形成并发下肢溃疡）。

辨证 湿热内蕴，热毒内结，耗伤气血，热盛肉腐，故发溃疡。

治则 清热化湿，益气活瘀。

处方 当归、苍术、黄柏、水蛭、川牛膝各15g，白芍、薏苡仁、板蓝根、黄芪各30g，金银花、玄参各45g，甘草10g。

外科处理 氢化可的松软膏、氟轻松软膏及雷夫奴尔纱布外敷，清洁换药，每日1次。

服上方15剂后，水肿、热痛均减轻，伤口好转，但突发心悸、胸胁胀满，心前区疼痛，心电图检查：窦性心律不齐及下壁心肌供血不足。急则治其标，方选：川芎、赤芍、降香、瓜蒌、半夏、枳实各15g，红花、玄胡各10g，丹参30g。服20剂，心绞痛已止，心悸消失。继施清热利湿，益气活瘀之法，上方经加减治疗，患肢水肿消退，疼痛消失，皮肤色泽显著改善，伤口愈合，心律恢复正常，临床治愈。

❖ 治验15

肖某，男，47岁。1975年4月18日入院治疗。

主诉 双下肢肿胀，溃破已3个月。

现病史 1961年原因不明，突发双下肢肿胀、疼痛，色呈黧黑，入夜加重。后赴外地诊为“深静脉血栓形成”。于1965年8月3日，入院治疗5个月无效。边工作边治疗，其后时重时轻。1975年下肢肿胀，灼痛严重，步履艰难，色呈紫暗，经治疗3个月少效，右足五趾及踝部多处溃疡，患者不愿截肢，复求唐祖宣治疗。

有30年吸烟史，每日1包。

检查　形体消瘦，面色青紫，精神委靡，表情痛苦，小便短赤，四肢浮肿，尤以两下肢为甚。双下肢髂股至足趾色呈暗紫，扪之有索状物，灼热。右足踝部呈湿性溃疡，五趾均溃破，有青绿色脓液外流，其味恶臭，伤口腐烂呈针刺样灼痛，入夜加重，抬高患肢则肿痛稍减轻，舌质红绛，苔黄腻。

诊断　股肿（髂股静脉栓塞）。

辩证　湿热内结，蕴发坏疽。

治则　清热除湿，益气活瘀。

处方　当归、黄芪、玄参、黄柏、川牛膝、板蓝根、连翘各30g，金银花、金钱草、薏苡仁各60g，甘草、苍术、赤芍、桃仁、红花各15g。

外科处理　雷夫奴尔纱条外敷，清洁换药，每日1次。

服上方24剂后，伤口缩小，肉芽鲜红，水肿减轻，但纳差，患肢表浅静脉红肿。继服上方去桃仁、金钱草，加蜈蚣3条，全蝎9g，生山楂30g。伤口外用氟轻松软膏，继施雷夫奴尔纱条外敷。由于表浅静脉发炎，用右旋糖酐、庆大霉素、维生素C静脉滴注5日，每日1次。

遵上方加减，共服55剂，患肢水肿消失，伤口愈合，疼痛已瘥，连续行走2000m无不适，于1982年追访，出院后已参加工作。

❖ 治验16

李某，女，45岁。1979年8月17日入院治疗。

主诉　双下肢肿胀，右下肢溃破已3个月。

现病史　1977年春，原因不明，突发双下肢红肿灼痛，午后加重，步履艰难，误以丝虫病引起的下肢肿胀治疗无效。后赴某医院检查，确诊为深静脉血栓形成，给以中西药治疗，病势时轻时重，1979年7月，病情加重，下肢水肿明显，皮色潮红，小腿有紫斑及硬性索状物，右下肢膝以下溃烂。

检查　形体消瘦，面虚浮，色青黄，精神委靡，表情痛苦，口渴少饮，小便短赤，纳差，心烦不安，失眠多梦，易惊，舌质红绛，苔黄腻，脉迟有力，双下肢色紫红，汗毛脱落，按之凹陷。右小腿肚呈脓性溃疡，创面6cm×12cm，肉芽暗红不鲜，有青色脓性分泌物流出，伤口疼痛，入夜加重。Homan征、Neuhof征及血压表充分试验均为阳性。患肢触之发热，双下肢动脉搏动正常。

辨证　湿热内蕴，热毒内结，耗伤气阴，故发溃疡。

诊断　股肿（深静脉血栓形成）。

治则　清热除湿，益气活血。

处方　银花90g，苍术15g，黄柏、板蓝根、白芍、当归各30g，薏苡仁、黄芪各10g，甘草、白芷、全蝎各10g，玄参50g，防风20g，蜈蚣3条，每日1剂。

外科处理　初用中药外敷无效，后用一比膏、消炎松等，每日换药1次。

服上方28剂，患肢肿胀消失，伤口基本愈合，上方加丹参30g，红花10克服20剂后，皮肤色泽好转，伤口愈合，诸症消失而出院。

小　结

静脉血栓形成的病因，现代医学认为与静脉血流滞缓、静脉壁的损伤和血液高凝状态有关。

唐祖宣从300余例患者的临床症状中观察到，患者舌苔腻占91%，舌质紫暗或有瘀斑占63%，脉滑数者占33%，脉迟缓者占67%，肿胀每到盛夏及湿热交蒸季节病情加重。脉滑数者实验室检查血象多高，炎变促进了病情的发展，脉迟者预示着病情加重或有新的血栓形成。综观以上表现，唐祖宣认为，湿热内郁，气血凝滞为此病的主要病机。所以他筛选出清热祛湿，益气活瘀的药物组成清热通瘀汤，取得了一定的疗效。

清热通瘀汤由十一味药物组成，方中银花清热解毒，对于毒未成者能散，毒已成者能消，玄参能治脏腑热结，直走血分而通脉，外行经隧而散痈肿。药检发现其含皂甙，有显著的溶血和扩张外周血管的作用。黄柏苦寒，凡湿热为病的下肢水肿，诸痛痒疮用之多效，苍术燥湿，走而不守，与黄柏配伍最逐下焦湿热所致的水肿，若和清热解毒的药物合用则热可清而湿自去。薏苡仁利水，凡湿盛在下而引起肿痛者最宜用之。当归味甘而重，为补血上品，气轻而辛，又能行血，补中有动，行中有补，癥瘕结聚，痈疽疮疡每多用之；蜈蚣、全蝎为虫类走窜之品，内而脏腑，外而经络，凡气血凝滞之处多能开之，因湿热毒引起的疮疡亦能解之，妙在水蛭破血通络，其性迟缓而善入，迟缓则生血不伤，善入则坚积易破，药检证实，水蛭素能阻止凝血酶对纤维蛋白的作用，扩张毛细血管，阻碍血液凝固。黄芪益气，利水消肿取其气行则血行之意。甘草和中解毒，痈疽疮疡用之多效。共组成清热解毒，化湿行痹，益气和中，解痉祛瘀之剂溶于一炉，使热可清湿自去，气运行，瘀血活，发挥其单味药所不能起到的作用，由于相得益彰，人体的偏颇可顺势得到纠正。通过微循环的观察，血流滞缓，高凝状态，血管壁的损伤，服药后都有明显的改变，取得较好的疗效。

附　脉络疏通颗粒治疗血栓性静脉炎的研究

唐祖宣老师经过对数千例血栓性静脉炎病例的研究与治疗，认为“湿”、“热”、“瘀”为本病的主要病因，筛选出了黄芪、蜈蚣、金银花等十二味中药制成“脉络疏通”颗粒，作为国家三类新药进行开发研究，历经10年，终于通过了国家新药审评委员会组织的专家评审。现报告如下。

一、名称及命名依据

名称：脉络疏通颗粒剂。

命名依据：本品由黄芪、金银花、黄柏、苍术、水蛭等十二味中药组成，为唐祖宣根据自己长期临床实践，依据中医药理论研制出的一种新药，主治血栓性静脉炎症属湿热瘀阻脉络证者（血栓性浅静脉炎、深静脉血栓形成）。原药加水煎煮后，经科学提炼制成的颗粒剂，接近传统汤剂剂型。

血栓性静脉炎多发病急剧，症见肢体肿胀、疼痛、发热，实为湿邪滞留、瘀血阻痹、脉络闭塞或血运不畅，寒湿瘀阻脉道，郁久化热、湿热蕴蒸、浸淫血脉，脉络不通而发本病。本方剂具有清热解毒、理脾祛湿、利水消肿、化瘀通络之功能，主治于湿热瘀阻脉络证之血栓性静脉炎。根据本方剂可消除瘀阻，使脉络通畅等功能主治，以及本品为颗粒剂的制剂特点，故取名“脉络疏通颗粒剂”。

二、选题的目的与处方依据，文献古籍、经验或现代有关该品种研究等情况的综述

1. 选题目的与处方依据

脉络疏通颗粒的研制，是针对目前血栓性静脉炎的发病率逐年增高趋势，市场上尚缺乏毒副作用低、价格低廉而疗效较好的中成药；为确保临床疗效，服用方便，乐于为广大患者所接受而研制的。本品是根据唐祖宣老师长期临床经验，依据中医理论，针对血栓性静脉炎患者的特点，参考现代医学对中药药理的研究，参古试今而成。

2. 文献古籍、经验及现代有关该品种研究等情况综述

祖国医学对该病的研究已有悠久的历史，将此类疾病归属于“青蛇便”、“股肿”范畴。“青蛇便”多属于寒湿浸淫脉络、郁久化热、血脉凝聚、肌肤失容。“股肿”多因湿热下注、脉络瘀阻、气血不通所致。《证治准绳·疡医》载：“或问足肚之下结块长二三寸许，寒热大作，饮食不进，何如？曰青蛇便。”《医宗金鉴·外科心法要诀》云：“青蛇毒，此病又名青蛇便，生于小腿肚之下，形长二三寸，结肿、紫块、僵硬、憎寒壮热，大痛不食。”《外科正宗·瘿瘤论》曰：“筋瘤者，坚而色紫，垒垒青筋，盘曲甚者，结如蚯蚓。”基本上奠定了中医中药治疗血栓性静脉

炎的基础。近年来，中医学研究治疗此病有了较快的发展，明确认识到久卧久坐、产后伤气、持重远行、站立过久、创伤、妊娠等为本病的诱发因素。治疗多采用活血化瘀，祛湿清热之剂。顾伯康等介绍的外治法治疗臁疮，北京中医学院介绍的内治法治疗血栓性静脉炎，都取得了较好的疗效。

近年来西医学对血栓性静脉炎的研究治疗有较大进展，对明确诊断的静脉血栓形成、血栓性浅静脉炎、深静脉血栓形成、下肢深静脉血液回流障碍等采用抗凝、溶栓、溶纤及外科手术取栓的治法取得了显著的疗效；对单纯性浅表静脉曲张采用外科手术及硬化剂治疗，穿戴医用弹性绷带，均取得较好的疗效。上海仁济医院张培华等曾报道采用溶栓、溶纤加中药及病后康复治疗深静脉血栓形成400余例，疗效显著。此外，手术疗法是处理浅静脉曲张的较好疗法，对血栓的摘除，只要严格掌握适应证，局限于病期不超过两天的原发性髂股静脉血栓形成，手术取栓仍然是简单安全而有效的方法。

由于血栓性静脉炎是临床常见的疑难病，国内外对本病目前尚处于探索研究阶段，抗生素、烃化剂都可在不同程度上损害静脉内膜，导致血栓形成，抗凝疗法并不能溶解已形成的血栓，无论尿激酶、链激酶等法对已与血管壁粘连而堵塞管腔的血栓都难以达到消溶血栓的目的。注射疗法适应范围较小，仅限于：①局限小范围静脉曲张，而瓣膜功能健全者；②手术后残留曲张静脉；③作为高位结扎和剥脱术的辅助疗法。尚存在诸多不足，一是它并不能解决酿成浅静脉曲张的潜在机理；二是血栓形成的扩张范围不能预期，甚至有累及深静脉的危险；三是陈旧性血栓可因管道化而再通；四是破坏瓣膜；五是经过注射疗法后如果复发，将会增加手术的困难，因此目前应用已日益受到限制。手术疗法因再发生率高，常遗留下肢功能不全等原因，已不再受到重视。中医药治疗现多采用活血化瘀等方法，没有固定方剂，有的药价昂贵，有的疗效不确切，有的有明显的毒副作用，因而难以推广运用。总之国内外至今尚未研制出一种治疗血栓性静脉炎的安全、高效、价廉、服用方便易于患者接受的药品，仍在继续寻找和研制新的疗法和药物。

三、处方组成和根据中医药理论及经验对处方的论述

1. 处方组成

黄芪500g，金银花500g，黄柏250g，苍术250g，薏苡仁500g，玄参500g，当归250g，白芍250g，甘草83g，水蛭250g，蜈蚣20g，全蝎83g，制成1000g颗粒剂。

2. 功能与治则

清热解毒、理脾祛湿、利水消肿、化瘀通络。主治湿热瘀阻脉络证。症见肢体肿胀，疼痛，发热，肤色暗红，索条状物或青筋裸露或有瘀斑，舌质暗或红，苔黄或黄腻，脉滑数或沉弦等症。凡血栓性静脉炎（血栓性浅静脉炎、深静脉血栓形成）见有上述症状者亦可适用。

3. 病机与治则

本病的病机为湿热之邪滞留脉道或湿邪郁久化热、湿热蕴蒸、浸淫血脉而致脉络不通。治则：清热解毒、理脾祛湿、利水消肿、化瘀通络。

本方是在祖传验方的基础上，由益气生血之当归补血汤；缓急解挛、和营止通之芍药甘草汤；清热解毒、活血止痛之四妙勇安汤；健脾清热祛湿之四妙散；解毒搜剔、止痉散结之止痉散等衍化而来。

方中黄芪味甘，性平，具有利水消肿、托毒之功。《本草述钩元》中提到，本品可“利阴气，

泄火邪，能活血脉生血”。金银花味甘气平，其性微寒，入肺，具有清热解毒，而疗痈肿疔疮、丹毒、血热之功，是解毒消肿之要药，两药配合，既可清热解毒，又可泻阴火、解肌热、清秽恶、疗积毒，故共为君药。黄柏、苍术、薏苡仁清热祛湿，当归能入血分，能使邪气祛、气血各归于当归之地。与白芍同用、补血养血，与甘草相合，更能加强缓急解挛，和营止痛，使脉络通畅。玄参甘、苦、咸、微寒。凉血滋阴，泻火解毒，用之以软坚散结，消肿解毒。以上共为臣药。唐容川《血证论》曰：“凡血症，总以祛瘀为要。”水蛭咸、苦、平，蜈蚣、全蝎辛温，三药俱入肝经，肝主筋脉，均有活血消瘀、攻毒散结，通络止痛之能。脉道以通，气血乃行，共为佐药。甘草善调和诸药故为之使。诸药配伍，共奏清热解毒，理脾祛湿，化瘀通络，利水消肿之功。

四、脉络疏通颗粒剂主要药效研究

脉络疏通颗粒系纯中药复方制剂，由黄芪、金银花、黄柏等十余种中药组成，有清热解毒、化瘀通络、利水消肿之功能，临床治疗血栓性静脉炎有较好的疗效，同时对血栓闭塞性脉管炎（TAO）亦有一定的预防和治疗作用，为验证其治疗作用，探讨其作用及作用机理，我们对该方剂进行了有关的药效学实验研究。

试验结果表明：脉络疏通颗粒剂能明显改善试验性 TAO 的病变程度，减轻血管内皮损伤，减少管壁炎性细胞浸润和管腔内血栓形成，并能显著地抑制静脉血栓的形成。

抗炎试验结果表明：脉络疏通颗粒可降低大鼠的血浆黏度和纤维蛋白原含量，延长血浆凝血酶原时间，提高血浆皮质醇含量，降低 LPO 含量，对模型动物急慢性非特异性炎症具有明显的对抗作用。结果提示：脉络疏通颗粒治疗 TAO 和抗静脉血栓的部分机理是通过保护血管内皮和抗凝血作用的结果。此外，尚能使肾上腺皮质功能增强，从而有利用抗炎消肿，能降低脂质过氧化反应，减轻缺氧对组织的损害。

病理学检查说明，脉络疏通颗粒剂可显著地抑制 TAO 大鼠动脉血栓的形成，抑制动脉内皮增生，减轻动脉中膜与外膜的炎细胞浸润，对动脉中膜的纤维增生亦有显著的抑制作用。对血管通透性有一定抑制作用和延缓血凝的功能。

五、脉络疏通颗粒剂治疗血栓性静脉炎Ⅱ期临床试验总结

根据卫生部药政局（94）ZL-38 号及（95）ZLb-04 号批文，由北京中医药大学东直门医院牵头及北京、河南共五家医院参加下，按照脉络疏通颗粒剂的功能主治等制定了统一的《脉络疏通颗粒剂治疗血栓性静脉炎Ⅱ期临床试验方案》。于 1995 年 7 月至 1997 年 1 月进行了临床试验。

（1）本试验共有合格受试病例 436 例。其中血栓性浅表静脉炎 276 例。276 例中，有 150 例以单盲法分为治疗组和对照组，治疗组 80 例，对照组 70 例，另有开放组 126 例。治疗组临床治愈 17 例，显效 22 例，有效 26 例。总显效率 48.75%，总有效率 81.25%。对照组临床治愈 11 例，显效 15 例，有效 28 例。总显效率 37.14%。总有效率 77.14%。经统计学处理，总显效率相比治疗组明显高于对照组。

开放组 126 例临床治愈 26 例，显效 34 例，有效 47 例，总显效率 47.62%，总有效率 84.92%，总显效率相比开放组明显高于对照组。

深静脉血栓形成共有试验病例 160 例，其中治疗组 70 例，对照组 60 例，开放组 30 例。治疗组临床治愈 6 例，显效 16 例，有效 35 例，总显效率 31.43%，总有效率 81.43%。对照组临床治愈 4 例，显效 10 例，有效 31 例，总显效率 23.34%，总有效率 75.01%。两组疗效相比相似。开放组临床治愈 4 例，显效 6 例，有效 13 例，总显效率 33.33%，总有效率 76.66%。与对照组相

比，疗效相似。

在症状消失方面，血栓性浅表静脉炎两治疗组（包括开放治疗组）对肢体肿胀、疼痛、压痛、舌暗红、苔黄腻消失率明显高于对照组。深静脉血栓形成两个治疗组对下肢肿胀、皮色暗红、青紫、舌质红、舌苔黄消失率明显高于对照组。

该药对血栓性浅静脉炎治疗的总显效率、总有效率均明显高于深静脉血栓形成。深静脉血栓形成治疗组对 Homan 征的消失率明显高于对照组。

该药对患者异常的白细胞复常率明显高于对照组。

该药可明显的提高患者的血流速度和管袢长度。甲皱微循环检查治疗前后对比 $P<0.05\sim0.01$，疗后明显优于疗前。

静脉血流图检查显示前后 1/2 回归时间和回归时间相比 $P<0.01$ 两者有显著的差异。说明治疗后静脉的通畅情况较治疗前有明显好转。

治疗前后多普勒超声检查，治疗后血流量增加，疗后好转率达 68.4%。

（2）治疗组病例大部分为青、壮年人，又多为体力劳动者，外伤、湿热浸淫而致本病，邪入脉络、气血不通、湿热蕴结、郁久化热，故肢体肿胀、疼痛、发热，形成湿热瘀阻脉络之静脉血管血栓性疾病。本病之机理为湿热蕴蒸、脉络瘀阻，湿蕴化热，滞留脉络。本颗粒剂黄芪利水消肿、托毒。金银花甘寒入脾，清热解毒，消肿止痛，两药配合，既可清热解毒又可泻阴火、解肌热、清秽恶、疗积毒，故共为君药。方中苍术、黄柏、薏苡仁清热利水祛湿；玄参甘、苦、咸、微寒，凉血滋阴，泻火解毒，软坚散结；当归、白芍与甘草相配，缓急解挛，和营止痛，可使脉道通畅，以上共为臣药。水蛭、蜈蚣、全蝎均入肝经，活血消瘀，攻毒散结，通脉止痛，共为佐药。甘草解毒善调诸药故为之使。全方配伍，主要在于清热解毒、理脾祛湿、利水消肿，化瘀通络。故可收到瘀消肿退、气血旺盛、脉络通畅的作用。